Mobilisation with Movement

The art and the science

动态关节松动术
科学的艺术

〔澳〕比尔·维琴佐（Bill Vicenzino） 主编

〔新西兰〕韦恩·亨（Wayne Hing） 主编

〔英〕达伦·里韦特（Darren Rivett） 主编

〔澳〕托比·哈勒（Toby Hall） 主编

宋 朝 张志杰 王雪强 主译

河南科学技术出版社
· 郑州 ·

图书在版编目(CIP)数据

动态关节松动术：科学的艺术／（澳）比尔·维琴佐（Bill Vicenzino）等主编；宋朝，张志杰，王雪强主译. —郑州：河南科学技术出版社，2023.6
ISBN 978-7-5725-0606-2

Ⅰ.①动… Ⅱ.①比… ②宋… ③张… ④王… Ⅲ.①关节疾病－正骨手法 Ⅳ.①R684.05

中国版本图书馆CIP数据核字（2021）第269444号

出版发行：河南科学技术出版社
　　　　　地址：郑州市郑东新区祥盛街27号　邮编：450002
　　　　　电话：（0371）65788629　65788613
　　　　　网址：www.hnstp.cn
策划编辑：李　林
责任编辑：李　林
责任校对：臧明慧
封面设计：张　伟
责任印制：朱　飞
印　　刷：河南瑞之光印刷股份有限公司
经　　销：全国新华书店
开　　本：787 mm×1092 mm　1/16　印张：16　字数：366千字
版　　次：2023年6月第1版　2023年6月第1次印刷
定　　价：89.00元

如发现印、装质量问题，影响阅读，请与出版社联系并调换。

Elsevier (Singapore) Pte Ltd.

3 Killiney Road, #08-01 Winsland House I，Singapore 239519

Tel: (65) 6349-0200; Fax: (65) 6733-1817

This Translation of Mobilisation with Movement by Bill Vicenzino, Wayne Hing, Darren Rivett, Toby Hall was undertaken by Henan Science and Technology Press and is published by arrangement with Elsevier (Singapore) Pte Ltd.

Mobilisation with Movement by Bill Vicenzino，Wayne Hing，Darren Rivett，Toby Hall 由河南科学技术出版社进行翻译，并根据河南科学技术出版社与爱思唯尔（新加坡）私人有限公司的协议约定出版。

《动态关节松动术——科学的艺术》（第1版）（宋朝 张志杰 王雪强 主译）

ISBN:978-7-5725-0606-2

Copyright © 2023 by Elsevier (Singapore) Pte Ltd. and Henan Science and Technology Press.

主　　译　宋　朝　张志杰　王雪强

副 主 译　余一夫　韩　晓　潘巍一

译　　者（按姓氏笔画排序）

于甲锋　马　明　马全胜　马赛超　王紧紧

王雪强　朱　毅　刘春龙　刘骞豪　李长江

杨延辉　余一夫　余建永　张少华　张志杰

张超龙　赵小云　韩　晓　曾海潜　廖麟荣

潘巍一

主编

Bill Vicenzino PhD, MSc, BPhty, Grad Dip Sports Phty
Professor of Sports Physiotherapy,
Head of Physiotherapy, School of Health and Rehabilitation Sciences, University of Queensland

Wayne Hing PhD, MSc(Hons), ADP(OMT), DipMT, DipPhys, FNZCP
Associate Professor, Head of Research,
School of Rehabilitation and Occupation Studies, Auckland University of Technology, New Zealand

Darren Rivett PhD, MAppSc (ManipPhty), BAppSc(Phty), Grad Dip Manip Ther
Professor of Physiotherapy, Head of School,

School of Health Sciences, Faculty of Health, The University of Newcastle

Toby Hall PhD, MSc, Post Grad Dip Manip, FACP
Specialist Musculoskeletal Physiotherapist,
Adjunct Senior Teaching Fellow (Curtin University), Senior Teaching Fellow, The University of Western Australia, Director Manual Concepts

其他参编人员

Leanne Bisset PhD, MPhty (Sports Phty), MPhty (Musculoskeletal Phty), BPhty
APA Titled Sports Physiotherapist
APA Titled Musculoskeletal Physiotherapist
Senior Lecturer, Griffith University

Stephen Edmonston PhD, A/Prof.
Director, Postgraduate Coursework Programs, School of Physiotherapy, Curtin University of Technology

Paul Hodges PhD, MedDr (Neurosci), BPhty (Hons)
Professor and NHMRC Principal Research Fellow
Director, NHMRC Centre of Clinical Research Excellence in Spinal Pain, Injury and Health University of Queensland

Chang-Yu Hsieh MS, PT, DC, CA
Private practice, Owner of John Hsieh

Ming-Hsia Hu
Associate Professor, School and Graduate Institute of Physical Therapy, National Taiwan University, Taipei, Taiwan, Republic of China

Kika Konstantinou MSc, MMACP, MCSP
Spinal Physiotherapy Specialist/Physiotherapy Researcher, Primary Care Musculoskeletal Research Centre, Primary Care Sciences, Keele University

Brian Mulligan FNZSP (Hon), Diploma M.T
Registered Physical Therapist
Developer of the concept of Mobilisation with Movement

Tracey O'Brien MPhty (Sports Phty), BPhty
Former executive member SMA Qld Board of Directors (2000–2007), Associate lecturer in Physiotherapy at the University of Queensland

Mark Oliver MSc
Private Practitioner

Sue Reid MMedSc (Phty), Grad Dip Manip Phty, BAppSc (Phty), BPharm
Faculty of Health Science, The University of Newcastle, Callaghan

Kim Robinson BSc, FACP
Specialist Musculoskeletal Physiotherapist
Adjunct Senior Teaching Fellow, Curtin
University
Senior Teaching Fellow, The University of
Western Australia
Director Manual Concepts

Michele Sterling PhD, MPhty, BPhty, Grad Dip
Manip Physio (distinction)
Associate Director, Centre for National Research
on Disability and Rehabilitation Medicine
(CONROD) and Director Rehabilitation Research
Program (CONROD)

Senior Lecturer, Division of Physiotherapy,
School of Health and Rehabilitation Sciences,
University of Queensland

Pamela Teys MPhty (Sports Phty), BPhty, Grad
Cert Higher Ed
School of Physiotherapy, Bond University

Calvin Yang
President, Calvin Yang MD Medical Imaging

Chich-Haung Yang
Department of Physical Therapy,
Tzu-Chi University, Hualien, Taiwan, China

主审

Dr Nikki Petty
Principal Lecturer, Programme Leader
Professional Doctorate in Health and Social Care
Clinical Research Centre for Health Professions,
School of Health Professions
University of Brighton, UK

Dr Alison Rushton
Senior Lecturer in Physiotherapy, School of
Health and Population Sciences

College of Medical and Dental Sciences,
University of Birmingham, UK

Ken Niere
Senior Lecturer, School of Physiotherapy,
LaTrobe University, Melbourne, Australia

Brian Mulligan序

这本书满足了将我的理念转化成教科书的需求。动态关节松动术（MWM）已经发展了近30年，其使用的证据基础越来越多。基于对这些证据、临床推理和反思的应用，本书可作为研究人员、教师和临床医生的极好参考，以及代表我的理念的标准教材。

动态关节松动术之所以没有很多科学证据也能成功是因为其只治疗适合"PILL"原则的疾病。"PILL"原则即无痛、立即见效和长效。

P：pain free，无痛。是指关节松动和患者的配合动作均无痛。

I：instant result，立即见效。是指患者的疼痛症状可以立即得到改善。这在许多手法治疗中并不常见。

LL：long lasting，长效或效果持久。大部分或所有患者的治疗效果可以保持很久。如果患者的治疗效果在两次就诊之间退化且没有明显的可纠正原因，则在三次就诊后可认为不适合动态关节松动术。

因此，动态关节松动术既是治疗方法也是评估方法。

我们在教授动态关节松动术时使用的另一个重要缩写是"CROCKS"。

C：contraindications，禁忌证。当然，所有手法治疗师都知道。

R：repetitions，重复治疗。对于肢体关节功能障碍已达数周甚至更长时间的情况，则最多可进行3组（每组10次）的动态关节松动术。对于急性损伤，因为易激惹，明智的做法是第一天使用3~6次动态关节松动术。对于脊柱，我们有"3原则"，即在第一天，仅使用3次动态关节松动术。这是因为有些患者不管接受何种形式的手法治疗，都会有迟发反应。"3原则"可使这种反应最小化。即使有这种反应，持续时间也很短，情况也不会很糟糕，患者可以得到进一步的治疗。

O：overpressure，加压。动态关节松动术实际上是关节表面的持续重新定位。当是适应证时，可以使疼痛消失，但是在治疗受限关节时，必须给予被动加压。手法治疗的目的不只是无痛，还要使患者获得最大的活动度，这只能通过施加压力来实现。因为长期功能受限，患者首次治疗获得的运动效果通常全部来自被动加压。如果不施加压力，效果不会持久。

C：communication and cooperation，沟通与合作。治疗时必须解释操作的细节，这样患者才能明白身体出现不适要立刻告知治疗师。没有患者的反馈，治疗师不会成功。

K：knowledge，知识。手法治疗师必须有丰富的肌肉骨骼医学知识，掌握解剖知识非常重要。治疗师需要掌握所有的关节结构，特别是关节平面。

S：有多重含义。

Sustain：可指治疗过程中持续进行关节松动，也可指对关节持续重新定位，直到回到原位。

Skills：技巧。对敏感的疼痛结构的处理技巧很重要。治疗师只有拥有灵敏的手感才能准确无误地定位而不造成挤压。有时，一块海绵垫就可使患者感觉舒适。技巧决定了治疗师在工作中要用多少力。对于一些结构，可移动的范围可能小于1mm。

Sense：感觉。有时第六感是非常宝贵的。

Subtle：细微。在重新定位关节面时，需要对方向进行细微的改变，以完全消除任何不适。这与处理技巧有关。

《动态关节松动术——科学的艺术》是一本很好的参考书。我个人非常感谢Bill Vicenzino、Wayne Hing、Darren Rivett 和 Toby Hall，以及所有为这本书做出贡献的人，感谢他们付出了巨大的时间和努力。我对他们感激不尽。

Brian Mulligan 2010

Gwendolen Jull 教授序

全球有越来越多的手法治疗从业者应用动态关节松动术。动态关节松动术是一种徒手治疗方法，越来越多地应用于肌肉骨骼疾病中。动态关节松动术也是新西兰物理治疗师 Brian Mulligan 的代名词。Brian Mulligan 是一位有天赋和具有创新精神的临床医生和手法治疗师，他在患者的帮助下于数十年前首创了这种治疗方法。Brian Mulligan 的这种治疗方法为手法治疗领域做出了重大贡献。他慷慨地分享了他的知识和临床实践经验，并在国际上广泛传授，更重要的是他培训了教授这种方法的教师。Brian Mulligan 还出版了图书和 DVD，详细介绍了动态关节松动术的适应证和应用。

动态关节松动术无疑已得到了临床工作者的关注，因为它可以帮助治疗肌肉骨骼疼痛和运动障碍的患者。目前，已经有一些关于动态关节松动术机制和有效性的研究。临床上，已观察到被动活动/定位结合主动活动的动态关节松动术的治疗效果。虽然高水平的临床推理和实践技能的首要地位不可低估，但临床工作者、研究人员和医疗保健机构都希望提供有科学研究和循证基础的实践操作。《动态关节松动术——科学的艺术》架起了理论与实践的桥梁。

本书作者 Bill Vicenzino，Wayne Hing，Darren Rivett 和 Toby Hall 都是备受推崇的临床研究人员和教师，他们精通动态关节松动术并参与了动态关节松动术疗效的研究，他们以强大而权威的临床和研究基础来探索 Brian Mulligan 手法治疗的艺术性和科学性。

如果没有可以检验和改进的临床和研究范例，治疗方法具有"无法存活"的风险。在此向作者在书中所展现的学术成就表示祝贺。为了推进动态关节松动术，促进治疗师对动态关节松动术的理解和应用，他们开发了临床模型（第二章），其中包括患者个性化损伤评估（CSIM），它是评估和管理患者的关键和核心。该模型构思精确、全面，可用于指导临床工作者在评估和管理患者方面的临床推理。重要的是，使用这样的模型可以指导未来研究的设计，如从阶段 I 到阶段 III 试验。

手法治疗爱好者很容易不加批判地赞扬和传播某一徒手治疗方法。本书的可贵之处在于，作者公正地阐述了动态关节松动术的科学性、艺术性，以及推动该领域发展的决心。动态关节松动术治疗效果的证据已经通过严格的系统评价方法以无偏见的方式呈现。虽然已经出现了一些治疗效果的初步证据，但仍需要进一步的高质量试验。针对动态关节松动术的作用机制，对动态关节松动术的陈旧性错位假说进行了严格的审查。在了解现有证据的同时，作者开发了一个关于动态关节松动术作用机制的新模型，用以推进动态关节松动术的临床应用和科研。重要且现实的是，对动态关节松动术机制的假设从先前主要的生物力学机制扩展到包括神经科学（感觉和运动系统）和行为科学的假设，并且已有该领域的专家介入。

图书通常很难将用于治疗患者的理论、实践个性化，特别是在处理肌肉骨骼问题时。作者通过展示由自己及该领域的主要临床工作者提供的精心挑选的患者病例，成功地解决了这一难题。临床工作者在本书中的巨大贡献是将临床推理过程与患者管理技术呈现给了读者。此外，这些病例还展示了动态关节松动术在肌肉骨骼领域的广泛应用和原则。

如上所述，手法治疗领域对动态关节松动术产生了相当大的兴趣和热情。从临床角度来看，在过去的 20 多年里，动态关节松动术促进了手法治疗的进步，帮助了许多患有疼痛性肌肉骨骼疾病的患者。然而，正如通常所遇到的那样，动态关节松动术的临床技术早在有科学研究和证据基础之前就已存在了，动态关节松动术的科学研究和证据基础基本上处于其旅程的开始阶段。

本书提供了一个重要的基础，在此基础上可以进一步发展科学研究，以确保动态关节松动术为更多的患者和手法治疗师服务，促进动态关节松动术的蓬勃发展。在此，祝贺作者以雄辩的方式将动态关节松动术的艺术性和科学性融合在一起。相信临床工作者和科研人员也会有同感。

Gwendolen Jull MPhty
博士，FACP，澳大利亚
昆士兰大学物理治疗教授

前言

我们的目的是以全面而独特的科学证据状态阐述一种相对较新的手法治疗形式——动态关节松动术。当 Brian Mulligan 在 1984 年首次描述动态关节松动术时，唯一的证据基础是他的专家意见和他的一些病例报告。此后，经验证据稳步增长，目前已有随机对照试验和系统评价。此外，对动态关节松动术的生物学理解已经从 Mulligan 自我承认的简单化"错位假说"演变为在涉及 MRI 和受控实验室条件的复杂研究中对科学假设的测试。现在，是时候对存在了 1/4 世纪的动态关节松动术（包括脊柱小平面关节松动术）进行一次性检查并提供证据了。

除了支持动态关节松动术的科学依据之外，本书还描述了动态关节松动术基本原则、成功实施的技巧及临床应用，包括操作次数和疑难问题指南。最重要的是，本书通过一系列临床病例详细阐述了动态关节松动术的操作方法，包括循证操作和家庭锻炼。这些病例是连接理论与实际的桥梁。

虽然本书的重点是动态关节松动术，但其大部分观点适用于手法治疗，特别是描述潜在作用机制的章节，总结了当前临床手法治疗的益处及理论。同样，每个病例都与肌肉骨骼疾病有关，都可作为提高相关临床推理能力的资源。

本书分为五部分。第一部分介绍了动态关节松动术的概念和临床应用。第二部分是针对其有效性证据的系统评价。第三部分重点讨论可能的作用机制，潜在感觉和运动效果检查，以及对 Mulligan 错位假说的评价。第四部分由 12 个病例分析组成，描述了动态关节松动术在各种复杂肌肉骨骼疾病中的应用（包括基础临床推理）。因为病例分析包括对不同个体的个性化指导和讨论，所以学习和掌握第四部分可以收获良多。第五部分也是最后一部分，是优化动态关节松动术临床应用的指导。

本书可作为有兴趣进一步了解和学习动态关节松动术，甚至手法治疗的临床工作者、教师和研究生的参考书。本书建立在 Mulligan 著作的基础上，但并不能取代它，因为本书不是技术操作图谱。本书还提供了有助于本科生进行手法治疗和肌肉骨骼疾病循证管理方面的研究，因此也适用于本科生。

Bill Vicenzino 教授
2010 年于澳大利亚布里斯班

Wayne Hing 副教授
2010 年于新西兰奥克兰

Darren Rivett 教授
2010 年于澳大利亚纽卡斯尔

Toby Hall 博士
2010 年于澳大利亚珀斯

致谢

感谢我的妻子 Dorothy 和孩子 Michelle, Louise 和 Selina。

感谢我的父亲 Romeo 对学习益处的信仰,以及 Mary Vicenzino 和 Dorothy-May Ritchie 的支持。

Bill Vicenzino

首先,感谢我的世界的中心和我生命中的挚爱——我可爱的双胞胎孩子 Matthew 和 Philippa。其次,感谢我的父母和家人的支持。特别感谢 Mulligan 理念教师协会的朋友和同事,尤其是 Brian Mulligan,他对我的手法治疗之旅影响深远。最后,非常感谢奥克兰理工大学和新西兰物理治疗联盟的众多朋友和同事,他们塑造并影响了我的职业生涯。

Wayne Hing

感谢我的孩子 Cameron 和 Karina,以及我的手法治疗导师和父亲——Howard Rivett 医生。

Darren Rivett

我在职业生涯中得到了许多人的帮助和指导,这最终使我能够为本书做出贡献。感谢 Bob Elvey, Kim Robinson, Brian Mulligan 和 Kate Sheehy……还有很多其他人。谢谢大家!特别感谢我的家人:我的父母 Christine 和 Douglas,妻子 Liz,儿子 Sam 和女儿 Amy,感谢他们在写作过程中对我的包容。我所有家人的支持对我来说比其他任何东西都重要。

Toby Hall

总的来说,作者感谢以下人员的宝贵帮助:

Brian Mulligan 亲自演示并负责监督演示操作的拍摄。他一如既往地正确应用他的动态关节松动术的灵感。

Mark Oliver 演示骶髂关节动态松动术和颞下颌关节动态松动术。

自愿参与拍摄的模特有 Simon Beagley, Nadia Brandon-Black, Wolly van den Hoorn, Christopher Newman, Ben Soon 和 Jeffrey Szeto。

自愿参加摄影课程并协助演示动态关节松动术的模特有 Hans Giebeler, Honi Mansell, Katrina Mercer 和 Katherine Taylor。

也非常感谢 Renee Bigalow, Toni Bremner, Marion Duerr, Robin Haskins 和 Kerry Melifont 的帮助。

我们非常感谢 Natalie Collins 博士在第三章中所提供的专业协助。

目录

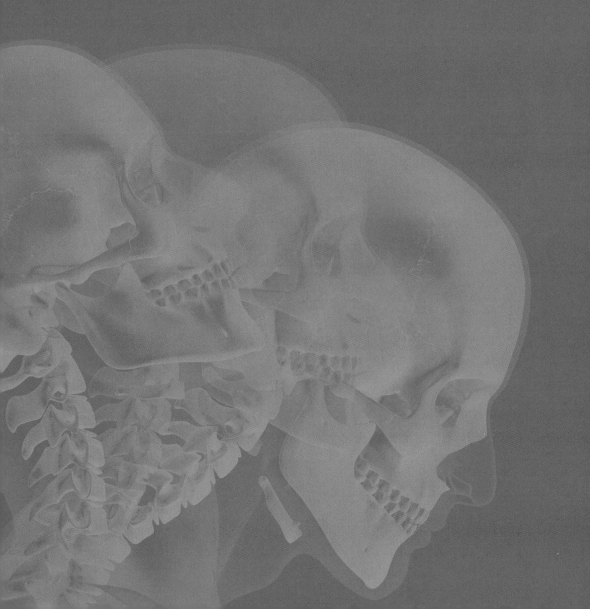

第一部分

动态关节松动术
的临床应用

第一章 概论

Darren Rivett ，Bill Vicenzino ，Wayne Hing，Toby Hall

　　手法治疗的技术更新在临床改革性实践中时不时就会发生。引起这种变化的个人都有创新和独创的见解，并开发出新的手法治疗方法和技术。Maitland，McKenzie，Kaltenborn，Paris，Jull及Elvey是少数领先的实践者，他们运用在临床观察、触诊和推理分析方面的高超技巧，开辟了手法治疗的新领域，有效地改变了临床实践模式，打破了专业的壁垒。随着时间的推移，他们的名字已经成了手法治疗的代名词。几乎毫无例外，这些手法治疗的精英们非常谦逊，并不断将自身的理论、技术和临床经验和同行分享。Brian Mulligan（图1.1）是一位新晋的手法治疗领域领军人物，其凭借独具特色的动态关节松动术（MWM）理论，在过去的20年里对全球手法治疗产生了深远的影响。

　　我们将在本章详细介绍动态关节松动术。简单来说，动态关节松动术是指持续被动关节松动和主动运动或功能性动作的有机结合。本书对动态关节松动术的应用原则、可能的基础机制和循证依据进行了完整、全面的介绍和探索。20世纪90年代早期动态关节松动术首次崭露头角，此后可应用于不同临床病例的治疗技术在短时间内迅速扩增，支持该技术的研究在数量和质量上也稳步提高。事实上，从Mulligan早期描述的病例报告和其在新西兰诊所治疗患者的视频录像开始，关于动态关节松动术的科学研究就一直在不断推进，现在已经有高质量的随机对照研究发表在同行评议的国际顶级期刊上（详见第三章）。同样，从Mulligan相对简单的"关节错位"假设到该技术临床观察效果的可能性机制，近年来有研究使用尖端成像和其他研究工具来验证这一技术。是时候将这门新兴的科学与临床技巧相关联，也就是说动态关节松动术的循证依据应该被整合进其临床实践之中。

　　Bogduk和Mercer[1]认为任何形式的治疗都可以根据三类不同的、互补的证据来评估：常规运用、生物学基础和实验证据。本书涉及后两种形式的证据，即可能解释从业者报告的动态关节松动术的生物学机制。尽管常规运用的证据强度比较弱，但手法治疗师对动态关节松动术的广泛应用支持了这一点，同时有越来越多的出版物描述该治疗技术，包括入门级的专业文献（如Petty[2]）；此外，有25个国家开设了Mulligan的培训课程（相关课程见www.bmulligan.com），数量还在不断增长，而且，动态关节松动术被整合进了本科和研究生课程之中。1995年成立了Mulligan理念教师协会，定期举办国际会议，授权可以教授动态关节松动术的教师。

　　在进一步讨论动态关节松动术并且真正了解其概念之前，我们非常有必要了解一下该项手法治疗技术的创始人Brian Mulligan。

Brian Mulligan

　　以下内容是根据对Brian Mulligan（图1.1）

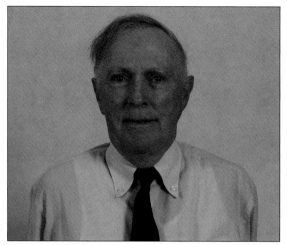

图1.1　Brian Mulligan，动态关节松动术创始人

的采访记录的。

　　Brian Mulligan的物理治疗师生涯是在1951年初与一位同事偶然交谈后开始的。当时，他的这位朋友正要前往新西兰南岛的达尼丁进行物理治疗专业的学习。这次有关物理治疗的对话彻底改变了Mulligan，开启了一系列对手法治疗领域产生重大影响的事件。

　　1954年，二十出头的Mulligan毕业于达尼丁的奥塔哥物理治疗学院。同一个时期，另外两位著名物理治疗师——Robin McKenzie和Stanley Paris，也在达尼丁毕业。Mulligan先是在新西兰北岛的惠灵顿医院工作。很快，他辞去了公立医院的工作，来到了私人诊所。他先在Robin McKenzie的私人诊所工作了2周。那时，惠灵顿只有5家物理治疗机构。Mulligan非常喜爱做物理治疗师的体验，并决定走上物理治疗的职业道路。他在惠灵顿开办了自己的私人诊所，并得到了当地转诊医生的大力支持。

　　Mulligan在新西兰物理治疗师协会（NZSP）非常活跃。他毕业后即加入了新西兰物理治疗师协会，1年后成为惠灵顿分会的秘书，并很快就任主席。Mulligan早年参加了很多学术会议，增加和发展了他的临床知识和实践技能，他敏锐地

意识到当时对处理肌肉骨骼问题的理解不够深入。

　　20世纪50年代末，来自伦敦的Jennifer Hickling在新西兰举办了James Cyriax博士关于骨科医学方法的研讨会，其中包括脊柱手法（高速推动技术）和被动关节松动技术[3]。Mulligan参加了研讨会，并对Hickling的知识和专业特长印象深刻。研讨会极大地刺激了Mulligan对手法治疗的兴趣。大约在这个时候，Paris和McKenzie同样也对开展手法治疗产生了浓厚的兴趣。Paris和McKenzie前往欧洲与Freddy Kaltenborn一起学习，他们在返回新西兰之后向包括Mulligan在内的物理治疗师讲授了物理治疗的新方法。对于年轻且雄心勃勃的物理治疗师来说，这是令人激动的时刻。但对于何时在临床实践中应用这些新的手法治疗技术仍是需要探索的。

　　我们应该在时代的背景下去考虑物理治疗发展的重要性。20世纪50年代，奥塔哥物理治疗学院，甚至几乎所有物理治疗学院的本科课程都不包含手法治疗的内容。当时的治疗主要包括运动疗法、按摩，以及紫外线辐射等方式。超短波、微波和短波也是常见的治疗方法，但超声波扫描检查是一种特殊的治疗性器械，在新西兰需要获得特殊许可才可以操作。在那些令人兴奋的日子里，手法治疗在物理领域的发展是一个全新的令人兴奋的进步。

　　Mulligan极力扩充他在手法治疗方面的知识，并且热衷于了解周围关节松动术。1970年，Mulligan成为世界物理治疗联盟（WCPT）会议的新西兰代表。之后他前往赫尔辛基参加了Kaltenborn的周围关节松动术的课程。这是他第一次接触四肢关节松动技术。回到新西兰后不久，他受邀向当地私人执业团队传授他所学到的新技能。1970年，他首次开始了关于Kaltenborn周围关节松动术的周末课程。不久之后，在1972

年，他受邀在澳大利亚的珀斯和悉尼教授类似的课程。Mulligan随后定期在澳大利亚任教，特别是墨尔本，他连续在墨尔本任教15年。

1984年，Mulligan在动态关节松动术方面获得了初次的成功，这完全改变了他整体的手法治疗思路。Mulligan有一位患者已经接受了很长时间的治疗，但迟迟不见好转。该患者在一次运动损伤后表现出严重的手指肿胀，屈曲和伸展疼痛且活动受限。Mulligan采用当时的康复治疗技术，包括超声和牵引以及内外侧关节滑动手法，但这似乎对病情毫无作用。Mulligan之后又尝试采用关节向内滑动技术，但是患者诉说疼痛加重。接着，Mulligan采用外侧滑动手法，此时患者主诉疼痛消失了。这时Mulligan灵光一闪，请患者尝试屈曲受伤的手指，同时Mulligan对患者进行无痛的侧向滑动手法（图1.2）。该方法立竿见影，患者立刻就能够无痛地完成全范围关节屈伸活动。进一步重复上述手法使得患者仅在一次治疗后症状就消失了。几天后患者来电告诉Mulligan，疼痛没有再出现，肿胀也减轻了。对于Mulligan来说，这是一个路易斯·巴斯德时刻："机会是留给有准备的人的。"

所有的动态关节松动术相关技术都是由一个顽固的临床问题引起的。Mulligan对着这个病例思忖良多，并实现了关于"错位"和动态关节松

动术的整体概念。他将这个相同的治疗思路应用于其他有手指关节问题的患者，然后再应用于其他关节。内外滑动和旋转伴随关节运动的技术最早用于治疗手指，紧接着用于治疗腕关节。动态关节松动术的概念正在迅速发展。动态小平面关节松动术（SNAG）也同期被开发出来用于治疗脊柱。Mulligan意识到动态小平面关节松动术对脊柱的作用与动态关节松动术对外周关节的作用类似。所有这些技术本质上都涉及持续的辅助关节滑动和生理运动。他认为这些技术可以以某种方式恢复由于创伤或肌肉失衡引起的"错位"。

从最初的动态关节松动术开始，Mulligan手法治疗发展迅速。Mulligan对他的发现非常兴奋，他认为有必要与其他物理治疗师分享。他开始在新西兰手法治疗师协会（NZMTA）的NZSP手法治疗兴趣小组教授这些新技术。原本Mulligan教授的是一系列概念不同的技术，包括Geoff Maitland和Kaltenborn的技术，逐渐地，他自己的技术取代了其他技术。他的第一个Mulligan理念课程于1986年开设。

1989年，Mulligan撰写了有关其手法治疗理念的第一本教科书[4]。随着越来越多的新技术被开发，每隔几年他就会进行再版更新。目前，最新版为第6版[5]（译者注：Mulligan先生于2020年对第6版进行了更新，因此目前最新版为

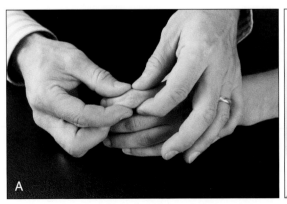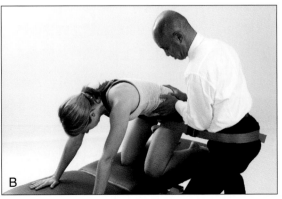

图1.2　A.徒手应用动态关节松动术侧滑松动技巧治疗示指近端指骨间关节的屈曲受限；
B.动态关节松动术治疗带结合侧滑技术治疗髋关节屈曲受限

第7版。本书完成于2021年，当时的最新版为第6版），被翻译成10种语言，包括汉语、波兰语、韩语、葡萄牙语和西班牙语等，在全球范围内已售出超过75 000册。2003年，Mulligan又出版了一本基于自我治疗技术的书——《背部、颈部和四肢的自我治疗》，目前已经发行到第2版。现在，也有描述Mulligan技术的电子产品（请参见www.bmulligan.com，有关这些产品的说明）。Mulligan开始在其他国家教授他的新技术。从一开始，这些课程的重点一直是真实病例的治疗示范，以清楚地展现该技术的优点。

1990年，Mulligan在位于澳大利亚珀斯的科廷科技大学讲学。当时，三位物理治疗师Toby Hall，Linda Exelby和Sarah Counsel正在该大学学习研究生课程，对Mulligan介绍的方法留下了深刻的印象。这三位物理治疗师将Mulligan的技术带回了英国，并向他们的同行教授这些技术。因为物理治疗师对Mulligan技术的兴趣最终使Mulligan受邀在英国和欧洲其他国家任教，并促进了国际Mulligan理念教师协会（MCTA）的发展，该协会于1998年在英国斯蒂夫尼奇举行了首届会议。该教学小组的成立是为了标准化全球Mulligan理念的教学。现在有超过47名MCTA成员为世界各地的物理治疗师提供课程。此外，由于美国乃至其他国家临床的需求，开设了认证的Mulligan手法治疗师（CMP）的能力考试，用于认证Mulligan理念的从业者。迄今为止，全球已有300多名临床工作者获得了该认证。

由于对手法治疗和物理治疗做出了重大贡献，Mulligan获得了多项奖项。按时间列出如下：NZMTA终身会员资格（1988年）；科廷科技大学荣誉教学研究员（1991年）；NZSP名誉研究员（1996年）；新西兰物理治疗学院终身会员（1998年）；NZSP终身会员资格（1999年）；奥塔哥大学荣誉教学研究员（2003年）；

WCPT国际物理治疗专业服务奖（2007年）。在美国物理疗法协会成员进行的民意测验中，Mulligan被评为"骨科手法治疗领域中的七大影响力人物"之一，这突显了Mulligan理念对临床实践的影响。

动态关节松动术

1984年，Mulligan首次观察到滑动指骨间关节配合患者主动屈曲，患者可立即完全恢复无痛运动。他还观察到，这位患者仅接受了一次动态关节松动术的治疗就带来了持久的变化。这个发现令人兴奋，因为这位患者曾接受了一系列物理治疗，但并未奏效。即时、无痛和效果持久已成为当今动态关节松动术应用的关键原则。

动态关节松动术是指在患者主动进行以前认为有问题的运动时，治疗师对关节施加持续的被动辅助力。动态关节松动术的一个关键方面是确定患者通常由于疼痛或关节僵硬而难以完成的动作（详见第二章）。这种难以完成的动作通常发生在肌肉收缩之前、患者的最大关节活动度或肌肉收缩最强时。这些在本书的患者个性化损伤评估（CSIM）（详见第二章）中有体现。被动辅助力通常会在关节处产生平移或旋转滑动，因此必须靠近关节线施加以避免不必要的运动。可以徒手也可以使用治疗带（图1.2B）施加辅助力。

移动方向应是在CSIM中需要最大改进的方向。令人惊讶的是，横向滑动是外周关节中最常用且最易成功的技术，但是如果该方向无效，则可以测试其他方向。交替滑行可能遵循关节的凹凸规则[6]，但在某些情况下与损伤运动的机制相反。有时需要反复尝试才能找到正确的方向。动态小平面关节松动术是对脊柱有效的动态关节松动术，其滑动运动总是在小平面关节的方向上。Mulligan通常建议一次进行3组动态关节松动术，每组重复10遍，如果在使用一组动态关节松动术后，重新评估时运动是无痛的，或者如果使用动态小平面关节松动术后出现脊柱激惹或急性疼痛，则建议减少组次。成功应用动态关节松动术有许多细微差别（详见第二章）。

可以在标准手法治疗体格检查中加入动态关节松动术，以评估其作为干预手段的潜力。有时可以在主动/功能性运动检查、静态肌肉测试和被动辅助运动之后插入动态关节松动术。使用动态关节松动术可以随时进行评估及治疗。评估通常只是治疗师将手从患者身上移开，请患者主动活动（无须改变体位），治疗及评估常常适用于负重情况下的下肢和腰椎-骨盆问题。对于初次治疗后的重新评估中没有明显效果的患者，Mulligan建议立即放弃使用该技术[7]。

动态关节松动术的体格检查和治疗适应证与其他手法治疗基本相同，禁忌证也是如此。第二章将对此进行更全面的介绍。通常，包括动态关节松动术在内的关节松动技术已被概念化为适用于机械性因素引起的关节疼痛和关节僵硬导致的活动受限。但是，Mulligan还提出了可以用动态关节松动术解决软组织损伤，如肘部外上髁炎和踝关节外侧韧带扭伤，并且确实有越来越多的证据支持他的主张（详见第三章）。第四、五、六、七章介绍了动态关节松动术发挥作用的各种潜在机制。

动态关节松动术虽然具有创新性和原创性，但与其他"传统"主流手法治疗方法有诸多相似之处，因此有助于经验丰富的手法治疗师随时采用该技术。例如，某些动态关节松动术中对关节力学的考虑类似Kaltenborn提出的方法[6]，与McKenzie理念很像的重复运动的自我管理[8]。这并不奇怪，因为Mulligan在职业生涯早期接受过这些人的直接指导，这些指导对其产生了深远的影响。与Maitland[9]和McKenzie方法一样，快速缓解疼痛是该技术正确应用的标志，然而动态关节松动术的目标不是激发或定位疼痛，而是立即彻底消除疼痛。相比之下，不同于Maitland和其他一些方法，动态关节松动术没有松动手法的"等级"之说[10]，并且动态关节松动术将被动和主动运动相结合，而不是仅仅关注其中一个（如Kaltenborn的被动关节运动）。关于主动运动，动态关节松动术与Brian Edwards[11]描述的联合运动方法有相似之处，该技术使用无痛关节定位来实现末端的被动松动。另一个有趣的巧合和是Mulligan发现"动态关节松动术"的故事与McKenzie无意中发现腰背牵伸在治疗腰痛中的价值非常类似[8]。这些手法治疗领域的成功人士似具有创造性的临床推理能力或跳出框架思考的能力。

动态关节松动术和临床推理

有一些手法治疗技术因为助长"食谱书"式的临床实践而遭到了批评。也就是说，这些治疗方法不是选择去提升手法治疗师的临床治疗思路，而是降低了他们的作用，认为只需要简单地提供预先设计好的治疗措施即可。粗略地看，动态关节松动术可能仅要求临床医生例行遵循一些基本规则（如治疗平面规则、凸凹规则），与临床推理的发展背道而驰。但是，仔细学习后会发现动态关节松动术实际上结合了当代典型临床推理的许多可取的方面。特别是，符合"以患者为中心"的医学模式，并可促进手法治疗师临床技能的不断发展。

动态关节松动术促进以患者为中心的临床推理

Jones和Rivett[12]提出了一种手动治疗中的临床推理模型，该模型将患者牢牢地置于临床推理分析过程的中心。他们的模型与Sackett等提倡的以患者为中心的循证医学方法一致[13, 14]。Sackett等[14]将循证医学定义为"尽职尽责、明确明智地使用当前最佳证据来做出患者的治疗决策"。他们进一步强调，循证医学是从业者的临床专业知识与最佳临床研究证据和患者参与治疗决策的结合。对于治疗而言，"金标准"是随机临床试验或对于此类试验的系统评价，无论是有限的病例还是来自基础科学领域的研究，我们都必须使用下一个最佳的外部证据（有关证据的级别，见第三章表3.1）。因此我们更倾向于使用"循证实践"这一术语，这一点尤其体现在本书的病例分析中，而本书的后半部分就以病例分析为主。在病例分析部分展示了专家是如何将外部的动态关节松动术研究证据融合进临床推理框架，同时还不会忽视患者的个体独特性的。在临床解决问题的过程中，患者将自己的信念、理解、期望和经验带入了不断发展的临床旅程中，因此他们是积极而平等的伙伴。此外，动态关节松动术与"生物–心理–社会医学"模式一致——患者积极参与治疗和健康管理。而传统手法治疗通常是暗中鼓励患者被动地接受治疗。

动态关节松动术可以通过以下几种方式促进"以患者为中心"的临床推理：

1.由Jones和Rivett[12]提出的协作临床推理是动态关节松动术的核心。首先，患者需要了解该治疗是完全无痛的，一旦出现疼痛必须立即告诉治疗师。其次，在大多数动态关节松动术应用中，患者需要进行存在问题并且需要被治疗的主动运动或功能性运动（如疼痛或受限的运动）。再次，许多动态关节松动技术都涉及在最大活动度时施加压力，实际上Mulligan[7]也认为为了达到最好的疗效这一点至关重要。最后，也许是最重要的一点，某些动态关节松动术可以让患者作为家庭练习进行自我关节松动或利用治疗带辅助运动。当然，上述动态关节松动术的所有要素都需要患者知晓且积极参与，患者是成功进行动态关节松动术治疗的核心和必要因素。为了强调

患者的合作和配合对于动态关节松动术成功实施的重要作用，Mulligan在他的教学中非常强调"CROCKS"原则（个人交流，2009）。

• C：是指禁忌证（contraindications）。动态关节松动术的禁忌证与其他手法治疗一样。

• R：是指重复治疗（repetitions）。治疗过程中需要不断重复，但需要注意初次使用和急性损伤时建议重复3~6次。

• O：是指末端压力或在关节最大活动时加压（overpressure）。这是保持疗效持久的关键。

• C：沟通和合作（communication and cooperation）。沟通和合作对于安全有效地应用动态关节松动术至关重要，手法治疗师要告诉患者预期的效果，并告诉患者有任何不适或疼痛要立即告诉自己。

• K：知识（knowledge）。了解肌肉骨骼医学、生物力学和解剖学知识。

• S：表示多种含义。①持续（sustain），整个手法治疗中持续滑动关节。②操作时的技巧（skills）和感觉（sense），在手法处理的过程中，治疗人员需要用指尖敏感精确地感觉动态关节松动术的发力，感知运动的轨迹，感受滑动过程中的微小变化，这一点很重要而且是基本的常识。

2.通过向患者证明，动态关节松动术可以立即针对患者最差的活动或功能产生即时无痛反应，可以促进患者的依从性，尤其是患者的自我管理。此外，如此有力的治疗效果有潜力扭转患者对临床负面的信念和期望。为了强调动态关节松动术的预期治疗效果，Mulligan（个人交流，2009）在教授动态关节松动术时还使用"PILL"原则。

• P：是无痛（pain free）的意思。治疗过程是无痛的，治疗包括患者的主动运动和手法关节松动两大要素。

- I：是立即见效（instant result）的意思，即治疗产生即时的疗效。
- LL：是长效（long lasting）的意思，即完成治疗后可以产生持久的疗效。

3.有效的沟通对于动态关节松动术的有效应用至关重要。无论是"关节松动"还是"患者主动运动"，只要患者感到疼痛就需要立刻告诉治疗师，否则治疗就毫无作用。同时，治疗师也需要将这一点跟患者交代清楚。有效的沟通也是明确临床推理的基础。

4.动态关节松动术的核心是每个患者都是独立的个体，他们的临床表现是独特的，尽管患者之间可能有某些共同的特征。这种对个性化和独特性的考量与"成熟生物模型"一致[15]，该模型提出每个患者的疾病或者疼痛感受受患者的个人经历及当时的环境影响，因此患者的临床表现可能彼此不同。动态关节松动术的"患者主动运动"要求患者进行的是对其日常生活影响显著的、最疼痛的或者受限最明显的主动/功能性运动。如Maitland等[9]所述，该运动还用作再次评估的"可比较体征"（即与其功能限制和疼痛相关的临床体征）。与此类似，使用与动态关节松动术相关的CSIM也需要识别每个患者独特的临床表现。

5.动态关节松动术除了具有管理和治疗作用外，还具有检验多种类型临床推理假设的作用[12]。最值得注意的是，对动态关节松动术的反应程度可能会改善临床预后。

MWM 促进专业知识的重构

组织良好的知识体系被认为是具备临床专业知识的标志之一。在临床上很重要的不只是三种类型知识的程度——命题型（本质上是基础科学和应用科学），非命题型（包括实践和其他专业技能）和个人（个人的生活经验）——这些知识在临床推理中很重要；更重要的是如何将这些理解和技能有效结合并应用于临床[12]。一个有条理的知识库有助于高级临床推理过程的应用，尤其是模式识别的应用，这种模式已被证明在手法治疗诊断中比假设推理过程更为准确，并且通常由专家使用[16]。

可以说，动态关节松动术通过以下方式促进了知识体系的构建：

- 推动临床研究和更多的证据来帮助引导临床推理。正如后面章节所介绍的，目前已经有一个正在积累起来的生物学和经验的证据库。
- 强调和整合主要体格检查发现，尤其是被动运动检查（关节松动要素）时的发现，以及与之"相对应"的主动/功能性运动检查的发现（运动要素）。
- 动态关节松动术的立即见效作用有助于促进临床模式的获取。这是对治疗师临床决策准确性的反馈，同时有助于强化关键的临床发现和正确的临床处理之间的联系。
- 根据患者的初始反应和变化不断适应动态关节松动术的应用，促进元认知技能（metacognitive skills）的发展。元认知技能是自我监控和反思自己推理的高级思维技能，并且是临床技能的公认特征[12]。

如果不保持警惕，思维可能会僵化，而与动态关节松动术相关的Mulligan理念可能会促进临床推理技能的发展。Mulligan的著作应作为动态关节松动术应用的指南，针对不同的患者采取适合的特定技术，而不是将其视为福音，在不同的解释和技术问题上引发激烈的争论。手法治疗的历史充满了这样的例子——一位有远见卓识的先驱者被他的追随者奉为大师，他们带着宗教狂热者般的热情构建了一个扼杀创造力和进一步发展该治疗手法的框架[17]，它误导了该方法未来的从业者和倡导者，使他们偏离了原作者的基本基础概念。

本书的目的和结构

本书的主要目的是全面介绍有关Mulligan针对肌肉骨骼疼痛，损伤和残障的动态关节松动术管理方法。特别是，他努力将动态关节松动术的证据基础整合到临床实践中，重点阐明基础临床推理。

本书将从以下方面介绍：①临床疗效，基于临床和实验室的作用以及潜在机制的证据基础；②动态关节松动术治疗选择和应用的最佳证据；③关于Mulligan的"错位"假设理论，以及疼痛、感觉、感觉运动和运动系统的其他损伤/缺陷，这种损伤/缺陷很可能能通过动态关节松动术得到解决；④一系列病例分析（第八章至第十九章）展示了如何在临床推理过程中应用先前的考虑。临床推理过程还将展示治疗师能够为每个患者设计和实施的动态关节松动术框架，一些著名的Mulligan 手法治疗师对此进行了说明。通过在临床推理框架内介绍这些病例，旨在进一步证明动态关节松动术的使用在很大程度上取决于各个患者的自诉，并且需要手法治疗师进行深入的思考。因此本书绝对不是所谓的"食谱书"。将详细描述关键的动态关节松动技术，尤其是有证据支持的技术。如果手法治疗师在实施动态关节松动术时遇到问题，可以阅读第二十章，该章旨在使手法治疗师自我反思和评估自己的表现，以便针对这些问题制定策略和找出解决方案。

本书对手法治疗学生以及该领域临床工作人员有帮助，并可为教师和研究人员提供宝贵的资源。它不是要取代Mulligan的技术图书，而是与Mulligan的技术图书互补。为了充分利用本书，读者应该先努力了解动态关节松动术的原理和证据，并以开放和合理的质疑态度来辩证理解。本书的大部分内容都配有病例分析，可给予新手读者将动态关节松动术引入临床实践的信心；而对于经验丰富的临床治疗人员，则可通过将自己的推理与其他Mulligan理念从业者的推理进行比较来发展其临床推理能力。

参考文献

［1］Bogduk N，Mercer S.Selection and application of treatment.In:Refshauge KM，Gass EM(eds) Musculoskeletal Physiotherapy:Clinical Science and Evidence-Based Practice.Oxford:Butterworth-Heinemann 1995.

［2］Petty N.Neuromusculoskeletal Examination and Assessment. Edinburgh: Churchill Livingstone 2005.

［3］Cyriax J. Cyriax's Illustrated Manual of Orthopaedic Medicine(2nd edn).Oxford:Butterworth-Heinemann 1993.

［4］Mulligan B.Manual Therapy：'NAGS'，'SNAGS'，'PRPS'etc.Wellington: Plane View Services 1989.

［5］Mulligan B.Manual Therapy-'NAGS'，'SNAGS'，'MWMS'etc.(6th edn). Wellington: Plane View Services 2010.

［6］Kaltenborn F. Manual Mobilisation of the Extremity Joints. Basic Examination and Treatment Techniques. Norway: Olaf Norlis Bokhandel 1989.

［7］Mulligan B.Manual Therapy-'NAGS'，'SNAGS'，'MWMS'etc.(5th edn). Wellington: Plane View Services 2003.

［8］McKenzie R，May S.The Lumbar Spine Mechanical Diagnosis and Therapy (2nd edn). New Zealand: Spinal Publications 2003.

［9］Maitland GD，Hengeveld E，Banks K，English K. Maitland's Vertebral Manipulation(6th edn).Oxford: Butterworth-Heinemann 2001.

［10］Boyling J，Jull G. Grieve's Modern Manual Therapy: The Vertebral Column (3rd edn).Edinburgh:Churchill Livingstone 2004.

［11］Edwards B.Manual of Combined Movements: Their Use in the Examination and Treatment of Mechanical Vertebral Column Disorders. Edinburgh:Churchill Livingstone 1992.

［12］Jones M，Rivett D.Introduction to clinical reasoning.In:Jones M，Rivett D(eds)Clinical

Reasoning for Manual Therapists.Edinburgh: Butterworth-Heinemann 2004:3–24.

[13] Sackett D，Straus S，Richardson W，Rosenberg W，Haynes R. Evidence-based Medicine: How to Practice and Teach EBM (2nd edn). Edinburgh: Churchill Livingstone 2000.

[14] Sackett DL，Rosenberg WM，Gray JA，Haynes RB，Richardson WS.Evidence-based Medicine: What it is and what it isn't. BMJ. 1996;312:71–72.

[15] Gifford L.Pain，the tissues and the nervous system: a conceptual model.Physiotherapy 1998;84:27–36.

[16] Miller P.Pattern Recognition is a Clinical Reasoning Process in Musculoskeletal Physiotherapy (Masters Thesis).Newcastle: The University of Newcastle，Australia 2009.

[17] Rivett D. Manual therapy cults (editorial). Manual Therapy 1999;4:125–126.

第二章　动态关节松动术科学性技巧

Bill Vicenzino，Wayne Hing，Toby Hall，Darren Rivett

在本章中，我们将介绍动态关节松动术的参数，以及如何使用这些参数达到临床效果。

动态关节松动术的英文全称为mobilisation with movement，缩写为MWM。动态关节松动术本质上是对关节施加一种特殊的力矢量的应用，即松动（mobilisation）或MWM中的第一个"M"。当患者配合手法治疗进行先前因身体受损而无法完成的动作时，这种作用得以持续。成功使用动态关节松动术的关键是熟练而有效地使用这种松动力量，以无痛的方式实现即刻和持久的疼痛缓解。动态关节松动术的松动要素包括施加力的大小、方向和程度，以及施加力的位置和方式。掌握动态关节松动术的松动要素和松动技巧可以帮助手法治疗师为患者选择合适的松动术，并成功解决客户的问题。

尽管了解上述动态参数非常重要，但对于动态关节松动术来说更重要的是运动，即movement，或MWM中的第二个"M"。"运动"与患者个性化损伤评估（CSIM）密切相关。具体来说，理解如何应用动态关节松动术的关键，就是成功地理解CSIM在指导医生选择治疗方案方面的作用，如确定最优力参数。在详细介绍动态关节松动术的松动力参数之前，本章将先详细介绍动态关节松动术的运动元素，并在其他章节证实这些元素的关键性。

本章共分两部分：第一部分是CSIM或动态关节松动术的运动元素，第二部分是动态关节松动术的松动元素。

第一部分：CSIM或动态关节松动术的运动元素

只有经过评估，是动态关节松动术适应证的病例，才可使用该手法治疗。评估需要以患者为中心，并对患者本人有意义，因此我们将其称为患者个性化损伤评估。如果无法对患者进行个性化评估，则不能使用动态关节松动术。

患者的问题

CSIM是将手法治疗师评估的物理或功能活动与患者主诉的问题相结合，在很多方面与Maitland[2]相关指征相似。也就是说，CSIM的关键要素是它需要反映患者的主要关注点。临床上，进行的CSIM评估很可能也是治疗。例如，如果肩膀有问题，可以把手放在背后把衬衫塞进去；如果膝盖有问题，可以走下台阶。也就是说，常见的、经常重复的体力活动很可能直接包含在动态关节松动术中，而不容易重复的活动则需要以稍微不同的方式处理。以一个男性患者为例，该患者认为他的主要问题是扔球。很明显，在患者扔球时很难在肩膀上进行手法治疗。在这种情况下，手法治疗师需要对患者进行体格检查，以发现在临床上重复出现的损伤的体征，并考虑应用动态关节松动术。在这个例子中，重复出现的损伤很可能发生于肩胛骨平面向上90°仰角的肩关节旋转。也就是说，在临床环境中，可能需要将复杂或要求较高的动作分解成一些可以容易操作的组成部分。

有时，CSIM可能不能完全适用于动态关节松动术的临床评估。例如，对于深蹲或下楼梯时可能会有严重疼痛的病例，不可能为了评估让患者反复深蹲或下楼梯，手法治疗师可以把评估分解成几个动作来做，以减轻患者的疼痛或不适。

就深蹲而言，也许不负重膝关节屈曲会受限，比负重膝关节承受的痛苦要小，这可能是治疗的开始。如果不负重膝关节屈曲只有轻微的疼痛，那么，也许四点跪姿或部分负重——一只脚踩在台阶或小凳子上是一个合理和合适的治疗起点。总之，选择CSIM，既可以反映患者的主要问题，又可以应用安全的动态关节松动术而不会加重全负荷关节的严重疼痛问题。

为了获得合适的CSIM信息，手法治疗师首先要通过问诊来确定患者问题（通常是痛苦的）相似的体征或体力活动/运动。手法治疗师需要准确记录患者活动对日常生活的影响，以及病情的严重程度和刺激性。然后在体格检查中，量

化CSIM。根据出现的问题，这种量化会有所不同。也就是说，痛苦的状况与僵硬或虚弱的问题会有所不同。

CSIM的疼痛量化

对于疼痛问题，CSIM的终点必须是疼痛的发作（即疼痛阈值）。也就是说，一旦出现疼痛就应该停止运动或肌肉收缩（表2.1）。因此CSIM量化的是可能导致疼痛开始的体力活动/运动的量，而不是疼痛的量/严重程度。例如，对于引起患者疼痛的动作，可以在开始出现疼痛时使用测角仪、倾角仪、卷尺测量或其他参考方法测量疼痛关节的角度，距离参照物的距离等。对于肌肉收缩引起的疼痛可以使用测力计测量疼痛开始时的力量，以量化患者的问题（如第十三章所示网球肘的握力测试）。所有这些测量都是肌肉骨骼操作中的常规标准测量。

把非应激状态下引起疼痛开始发作的动作作为测试的终点（疼痛阈值）。经过治疗疼痛减轻至关重要。在应激的情况下要小心应用，在进行

表 2.1 根据动态关节松动术的终点、评估方法和目标定义损伤			
损伤	终点	需评估的指标或数据	目标
受疼痛限制的活动 [1]	疼痛发作	活动度 [2]	无痛运动
疼痛弧	疼痛发作点和消失点 [3]	活动度	发作时的运动弧和运动（无痛）
全程疼痛	活动的起始至结束	疼痛评估（NRS/VAS）[4]	缩小疼痛（非关节活动范围）
活动范围受限，无疼痛 [5]	关节活动范围	活动度	增加活动范围
由于疼痛导致发力降低	疼痛发作	力量输出	无痛发力 [6]
收缩时疼痛但没有力量不足	正常发力	疼痛评估（NRS/VAS）	疼痛而非发力
无痛且无力	用力	力量输出	增加力量

1. 可能是关节、肌肉或神经的运动。这适用于该表中的所有运动功能
2. 在某些情况下，它可能不是度数，而是达到的线性距离。例如，手沿背部以毫米（mm）为单位向后放，通过手指到地板的直线距离评估身体向前弯曲
3. 运动产生的疼痛不应该随着运动的增加而加剧，以此来防止进一步运动
4. NRS（数字分级评分法），VAS（视觉模拟评分法）
5. 这还可能包括患者没有描述，而本身就感到疼痛的拉伸和不适感
6. 为了可以重复测量，应该测量等长情况下的力量，但这个只适用于产生疼痛时或疼痛结束时

CSIM后要留出时间来评估是否有任何潜在的疼痛加重，这一点非常重要。

CSIM量化：疼痛开始出现时的关节活动度或肌肉收缩力

上述评估方法唯一不适用的情况是虽然患者有疼痛，但是患者仍可以进行全范围的运动或肌肉收缩正常（通常与另一侧相比）。在这种情况下，CSIM只能通过视觉模拟评分法或数字分级评分法评估疼痛程度/严重程度（表2.1）。

CSIM量化：当疼痛不是主要问题时（如乏力、僵硬）

治疗引起疼痛加剧的病例是禁忌证。对于无痛的活动受限，如肌肉紧绷、关节僵硬或肌肉无力，可以参照不适和提高关节活动度或发力来进行管理。直腿抬高牵伸和踝关节背屈动态关节松动术（见第五章图5.3）是已报道的可以改善不以疼痛为主要问题的关节活动度的技术[3, 4]。

如何使用CSIM指导动态关节松动术的应用

CSIM的关键之处在于，它不仅能指导动态关节松动术的应用，而且能在后续的治疗中起到更好的修正作用。也就是说，CSIM可用于判断动态关节松动术在一个疗程内和疗程之间的应用效果。例如，在CSIM指导下，对于以疼痛为主要问题和以僵硬（或乏力）为主要问题的病例，所采取的动态关节松动术手法略有不同。

本节将概述不同症状的CSIM用法。例如，与疼痛有关的活动受限；或引起疼痛开始出现的活动范围或肌肉收缩力，而疼痛不是限制因素；以及没有疼痛或疼痛很轻，如关节僵硬。

动态关节松动术在疼痛中的应用

就CSIM而言，动态关节松动术的无痛且立即见效是指起始疼痛关节活动度的明显改善（表2.1）。例如，对于一个正常活动度为160°的关节，如果治疗前起始疼痛活动度为60°，治疗后起始疼痛活动度为120°，即视为明显改善（100%）。经常提到要达到的目标是改善50%~100%（如McConnell的髌股关节滑动和固定与动态关节松动术非常相似，将目标设为改善50%[5]），但是缺乏确凿的证据支持。可以这样说，初始效果越好，逻辑上用动态关节松动术成功处理病例的可能性越大，在治疗方案中使用动态关节松动术就是一种有效的做法。有趣的是，一次治疗过程中的改善可以预测两次治疗之间的改善[6, 7]。例如，Tuttle[7]表明，对于颈椎动态关节松动术，治疗时疼痛强度和颈椎活动度的改善对两次治疗之间的变化具有很高的预测性，预测值为71%~83%。这可能被认为是支持使用CSIM作为临床选择动态关节松动术或其他手法治疗的证据。

理解天花板效应的概念对于确定有多大程度的改善是非常重要的。如果两侧之间的关节活动度差在10%左右（或16°），那么以一种无痛苦的方式恢复这一小部分范围也是一个很大的效果。因此，目前的情况和潜在的因素也会被认为具有实质性影响。

Vicenzino和Wright[8]在一个病例研究中描绘出了动态关节松动术应用过程中的相应曲线（图2.1）。患者为女性，39岁，慢性网球肘，常规治疗（深层组织按摩、横向摩擦按摩、电疗）无效。对患者进行网球肘横向滑动式动态关节松动术的过程中产生了是基线测量3~4倍的无痛握力的显著变化[图2.1（i）]。也就是说，当手法治疗师实际应用动态关节松动术时，相比CSIM基线评估，患者症状应有很大的变化。相比于治疗前的CSIM评估，CSIM评估在应用动态关节松动术后立即得到明显改善，如图2.1 (ii)所示。

前面有讲到在进行动态关节松动术的处理

中和处理后即刻进行CSIM评估。有初步证据表明，在使用动态关节松动术治疗前或治疗后进行CSIM评估可对疗效进行预测。我们只发现一个关于动态关节松动术疗效预测的研究。这项研究通过对64例网球肘患者的治疗后分析得出了初步的临床预测规则（CPR），这些患者平均接受了5次动态关节松动术治疗和超过3周的锻炼[9]。在本分析中的一个单变量预测变量是，与使用动态关节松动术治疗前相比，应用肘关节横向滑动动态关节松动术，在CSIM中无痛握力提高＞25%。然而，这在最终的多变量CPR模型中没有保留，其仅代表较小的效应大小［正似然比（likelihood ratio，LR）为1.5（95%CI：0.78～2.9，CI为confidence interval的缩写，意为"置信区间"）］，即改善概率由79%提高到85%。

有趣的是，在最后的CPR模型中，治疗前的CSIM无痛握力是评估3周时网球肘改善的主要决定因素。也就是说，当患者出现以下情况时，这种治疗方法的改善概率为93%［LR 3.7（95%CI：1.0～13.6）］：①患者患侧无痛握力高（＞112 N）；②健侧的无痛握力低（＜336 N）；③年龄小于49岁[9]。这些初步发现都需要通过临床进一步研究。然而，这些结果确实为CSIM在动态关节松动术中的运用（以及CSIM的变化）提供了一些支持，也增加了手法治疗师选择动态关节松动术治疗的信心。

动态关节松动术的一个重要方面是在运动终

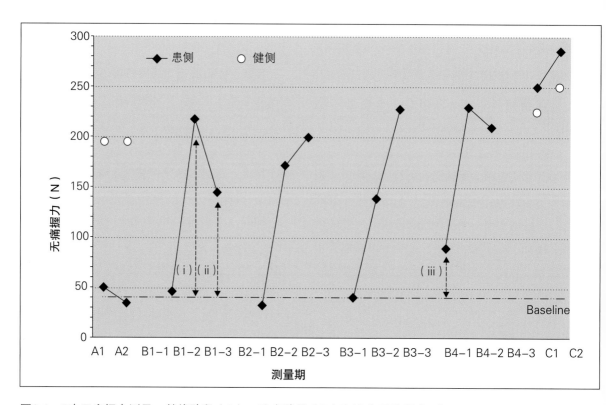

图2.1　8次无痛握力测量：基线阶段（A）、治疗阶段（B）和治疗后阶段（C）
在患侧，每个治疗阶段（B1~B4）的"–1"代表治疗前，"–2"代表治疗中，"–3"代表治疗后。重点是将动态关节松动术治疗中握力（ⅰ）和治疗后握力（ⅱ）与同次治疗前相比，以及随后治疗的握力（ⅲ）与基线（A和B1–1）相比。图中，B4–1是第一个治疗前握力明显高于基线（ⅲ）的阶段，经过治疗和测试，我们认为这是施加了足够量的动态关节松动术，以及充分进行贴扎和活动的标志。图片来源：Vicenzino & Wright，1995年

点通过CSIM评估施加持续性压力，但只能在无痛的情况下。Mulligan[1]强烈强调了这种持续性加压，并认为这种持续性加压对于优化治疗效果是必要的。无论是患者还是治疗师都可以施加持续压力。某些技术需要患者的帮助，因为手法治疗师的双手都在进行动态关节松动术。在这种情况下，手法治疗师需要在应用动态关节松动术之前向患者解释这个过程，并且患者应有能力理解和实施。此外，具有主动负重作用（详见第十六章）或包括牵伸效应（详见第十五章）的特定技术，不需要手法治疗师通过手法去施加压力，通常是患者运用动态关节松动术进行自我治疗的有价值的技术。

综上所述，疼痛情况下进行动态关节松动术治疗的一个基本原则是在治疗中和治疗后需要即刻在CSIM评估结果上有明显改善，如引起起始疼痛的关节活动度增加或肌肉力量增加（表2.1）。需要注意的是在开始感知到疼痛时，关节活动度和肌肉力量需要应用CSIM准确评估。

最大关节活动度或全力收缩时疼痛的动态关节松动术应用

在这种情况下，使用视觉模拟评分法或数字分级评分法评估患者对疼痛的感知，而不是引起疼痛的关节活动力度或肌肉力量，并且治疗应以无痛或极少疼痛为目标（表2.1）。

无痛情况下动态关节松动术的应用

这种情况下CSIM的使用方式与疼痛时几乎相同，但CSIM的目标是增加关节活动度或肌肉力量（表2.1）。

第一部分总结

因为将治疗效果与患者的特定问题联系起来，所以从根本上说，CSIM是动态关节松动术最关键的元素，在治疗过程中，CSIM通过帮助手法治疗师对各种技术参数的选择、修改和改进，指导动态关节松动术的应用。手法治疗师理解CSIM概念和不同症状（如疼痛导致活动力受限）所需要达到的治疗目标非常重要。本章接下来的部分将重点介绍作用力或松动力在动态关节松动术中的应用。

第二部分：动态关节松动术的松动元素

本部分讲述施力方向、施力量、施力方向和施力量之间可能存在的关系、施力位置、施力方式（如徒手、贴布或治疗带辅助）及总量。总量为手法治疗师和患者应用动态关节松动术次数的总和。我们认为，松动力量参数，如施力量、施力方向和施力位置，会直接影响效果的即时性。然而，随着时间的推移，总量与效果的可持续性有更大的关系。这些因素可以被认为是动态关节松动术松动元素的输入参数/变量（图2.2）。

这些参数有两个参考点（图2.2）。一是输入参数，如力的大小（N）和方向。二是CSIM，特别是参数是如何影响CSIM的，这是通过输出变化确定的。图2.3所示的建议算法强调了这两个参考点之间的关系。

施力方向

施力方向取决于施力时和随后在治疗过程中CSIM的最佳可能结果。施力方向是指手法治疗师在关节上施加的辅助或被动生理运动的方向。施加的辅助运动的力包括向内侧、外侧、前侧和后侧平移的力，以及牵引力和旋转关节力，后者构成某些关节的生理运动。屈曲/伸展或外展/内收并不经常用作松动力量。在患者接受治疗的过程中，需要持续给予被动施加的力。值得注意的是，Mulligan在他第4版《Mulligan手法治疗》中特别描述的25种外周关节松动技术中，向外侧滑动被提到11次（占所描述的所有运动的44%），而且似乎是最受欢迎的选择。水平面滑动（56%）比矢状面滑动（28%）被推荐的次数

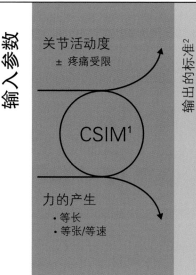

输入参数

施力位置
- 关节（局部或远端症状）
- 骨接触点

施加力
- 方向（整体、精细）
- 等级（力的大小）
- 加压
- 应用方式（徒手、贴布或治疗带辅助）

关节活动度
± 疼痛受限

CSIM[1]

力的产生
- 等长
- 等张/等速

输出的标准[2]

疼痛阈值
- 关节活动度增加[3]
- 最大关节活动度加压

活动受限但无痛（如僵硬）
- 最大关节活动度到CSIM预估目标
- 增加关节活动度[3]
- 施力 ± 最大肌肉收缩

活动末端疼痛
- 疼痛减轻

疼痛阈值
- 增加肌肉力量[3]

活动受限但无痛（如肌肉无力）
- 增加肌肉力量[3]
- 增加持续收缩

总量
- 重复次数（如6~10次）
- 组数（首次1组）
- 重复：休息［1:（0~1）］

"总量"大多与应用动态关节松动术后的持续效果有关，"施力位置"和"施加力"是与CSIM评估数据即刻改善有关的动态关节松动术操作要素

1.此处
的CSIM是动态关节松动术的"运动"要素：
- 在动态关节松动术之前和期间，载荷必须一致（如相同的肢体或体重载荷，相同的重量提升）
- 在大多数情况下，初始速度为1:0:1（即到达终点和返回起点的时间相等，终点没有持续时间）
- 其他不太常见的CSIM可能是单腿站立、关节位置错误或等长持续力引起疼痛的时间
2.必须确定一个可量化的指标［如关节活动度到疼痛阈值（疼痛开始），在重复/保持动作的情况下疼痛开始的时间］，这适用于动态关节松动术的每次重复

图2.2 以CSIM或动态关节松动术"运动"元素为中心的动态关节松动术示意性定义及输出标准（右栏）
左栏列出了动态关节松动术"松动"元素的输入参数。疼痛阈值测量的是除疼痛以外的指标，如患者第一次感到疼痛时的关节活动度或力。也就是说，疼痛不是变量，但关节活动度或力是关键的输出标准。如果疼痛不是患者的主要问题，那么疼痛、关节活动度和力就可能是输出标准。根据输出标准，可以调整"松动"元素输入参数（左栏中的"施力位置"和"施加力"，以及脚注上方的"总量"）动员。本流程图隐含动态关节松动术迭代性质应用

更多，这似乎是动态关节松动术区别于其他手法治疗的一个特征。尽管这仅为Mulligan在其实践过程中临床观察的记录，但它仍为新手手法治疗师提供了有关动态关节松动术在个体中应用的专家意见（从技术创新的角度）。因为似乎没有其他基于科学的辅助运动指南。

除了Mulligan描述的针对特定动态关节松动术的推荐施力方向外，手法治疗师还可以采用一些其他基本准则来选择首次应用时要使用的松动技术，如凹凸规则[10]或只是与损伤机制的方向相反。

在进行关节滑动时，手法治疗师还应有"治疗平面"的意识，治疗平面是指从关节凸面到关节凹面垂直线所处的平面[11]（图2.4）。动态关节松动术均只有平行或垂直于治疗平面操作才有效。

施力方向有两个重要方面：整体和精细。例如，想象手法治疗师对胫股关节进行了侧滑，以

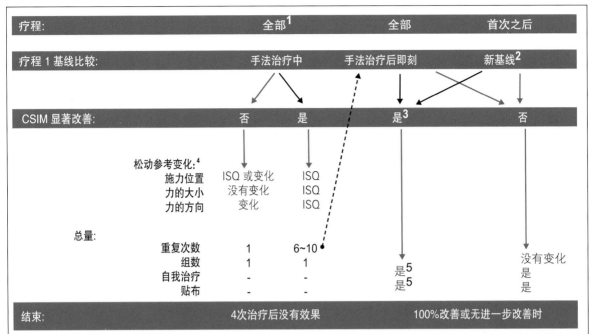

疗程:	全部[1]		全部	首次之后
疗程 1 基线比较:	手法治疗中		手法治疗后即刻	新基线[2]
CSIM 显著改善:	否	是	是[3]	否

松动参考变化:[4]				
施力位置	ISQ 或变化	ISQ		
力的大小	没有变化	ISQ		
力的方向	变化	ISQ		

总量:				
重复次数	1	6~10		没有变化
组数	1	1	是[5]	是
自我治疗	-	-	是[5]	是
贴布	-	-		

结束:	4次治疗后没有效果		100%改善或无进一步改善时	

1. 每次在完成一组动态关节松动术后，请在关节松动情况下进行全范围关节活动，逐渐放松，直到最大关节活动度时无痛。不能做到这一点通常会导致患者在动态关节松动术后首次移动时疼痛加重
2. 如果患者仅应用一种动态关节松动技术（通常在多个疗程中使用）不能达到100%的恢复（在条件允许的范围内），则需要考虑使用新的动态关节松动术或者改变施力位置
3. 第一次治疗应谨慎，因为据报道，如果剂量太大，可能会发生反弹（在随后的24~48小时会变差）
4. 在所有以关节活动度为最终目标的动态关节松动术中，都会加压施力。对于疼痛引起的活动受限病例，可以给予被动加压；对于僵硬或无力导致的活动受限，可以是肌肉的最大程度收缩
5. 首次治疗后并非总是如此，而是取决于动态松动术的成功程度、患者对自我治疗的学习程序以及是否可以使用贴布。首次治疗后，如果患者好得多（某些情况下会好转），则可能不需要自我治疗和使用贴布

图2.3　将提议的策略模型纳入动态关节松动术应用研究进展的临床推理过程并应用于一个或多个场景
注：对于治疗过程中的应用决策，临床推理很大程度依赖于应用动态关节松动术治疗时和治疗后的即刻反应，然而在随后的治疗中，动态关节松动术应用前的 CSIM 结果应与第一次 CSIM 基准线进行对比。CSIM 结果以及患者损伤确切变化的性质特点是否得到了显著的改善将决定是否对动态关节松动术操作技巧进行调整。例如，力的位置、水平和方向等参数在动态关节松动术操作过程中的调整和改变，而治疗的总量通常与治疗后的损伤的改善和效果的维持有关。作为常规的指南来说，一次成功的动态关节松动术操作通常包括 1~3 组每组 10 次的应用，但每个人确切的量只能通过患者特定损伤评估后的反应来确定

改善疼痛受限的下蹲（仅能完成1/3下蹲）。第一次滑动后，患者可以比治疗前有改善，但改善不是特别显著（如由1/3下蹲到半蹲）。为了寻求更好的效果，手法治疗师可以尝试改变滑动方向，如微调向外侧滑动的倾斜度（冠状面后倾10°，图2.4B）。如果这是一个成功的改进，则深蹲会得到显著改善，患者可以完全蹲下。但是，如果在首次向外侧滑动时没有变化，则应考虑改变力的总方向（如向内侧或后侧滑动，或向内侧旋转）；方向上的细微变化无效，情况也将如此。

由于动态关节松动术是一个相对较新的技术，关于施力方向对实现CSIM目标的详细数据文献有限。在一项对25名网球肘患者的研究中，Abbott等[12]发现，与略微外侧前倾或尾侧倾滑动（n=6）相比，单纯外侧滑动（n=9）或略微

外侧后倾（5°）滑动（n=10），19例患者表现出更大的无痛握力。Hsieh等[13]报道了一例79岁女性跌倒后拇指根部疼痛7个月的病例，使用近端指骨旋后滑动可以使第1掌指关节无痛地全范围屈曲，而内侧或外侧滑动则不能改善屈曲（详见第十四章）。

Teys等[14]评估了24例肩部疼痛抬高受限患者的肩关节动态关节松动术的效果，并报道了与肱骨向前滑动相比，肱骨向后滑动产生了显著的改善（～10%），肩关节抬高改善明显。一些证据表明，非动态关节松动术的肩部手法治疗，肱骨头滑动的方向对治疗后的活动度和疼痛减轻有显著影响[15]。

Mulligan长期以来一直认为，在操作动态关节松动术期间施加力的总体方向及其细微变化对治疗成功至关重要。手法治疗师应考虑改变此参数以改善疗效。

施力的大小

CSIM数据的初始变化在一定程度上取决于动态关节松动术期间施加的力。有初步证据

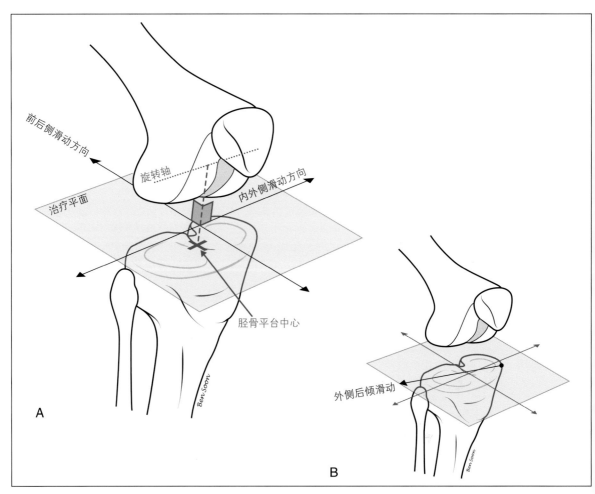

图2.4 治疗平面

A.胫股关节治疗平面。治疗平面为从股骨髁旋转中心（关节凸面）到胫骨平台中心（关节凹面）的垂直线所在的平面。滑动和旋转发生在这个平面被认为是最有效的

B.略微后倾的外侧滑动，圆点表示接触点，箭头表示方向。注意微调方向时接触点和操作的变化。图片来源：Ben Soon

表明，可能存在影响CSIM结果的施力阈值。McLean等[16]评估了4次递增的力量施加对6名网球肘患者无痛握力的影响（图2.5）。他们使用柔性力垫测量手法治疗师在手动施加肘部外侧滑动动态关节松动术期间施加的力。手法治疗师估计了3种力量水平（手法治疗师所能施加最大力的1/3、1/2和2/3），并以随机顺序施力。数据显示，较高水平的两种施力产生的无痛握力（超过30%以上）明显大于较低水平（37 N）施力。

有趣的是，最大力（平均力113 N）和最大力的2/3（75 N）产生的无痛握力几乎没有差异。据我们所知，这是唯一一项评估改变施力的量对动态关节松动术效果影响的研究。即使这是一个很小的初步研究，它也提醒手法治疗师应注意必须确保在操作动态关节松动术时施加足够的力，因此，如果使用动态关节松动术对CSIM结果的影响不大，手法治疗师应考虑他们是否施加了足够的力。这可能见于患者体型较大或非常僵硬的结缔组织，而手法治疗师体型相对较小（手小），或缺乏足量的力量。在这种情况下，使用治疗带可能有助于手法治疗师提供有效的治疗力量（图1.2B，图5.3，图13.4和图17.2）。如果对CSIM结果的影响过大，则应考虑是否仍然需要较小的力才能达到所需效果。尽可能少地用力可以降低治疗带给软组织的副作用。遵循这些原则，谨慎的做法是始终以较小的力量开始动态关节松动术，尤其是在受伤后或疼痛剧烈的情况下。也就是说，应该以达到CSIM预期效果所需的最小力为目标。

力的方向和大小的关系

在应用动态关节松动术时，手法治疗师应该确信，在患者尝试CSIM之前，他们已经通过辅助关节滑动感觉到了关节运动的发生。这是手法治疗师在实施关节松动时所寻求的即时反馈，可

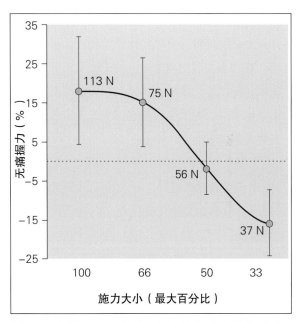

图2.5　高阶Bèzier曲线，展示的是动态关节松动术施力大小与无痛握力百分比之间的关系。改自McLean等[16]

以第一时间确定关节松动很可能是有效的。图2.6是一个概念框架，它可以帮助说明手法治疗师在应用动态关节松动术时如何优化辅助关节运动。

前面我们分别描述了施力方向和大小，这些因素优化动态关节松动术的效果至关重要。然而，所施加的力的大小可能与方向无关。成功的手法治疗师需要了解在动态关节松动术中施力方向和施力大小之间的相互依赖关系。前面我们已经对治疗平面进行了几何描述，实际应用中，治疗平面以最小的力获取最多关节运动的平面。如图2.6所示，随着手法治疗师将越来越多的力应用于治疗平面之外，所需要施加的力也会越来越多。通过McLean等[16]报告的力阈值曲线（图2.5）可以看到，一个滑动方向上的治疗结果与施力的大小有关。

施力位置

动态关节松动术的施力位置与其他手动治疗

的施力位置无不同，因为有一种观点认为，只有在最合适的位置施力时，治疗效果才会最佳。同样，在动态关节松动术的应用中需要良好的关节处理技能以优化效果。例如，在关节线附近使用手法接触点。为了更好地应用动态关节松动术，需要考虑以下因素：

- 找出需要松动的关节。例如，手臂近端疼痛是应该治疗颈部或肩部，还是治疗某块骨，如肩胛骨；而不是关注几块腕骨，以功能性腕关节为目标。

- 决定需要固定的骨及需要活动的骨。

- 滑动的方向，因为其与接触点有关。

- 虽然泡沫垫有时也可用于减少接触点压痛，但是仍应根据接触点的触痛量对接触点稍做调整。

- 接触点的大小。

因为针对肌肉骨骼治疗的方法很多，所以手法治疗师在首次进行动态关节松动术治疗之前要对患者进行检查，找出适合的治疗方法。

然后以临床复查和推理为基础（见参考文献17和第八至第十九章）。作为骨科的一般规则，检查时应考虑患者问题关节的上下关节，并将它们列为可能的治疗位置。在手法治疗中，通常也会将脊柱视为周围症状的可能起源。例如，在应用动态关节松动术处理网球肘患者时，手法治疗师不仅需要考虑肘关节，还要考虑颈部也可能是引起疼痛的部位，并且可能需要使用动态关节松动术才能完全解决患者的问题。如果选择了关节和其松动的方向，根据CSIM的结果进行第一次和后续动态关节松动术治疗（图2.3）。如果CSIM结果没有实质性改善，则可能需要对位置进行进一步改进，以便继续执行动态关节松动术或进一步优化。接触点的位置也可能需要根据移动方向的变化而改变（图2.4B），变化的程度

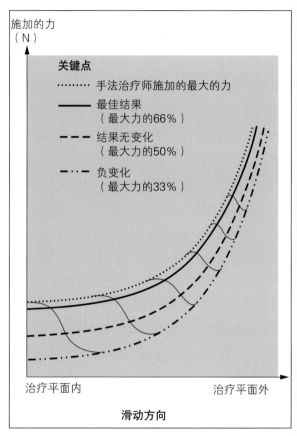

图2.6 显示手法治疗师施力的4条曲线（单位：N）与动态辅助滑动方向（从治疗平面内到治疗平面外）之间的假设关系。距离治疗平面越远，所需要施加的力越大，因此治疗时应尝试调整滑动方向，以找到所需力最小的方向。此外，对于任何给定的动态关节松动术，力与结果关系（图2.5）也有特征性的变化，因此图中6个力高阶Bèzier曲线表明对于任何给定的治疗，手法治疗师都应该意识到，施加的力不同，治疗结果也不同（从负结果到最佳结果）。也就是说，找对辅助滑动方向，可使手法治疗效果最佳，也不会使关节过载或无效移动

取决于移动方向变化的大小。

上述大部分都是基于临床推理和生物学上看似合理的间接理论基础。尽管如此，仍有一些循证依据支持了这样一种观点，即手法治疗的定位对治疗效果很重要。其中一篇报道研究了外侧滑动动态关节松动术网球肘[18]的影响，与第十三

章的报道相似。24例进行了外侧滑动动态关节松动术的患者与对照组比较，对照组包括对肘部施加一个与动态关节松动术相似的力，但在内侧和外侧尺骨、桡骨和肱骨上都有接触点，这与外侧滑动动态关节松动术的特定接触点不同（即尺骨内侧、肱骨外侧）。外侧滑动动态关节松动术产生的效果是对照组的5倍。

对于脊柱动态关节松动术（动态小平面关节松动术），如果不是必要的，定位须准确或至少是在最合适的脊柱节段施力通常被认为是重要的。关于动态关节松动术的这一方面，我们尚无直接研究，但有几项研究已经探讨了后-前松动技术[19-21]。Chiradejnant等[19]对两名手法治疗师的140例腰背痛患者的上、下腰椎采用辅助滑动运动（中央和单侧后-前滑动，横向滑动）的特异性进行了评估。这些研究者报告，关于患者预后，手法治疗师选择的脊柱水平并不比随机选择的好，他们确实发现，在腰椎下段（L4~L5）应用动态关节松动术可以获得较大的镇痛效果。这似乎支持这样一种观点，即通过患者问诊而不是通过检查获得的疼痛区域及其性质/特征，在选择应用动态关节松动术的脊柱区域中起着重要作用。在临床上应用该方法时，问诊之后可以确定出最可能针对的脊柱区域（即将可能性范围缩小到2个或3个节段），这样看来是合理的。可采用图2.3中概述的迭代方法确定应用最有效的位置（施力位置是可以操纵的变量之一）。也就是说，动态关节松动术本身可以用于分段定位、精细调整，以达到最有效的施力方式。

MWM的治疗次数

患者所需要接受的动态关节松动术的量称为治疗量。治疗量包括手法治疗师给予的量和患者自我治疗的量。总量的计算很简单，等于治疗组数乘一组的治疗次数。虽然应用贴布也应该包含

在治疗量内，但是其较难量化，而且大多数情况下，每次仅应用一两天。

与施力水平和方向对动态关节松动术初始效果的研究相比，目前还没有关于治疗总量对动态关节松动术初始效果的研究[22]。为了更好地理解动态关节松动术治疗量与初始效果之间的关系，我们在第三章对所有相关论文进行了分析[4, 14, 18, 23-28]：①初始效果研究；②计算百分比变化的足够数据；③足够的信息，以便确定动态关节松动术治疗量。该分析得出的数据如图2.7所示。图2.7中的网球肘[18, 25-27, 29]、踝关节[4, 23, 24, 28]和肩关节[14]的研究数据显示，动态关节松动术（$R^2=0.063$）的治疗量（包括力和关节活动度数据）与初始效果无相关性［影响点估计值在图中表示为与基线相比的变化（%）］。当我们只检查网球肘的力量数据（$R^2=0.12$）时，观察到了最高的关联度，但这仍然很小。因此我们认为，动态关节松动术治疗量与初始效果无关。

根据我们的临床经验和对上述数据的整理，我们假设，动态关节松动术的治疗量更多地取决于效果的可持续性（即两个或多个疗程），而不是初始效果。而初始效果与施力的大小、方向和位置有关。也就是说，要从远期效果来看待动态关节松动术的治疗量，而不是单次最大效果（图2.3）。

我们建议手法治疗师从应用前后CSIM的变化考虑治疗量（组数和次数）（图2.3）。例如，图2.1所示病例，治疗前的抓握力为50 N（健侧为200 N），在应用外侧滑动动态关节松动术后，患侧抓握力有了明显的改善（提高到150 N），我们认为这可以表明手法治疗师在该阶段给予了患者足够的动态关节松动术治疗量（图2.3）。然而，在接受一组6~10次的CSIM后数据有了明显改善，但继续应用动态关节松动

术并不能维持效果。例如，假设在应用动态关节松动术之后抓握力是75 N。在这种情况下，多操作几次动态关节松动术似乎是合理的，也就是说，人们可能会认为再重复2~3组操作可以维持效果。最新的评论显示，尚未对最合适的动态关节松动术治疗量进行系统评估，但是，86%发表在病例研究和临床试验上的文章大致遵循了Mulligan最初提出的3组，每组10次的建议，而其他人推荐4组[22]。在评估治疗量时，还应考虑自我治疗及应用贴布的情况。

患者在首次接受治疗后24~48小时出现反弹并不罕见，所以增加治疗量要注意，尤其是对于那些病情严重或易激惹的患者，也包括那些在第一次治疗有显著改善的患者。这是一个经常出现的警告信息[1]。在图2.8[8]中的B2-1测量周期处可以看到，视觉模拟评分法提示在应用动态关节松动术治疗后48小时内出现反弹。如果这是第二次治疗（B2）后的常见情况，患者会对继续治疗不满意，且需要相当多的保证才能接受继续治疗。对于图2.8的病例，幸运的是患者确实回

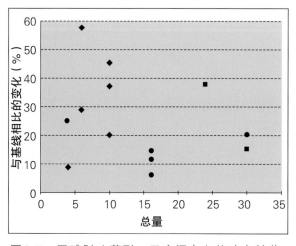

图2.7 网球肘（菱形；无痛握力）的动态关节松动术总量（X轴；全部重复次数）的初始效果（Y轴）[18, 25-27, 29]，踝关节（圆点；踝活动度）[4, 23, 24, 28]和肩关节紊乱（正方形；肩关节活动度）[14]，强调应用的动态关节松动术治疗量与即时效果之间缺乏联系

来表达了这样一种情感（她本来可以不回来继续治疗）。因为如果此时退出治疗可能会适得其反，从图2.8可以看出，患者随后对动态关节松动术表现出良好的反应，这一病例支持了在第一次治疗中保持谨慎和不要过于雄心勃勃的重要性。谨慎的做法是，手法治疗师应告知患者病情可能恶化，并向患者保证，如果出现这种情况，也只是暂时的。虽然在第一次治疗后考虑复发的可能性很重要，但更重要的是确保患者在后续治疗中获得足够量的动态关节松动术，在大多数情况下，需要6~10次，甚至更多的重复操作。

不仅治疗后CSIM数据的变化可以作为确定动态关节松动术治疗量的指导，而且将CSIM基线与随后各疗程的CSIM数据进行比较也可以用来监测动态关节松动术治疗效果的持续性，除外自我治疗和使用治疗带的效果。我们认为，当一个疗程的CSIM数据与上一个疗程相比发生显著变化时，动态关节松动术的治疗量是合理的。例如，图2.1（iii）所示，从第一次到第四次的CSIM数据来看，无痛握力有较大的提升（50%~100%）。值得注意的是，在这个病例中，CSIM数据在第二和第三阶段没有明显变化。这种情况下，手法治疗师可以通过增加动态关节松动术自我治疗和肘部使用治疗带（详见第十三章）逐渐增加动态关节松动术治疗量。基本上，如果后续治疗的CSIM数据没有明显性改善，就可以通过增加重复次数来提高动态关节松动术治疗量。但是请记住，这仅适用于在应用动态关节松动术期间和之后立即发生明显改善的患者。另外还要增加自我治疗和治疗带的应用。通常需要4~6个疗程来逐渐增加动态关节松动术的治疗量，当然，这也要因患者而异。如果在治疗期间CSIM数据没有明显改善，表明不应继续进行动态关节松动术治疗。

在比较后续疗程与首次CSIM数据时，动态

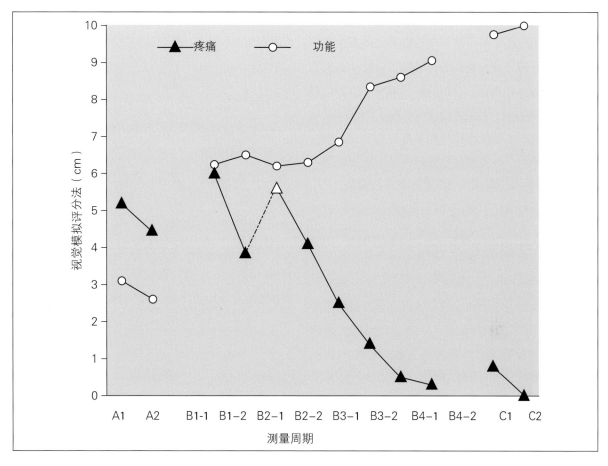

图2.8　动态关节松动术后48小时内的反弹病例（B2–1处的空心三角形和虚线）。使用视觉模拟评分法（VAS）评估单侧网球肘的疼痛（三角形，其中10为最痛，0为无痛）和功能（圆形，其中10为正常功能，0为"手臂需要用吊带悬挂"）。B表示一个2周的时间段，其中4个治疗疗程（紧接着B之后的数字是治疗疗程编号），B阶段的最后一个数字表示MWM前（–1）或MWM后（–2）。A和C分别为不治疗（代表基线）和治疗后阶段。图片来源：Vicenzino & Wright，1995年

关节松动术之外的其他因素也很重要。例如，患者体力或意外事件（如引起疼痛增加的因素），以及患者对自我治疗的坚持和依从性。这些需要根据患者的具体情况进行考虑，可能影响继续治疗的决定，也可能可以通过调整治疗量来改变。

自我治疗的问题

大多数患者（即与医生进行一两次疗程后仍未完全康复的患者，图2.3）需要进行自我治疗，以确保完全解决其病情。如前所述，患者接受的治疗量可能是动态关节松动术效果可长期维持的主要因素，重复动态关节松动术通常需要患者自我治疗，即需要患者的配合。患者需要以多种方式进行配合，最基本的是能够有效地应用动态关节松动术，然后与医生商定治疗量并努力坚持应用。

患者可以按照与本章及上一章提出的手法治疗师使用的方法，评估自我治疗的能力。也就是说，可以通过CSIM量化自我治疗的效果。然而，对于患者来说，达到与医生相同的效果可能是不可行的或不现实的。所以，让患者重复自我

治疗对于有效改善CSIM数据的意义不大。

应用贴布（与松动方向相似）是动态关节松动术治疗的另外一种方法，有助于延长动态关节松动术的治疗效果。贴布的使用情况与患者对黏合剂的耐受性、有无过敏反应、技术的熟练程度有关，最好由手法治疗师而不是患者完成。与自我治疗类似，如果把贴布治疗作为治疗计划的一部分，贴布应该对CSIM数据有明显的影响。

遵守和坚持手法治疗师设定的自我治疗对确保动态关节松动术的成功至关重要。这并不是动态关节松动术所独有的，但是动态关节松动术有一些独特的特性可以快速促进患者的依从性和坚持性。动态关节松动术的反馈机制是其独特的特点之一（即CSIM的结果），通过该机制，患者和手法治疗师可以判断患者在执行特定的自我治疗时的依从性。就CSIM而言，对执行动态关节松动术的即时反馈和治疗效果的明显性都是患者"持续治疗"的强大动力，对于培养遵守自我治疗的积极态度至关重要。通过构建临床治疗方案，可以鼓励患者明确意识到自我治疗的重要性，从而遵守自我治疗方案。例如，在对患者进行自我治疗的随访中，手法治疗师应首先测验患者进行自我治疗的能力。通常情况下，涉及患者自我治疗CSIM数据。手法治疗师可以从中获得两个关键信息：一是与上一个疗程的数据进行比较，二是患者有效重复上一疗程中学到的自我治疗的能力，这些信息将是接下来进行的治疗疗程的基础。

与其他治疗结合

与许多其他物理治疗一样，一旦患者的活动能力得到改善——可能是由于疼痛减轻，活动度增加、力量增强或两者皆增加所致，通常加入其他治疗会更有利，大多是锻炼的形式（如增强力量、耐力、功能等）。可采用与应用动态关节松动术相同的方式进行其他形式的治疗，通过反复的评估/再评估和干预方法来指导治疗。

总结

本章呈现给读者的是与动态关节松动术疗效有关的操作因素，并就如何改变这些因素从而优化治疗效果给出了建议。我们认为如果手法治疗师运用临床推理技能并应用本章所述的基本规则，他们通常可以确定应在何时、以多大治疗量及何种方法应用动态关节松动术。这当中有一些有循证证据，尽管证据较弱。下一章我们将对有关动态关节松动术临床疗效的文献进行全面介绍。

关键点

- 患者个性化损伤评估（CSIM）是动态关节松动术的关键和核心特征。
- CSIM（活动度、疼痛发作或疼痛程度、肌肉力量等）的准确量化和规范是确定最有效的动态关节松动术的基础。
- 对于疼痛限制功能（如活动度、肌肉或肌群的收缩）的患者，CSIM最终评估的是疼痛的开始点（疼痛阈值），这对动态关节松动术的成功至关重要。也就是说，CSIM评估的是关节的活动度或到疼痛发作时的肌肉输出力量的大小，而不是评定量表上的疼痛。
- 可以通过改变力的大小、位置、方向提升CSIM的结果，选择最有效的动态关节松动术反复应用。
- 应用动态关节松动术的量，包括手法治疗师的操作和患者的自我治疗，通常需要进行修改（通常增加），目的：①在治疗期间维持成功的动态关节松动术的效果；②使每一次治疗都获得明显改善。
- 目前很难提供成功的动态关节松动术治疗量的循证数据，一般认为，临床上需要多组每组10次的动态关节松动术才能获得持久的效果。

• 如果一次应用动态关节松动术不成功，总共尝试的次数不应超过4次。这种情况的动态关节松动术的应用失败为缺乏实质性CSIM数据改善。只有在动态关节松动术没有使情况恶化时才可以这样尝试，如果确定因动态关节松动术而使情况恶化，则应立即停止治疗。

参考文献

[1] Mulligan B.Manual Therapy：'NAGS'，'SNAGS'，'MWMS' etc. (5th edn). Wellington: Plane View Services 1999.

[2] Maitland G，Hengeveld E，Banks K，English K. Maitland's Vertebral Manipulation (7th edn). Sydney: Butterworths-Heinemann 2007.

[3] Hall T，Beherlein C，Hansson U，Teck Lim H，Odermark M，Sainsbury D. Mulligan Traction SLR: A pilot study to investigate effects on range of motion in patients with low back pain. Journal of Manual and Manipulative Therapy.2006 Jul 22;14(2):95–100.

[4] Vicenzino B，Martin D，Prangley I.The initial effect of two Mulligan mobilisation with movement treatment techniques on ankle dorsiflexion.In: Goodman C (ed.) 2001: A Sports Medicine Odyssey: Challenges，Contro versies & Change，Australian Conference of Science and Medicine in Sport，2001；Perth: Australia；Sports Medicine Australia，2001.Online.Available: http://fulltext.ausport.gov.au/fulltext/2001/acsms/default. asp (accessed 21 April 2010).

[5] Crossley K，Cowan SM，Bennell KL，McConnell J. Patellar taping: is clinical success supported by scientific evidence? Manual Therapy. 2000;5(3):142–150.

[6] Hahne AJ，Keating JL，Wilson SC.Do within-session changes in pain intensity and range of motion predict between-session changes in patients with low back pain? Australian Journal of Physiotherapy. 2004 Jan 1;50(1):17–23.

[7] Tuttle N.Do changes within a manual therapy treatment session predict between-session changes for patients? Australian Journal of Physiotherapy. 2005 Jan 1.

[8] Vicenzino B，Wright A. Effects of a novel manipulative physiotherapy technique on tennis elbow: a single case study. Manual Therapy. 1995;1(1):30–35.

[9] Vicenzino B，Smith D，Cleland J，Bisset L. Development of a clinical prediction rule to identify initial responders to mobilisation with movement and exercise for lateral epicondylalgia.Manual Therapy. 2008 Sep 30;10.1016/j.math.2008.08.004.

[10] Kaltenborn F.Manual Mobilisation of the Extremity Joints.Basic Examination and Treatment Techniques. Norway: Olaf Norlis Bokhandel 1989.

[11] Prentice W.Joint Mobilization and Traction Techniques in Rehabilitation.In:Prentice W，Voight M，(eds.)*Techniques in musculoskeletal rehabilitation*. New York: McCraw-Hill 2001:235–258.

[12] Abbott JH，Patla CE，Jensen RH.The initial effects of an elbow mobilization with movement technique on grip strength in subjects with lateral epicondylalgia. Manual Therapy. 2001;6(3):163–169.

[13] Hsieh CY，Vicenzino B，Yang CH，Hu MH，Yang C.Mulligan's mobilization with movement for the thumb:a single case report using magnetic resonance imaging to evaluate the positional fault hypothesis. Manual Therapy. 2002 Feb;7(1):44–49.

[14] Teys P，Bisset L，Vicenzino B. The initial effects of a Mulligan's mobilization with movement technique on range of movement and pressure pain threshold in pain-limited shoulders. Manual therapy. 2008 Oct 25.

[15] Johnson AJ，Godges JJ，Zimmerman G，Ounanian LL.Th effect of anterior versus posterior glide joint mobilization on external rotation range of motion in patients with shoulder adhesive capsulitis. The Journal of Orthopaedic and Sports Physical Therapy. 2007 Mar 1;37(3):88–99.

[16] McLean S，Naish R，Reed L，Urry S，Vicenzino B. A pilot study of the manual force levels required to produce manipulation induced hypoalgesia. Clinical Biomechanics.2002 May;17(4):304–308.

[17] Jones M，Rivett D，(eds.) Clinical Reasoning for Manual Therapists (2nd edn). Edinburgh，New York: Butterworth-Heinemann 2004.

[18] Vicenzino B，Paungmali A，Buratowski S，Wright A. Specific manipulative therapy treatment for chronic

第三章　动态关节松动术疗效的系统评价

Leanne Bisset，Wayne Hing，Bill Vicenzino

概述

许多研究报道[1-6]，动态关节松动术具有痛觉减退、增加关节活动度、增强肌肉功能的作用；更特别的是，动态关节松动术可以治疗特定病理变化或创伤后损伤。关于肩、肘和踝关节应用动态关节松动术的研究表明，动态关节松动术能立即减轻疼痛和增加关节活动度，但这些主要研究的是上肢关节[1,6,7]。尽管有很多研究报道动态关节松动术的临床疗效，但我们没有发现任何总结该技术临床疗效证据的系统评价。

为了让手法治疗师就特定病症的治疗是否真实有效做出有依据的判断，必须评估和总结所有可用的证据。文献中提供的证据质量多种多样，因此了解一项特别研究或综述的证据等级非常重要[8]。随机对照试验（RCT），如荟萃分析（Meta-analysis）或系统评价，代表较高水平的证据，但并不是说较低等级的证据不重要，如观察性研究或病例报告，包括系统评价中发布的不充足的随机对照研究[9-11]。例如，在进行随机对照试验之前，常常通过病例报告和病例研究来描述新出现的物理治疗。为了让手法治疗师确信某种特殊的治疗技术如动态关节松动术在患者治疗中是有效的，则需要最高等级的证据。同样，如果特定治疗技术只有少量观察性研究，则不应将其视为有治疗效果。可以使用牛津循证医学中心证据等级对特定研究或评价提供的证据水平进行评级（表3.1[12]）。

本章的目的是为动态关节松动术疗效寻找证据，通过动态关节松动术对肌肉骨骼临床相关影

表 3.1　证据等级[12]

等级	治疗 / 预防，病因 / 危害
1a	多个随机对照试验的系统评价（同质性*）
1b	单个随机对照试验（可信区间窄）
1c	全或无的病例系列报告§
2a	队列研究的系统评价（同质性*）
2b	单个队列研究（包括较差质量的随机对照研究；如随访率＜80%）
2c	实效研究或生态学研究
3a	病例对照研究的系统评价（同质性*）
3b	单个病例对照研究
4	病例系列研究（较差质量的队列和病例对照研究§§）
5	经明确讨论或基于生理学、实验室研究或"第一原则"的专家意见

*：同质性=系统评价，每个研究之间的结果方向和程度上没有令人担忧的异质性。显示令人担忧的异质性的研究应在其指定等级的末尾标记"－"

§：所有未治疗的患者死亡，治疗患者部分存活；或未治疗的患者部分死亡，治疗患者全部存活

§§：较差质量的队列研究=不能清晰明确对照组和/或在研究中不能客观评估暴露情况（优选盲法），和/或不能确定或适当控制已知的混杂因素，和/或不能对患者进行足够长时间的完整随访。较差质量的病例对照研究=不能清晰明确对照组和/或在两组病例对照研究中以客观方式评估暴露情况和结果（优选盲法），和/或未能确定或适当控制已知混杂因素

响文献的系统评价来实现这一目标。重点是定义和提供有关证据等级、质量信息，以及动态关节松动术在文献中的反映。本章不涉及动态关节松动术的潜在作用机制，也不涉及第四至第七章讨论的动态关节松动术的作用，只讨论动态关节松动术的临床疗效。

方法

搜索技巧

一位评价者使用推荐的循证医学数据库（Cochrane Library）搜索方法搜索以下全部数据：医学文献资料库（MEDLINE），护理及相关文献累积索引（CINAHL），科学引文索引（Web of Science），运动与康复期刊全文数据库（SPORT discus），以及物理治疗证据数据库（PEDro），截止日期到2009年10月21日，没有语言种类限制[13]。Cochrane对照研究记录在动态关节松动术上搜索随机对照试验，并且还筛选了检索到的文章和系统评价的参考文献。精确的关键术语包括"动态关节松动术""手法治疗"和"松动""Mulligan""Mulligan松动"。此外，通过与该领域专家的沟通进行交叉参考。

选择

对于本章的系统评价我们纳入符合下列条件的所有研究：通过临床诊断和/或其他检查（如影像放射检查）确认患有肌肉骨骼疾病的患者，并且接受使用动态关节松动术治疗；还包含除动态关节松动术之外的其他治疗的研究，因为多模式治疗是当代物理治疗的标准方法。动态关节松动术被定义为关节的主动或被动运动，或肌肉主动收缩期间持续应用的被动关节松动术。根据定义，研究还需要使用一项临床相关的评估结果，如疼痛、握力或活动度，也包括没有数据的研究。非随机对照试验也包括在内，因为针对动态

关节松动术的随机对照试验非常少。

通过搜索确定的论文摘要由一位审稿员（LB）筛选。如果有存疑的情况，那么全篇文章交给三位评审员（LB，NC，BV）检索和审核。然后检索所有已识别文章的完整版本。

质量评估

本章评价的所有论文都根据牛津循证医学中心证据等级进行归类[12]。由于还包含了非随机对照试验，因此使用质量指数[14]评估研究的质量。质量指数检查表不仅可以评估随机对照试验方法学质量，还可以评估非随机试验（附表3.1）。质量指数检查表可提供每篇论文的概况，提醒评审员注意特定方法学的优点和缺点。一般，质量指数具有较高的内部一致性［库德-理查森信度（Kuder-Richardson 20）：0.89］，重复测试（r：0.88）和评估者间（r：0.75）可靠性[14]。质量指数包括报告（10个问题）、外部效度（3个问题）、内部效度——偏倚（7个问题）、内部效度——干扰（选择偏倚）（6个问题）和效能（1个问题），共有27个问题。两位经验丰富的评审员（LB和NC）独立进行所有论文的评估，且相互设盲。同样也对作者、机构及期刊的名称设盲，在评级之前删除标识特征[15]。评审员均对27个问题进行重新评估，未达成一致意见的提交给第三位评审员（BV，该评审员独立于初步审议），直到达成共识。

每个问题都附有严格的描述性语言，并有"是""否"和"无法确定"三个答案，以最大程度减少歧义。然后给每个问题评分：是=1分，否=0分，无法确定=0分；除了问题5，其问题最高得分为2分（附表3.1）。每个研究的总分是通过将27个问题的得分相加得出的（最高分28分）。质量指数检查表的最后一个问题是"效能"，由于其复杂性，进行了修改[16]。虽然本

章的回顾评价涵盖了所有研究，但为了确保足够的方法学质量和结果的可靠性，进一步的荟萃分析的数据仅限于50%或更高（>14/28）的研究。之前已经表明，在荟萃分析中纳入较差质量的研究可能改变效益评估，最终可能改变干预的结果[17]。

评估者间信度

通过报告报告总体一致性和每一问题一致性的百分比和Kappa统计值来评估评估者间的信度[18]。

数据管理和统计分析

从所有论文中提取关键数据，如研究对象特征、实施的治疗、结果评估和结论。提取摘要数据，如果研究具有临床同质性，则可以使用RevMan 5.0[19]进行荟萃分析，然后为每个对比研究提供一个总体效果评估。如果该研究至少分为两组，那么根据两组间95%可信区间（CI）的标准化均差（SMD；95%CI）和相对危险度（RR；95%CI）计算出随机效应模型。标准化均差与干预效果有关，标准化均差大于0.8为有较好的临床效果，0.5为效果中等，0.2则为效果较弱[20，21]。为评估相对危险度的临床意义，我们按照Smidt等[22]的方法将安慰剂组/对照组设为0.7，干预组设为1.5。在可能的情况下，使用平均变化数值和变化数值的标准差（standard deviation，SD）来计算标准化均差。如果不可行，且提供的基线分数没有显著差异，则从干预后平均值和标准差分数来计算标准化均差和95%可信区间。所有数据的输入和转换都由评审员（LB）进行，然后由另一位评审员（BV）检查。包含0的可信区间代表无效应。

如果缺乏有效数据或研究临床，或统计学异质性过大，则不进行荟萃分析，仅进行研究质量分析。使用牛津循证医学中心证据等级[12]（表

3.1）来进行动态关节松动术有效性的各种证据水平的评级。

如果研究不包含对照组，则计算单个研究组的效应值的大小（干预后平均−干预前平均值/平均并标准差）。

结果

图3.1显示的是本次系统评价的确定、完善和最终选取的论文研究的过程。使用质量指数共评估了38篇论文。

评估者间信度

在总共1026个针对表3.2的回答中，评分者之间存在初始分歧的有57个（5.6%），Kappa统计值为0.894。每个标准的评估者间一致性的中位数（从下到上四分位数）为0.903（0.729~0.9695）（表3.2）。在两位评审员（LB和NC）召开会议沟通后，仍有7项（<1%）标准无法解决，由第三位评审员（BV）做出最终决定。

方法学质量

使用共有27个问题、总分为28分（第5个问题最多可得2分）的Downs-Black质量指数[14]评定研究质量，得分为2~24分。

根据评审员的评分，有17项研究得分高于50%的先验（a priori）最低质量评分（即总分28分，得分14分），以便在可能的情况下进行进一步的荟萃分析。评分低于50%的研究中最常见的问题是缺乏对照组，缺乏随机化和盲法。所有较差的质量研究都是单个病例研究，除了以下五项研究：Manchanda和Grover[23]和Naik等[24]进行的是随机对照试验，Kochar和Dogra[25]进行的是半随机试验，Abbott[7]和Merlin等[26]使用的是单组前后测试设计。

如表3.3所示，参与者自我对照的交叉随机

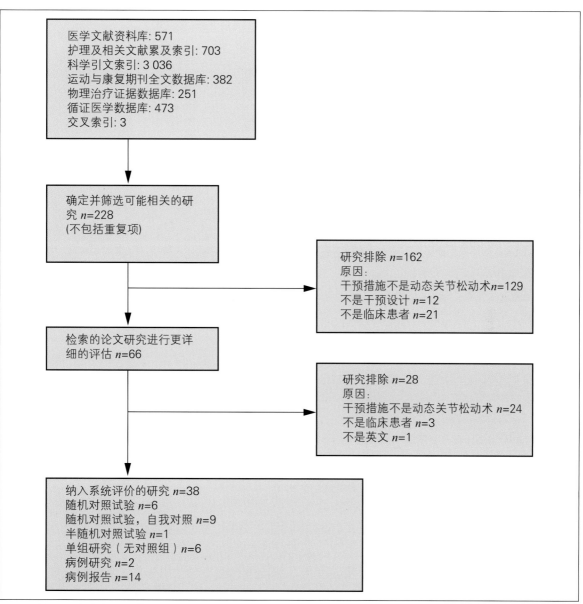

图3.1　使用灵敏搜索方法获得的每个数据库的点击数及应用排除过滤器后的剩余数量

对照试验获得了方法学质量的最高平均得分（平均得分=19.9/28），紧随其后的是完全随机对照组，然后是单组前后测试设计。除Creighton等[27]外，半随机试验[25]像单个病例研究和病例报告的质量评分低于14分（总分28分）。尽管Creighton等[27]的研究使用了非实验性研究设计，也没有特别将干预措施标记为动态关节松动术，但它的评分为50%（得14分）并且符合应用运动中关节滑动的纳入标准，因此被纳入本次评审。

报告的子类别是唯一一个平均超过50%的报告类别，所有研究在外部有效性子量表的报告中均存在显著弱点（表3.3）。大多数研究还报告了内部效能（干扰）子量表很差，研究的平均得分为1.9（SD=1.6），总分为6分。

图3.2说明了动态关节松动术方法学质量和预估效果之间的关系。很明显，质量较低的研究报告的效果比质量较高的研究更大。重要的是，

表 3.2 评估标准和评估者间信度，符合或不符合评估标准的研究数量			
标准	论文数量		评估者间信度
	是	否 *	（Kappa 统计值）
1. 研究的假设 / 目的 / 目标是否明确描述	31	7	0.891
2. 在"概述"或"方法"部分是否清楚地描述了主要结果	27	11	1.000
3. 是否清楚地描述了受试者的特征	28	10	0.914
4. 是否清楚地描述了有利的干预措施	33	5	0.247
5. 是否清楚地描述了每组受试者干扰因素的主要分布	31†	7	0.903
6. 是否明确描述了研究的主要发现	29	9	0.716
7. 是否提供了主要结果数据的随机变异性估计	21	17	0.812
8. 是否报告了可能是干预结果的所有重要不良事件	9	29	0.569
9. 是否描述了未随访患者的特点	26	12	0.742
10. 是否报告了主要结果的实际概率值（如 0.035 而不是 < 0.05），概率值 < 0.001 的除外	18	20	0.818
11. 受试者是否被要求代表被招募的整个人群参加研究	0	38	1.000
12. 参加研究的受试者是否可以代表被招募的整个人群	0	38	1.000
13. 给受试治疗的工作人员、受试者接受治疗的地点和设施是否代表大多数患者的情况	9	29	0.582
14. 是否使用盲法对受试者实施干预	3	35	0.529
15. 是否使用盲法评估干预结果	13	25	0.937
16. 如果试验结果是基于"数据"的，报告中是否详细描述了过程	22	16	0.807
17. 在试验和队列研究中，是否根据不同患者的不同随访时间长度进行调整分析；在病例对照研究中，对于病例组和对照组，从干预到结果出现的时间长度是否相同	20	18	0.939
18. 评估主要结果的统计测试是否合适	23	15	1.000
19. 干预措施是否可靠	9	29	0.779
20. 主要观察指标是否准确（有效、可靠）	22	16	1.000
21. 不同干预组（试验和队列研究）的患者或病例和对照组（病例对照研究）是从同一群人中招募的吗	16	22	0.937
22. 同一时期招募的研究对象是在不同的干预组（试验和队列研究）还是在病例对照组（病例对照研究）	5	33	0.716
23. 研究对象是否随机分配为干预组	16	22	1.000
24. 直到招募完成且无法更改时，是否对患者和医务人员采用了盲法	8	30	0.904
25. 分析已经得出的结论时，是否对干扰因素进行了充分的调整	2	36	0.637
26. 是否考虑了未随访患者	25	13	0.914
27. 研究是否有足够的能力检测临床上的重要影响，其中由于偶然性导致的差异的概率 < 5%	8	30	1.000

* 包括评估者无法确定"是"或"否"的回答

† 包括仅部分满足该问题（即该问题评分为 1 分或 2 分）

表3.3 试验设计、得分及方法学数据变化								
试验设计 n=38	作者	报告（11分）	外部效度（3分）	偏倚（7分）	混杂因素（6分）	效力（1分）	总计（28分）	平均质量得分（SD）
随机对照试验（6）	Bisset[28]	9	0	6	6	1	22	16.7（5.6）
	Reid[50]	10	0	6	4	1	21	
	Hall[29]	10	0	6	3	1	20	
	Kachingwe[38]	10	0	4	3	0	17	
	Manchanda & Grover[23]	7	1	3	0	0	13	
	Naik7[24]	4	1	0	0	0	5	
自我随机对照试验（9）	Konstantinou[48]	10	1	7	5	1	24	19.9（2.0）
	Paungmali[4]	11	0	6	4	1	22	
	Paungmali[31]	10	0	7	3	0	20	
	Vicenzino[30]	11	0	5	4	0	20	
	Vicenzino[5]	11	0	6	3	0	20	
	Reid[41]	9	0	6	3	1	19	
	Collins[1]	10	0	5	3	0	18	
	Teys[6]	10	0	5	3	0	18	
	Yang[37]	7	0	5	5	0	18	
半随机对照试验（1）	Kochar & Dogra[25]	7	1	2	1	0	11	11
单组前后测设计（6）	Paungmali[4]	11	0	5	2	1	19	12.5（5.5）
	Hall[46]	9	0	5	2	0	16	
	Abbott 2001a[7]	9	0	4	1	0	14	
	Abbott 2001b[32]	9	0	3	1	0	13	
	McLean[33]	5	0	4	1	0	10	
	Merlin[26]	1	0	2	0	0	3	
病例研究（2）	Vicenzino & Wright[35]	6	0	3	1	0	10	9.5（0.7）
	O' Brien & Vicenzino[43]	5	0	3	1	0	9	
病例报告（14）	Creighton[54]	9	0	3	2	0	14	6.0（3.5）
	DeSantis & Hasson[2]	8	1	1	1	0	11	
	Backstrom[51]	7	0	0	1	0	8	
	Hsieh[53]	6	1	0	1	0	8	
	Stephens[36]	6	0	0	1	0	7	
	Richardson[49]	6	1	0	0	0	7	
	Penso[44]	5	1	0	0	0	6	
	Horton[47]	4	0	0	1	0	5	
	Exelby[45]	4	0	0	0	0	4	
	Gebhardt[39]	3	0	0	1	0	4	
	Folk[52]	3	0	0	0	0	3	
	Hetherington[42]	1	1	0	0	0	3	
	Mulligan[40]	2	0	0	0	0	2	
	Carpenter[55]	2	0	0	0	0	2	
平均值（SD）		7.1（3.0）	0.2（0.4）	2.9（2.5）	1.9（1.6）	0.2（0.4）	12.1（6.7）	
范围		1~11	0~1	0~7	0~6	0~1	2~24	

质量指数评分低于50%的15个（共21个）研究没有报告足够的数据来支撑预估效果的评估。

结果评估

大多数研究使用视觉模拟评分法（VAS）或序数评分系统（ordinal points system）（表3.4）报告疼痛程度。一些研究报告了关节活动度（18个研究，47%），无痛握力（8个研究，21%）。表3.4列出了研究中使用的评估工具。有32个研究至少进行了一项短期（≤6周）结果评估，有2个研究[28, 29]进行了长期随访（≥6个月），有14个研究仅进行了干预后即刻效果的评估，有9个研究没有报告任何结果数据。

研究特点

研究特点见表3.5。研究对许多身体部位进行了评估，其中6个研究评估了肩部疾病（3个非特异性肩痛研究、2个肩关节撞击综合征研究、1个冻结肩研究）应用动态关节松动术的情况，12个研究评估了肱骨外上髁炎应用动态关节松动术的情况，4个研究评估了手腕和手部疾病［（2个狭窄性腱鞘炎研究、1个拇指疼痛研究、1个柯莱斯骨折（Colles fractrue）研究］应用动态关节松动术的情况，7个研究评估了脊柱问题（2个颈源性头痛研究、1个颈源性头晕研究、1个急性胸椎疼痛研究、3个腰痛研究）应用动态关节松动术的情况，1个研究评估了研究髋关节外侧疼痛、1个研究评估了髌股关节疼痛综合征、7个研究评估了踝关节疼痛应用动态关节松动术的情况。总体而言，只有15个研究将动态关节松动术与其他干预进行了比较，其余研究未包括对照组。研究设计包括从随机对照试验到个案报告等检测手段（表3.3和表3.5）。

动态关节松动术治疗肱骨外上髁炎

有12个研究评估了对临床诊断为肱骨外上髁炎的患者肘关节外侧滑动的效果。其中，6个研究满足质量评定量表中50%或更高的标准，可以进行进一步分析。可汇总2个研究的数据[4, 30]，这2个研究的数据显示动态关节松动术对无痛握力（SMD 1.28；95%CI 0.84~1.73；图3.3）和压痛阈值（SMD 0.49；95%CI 0.08~0.90；图3.3）有正面的影响。这种研究的一个局限是它只涉及一次治疗，而没有长期随访。

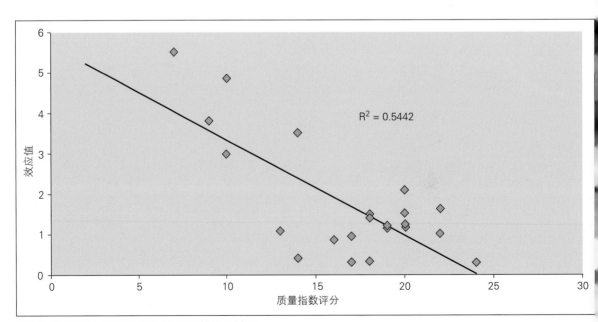

图3.2 无痛握力和运动度与质量指数评分结果

表 3.4　38篇关于动态关节松动术疗效的论文中涉及的评估工具	
评估工具	论文数量
疼痛评分总计:	16
数字分级法（0~10）	5
视觉模拟评分法（0~100 mm）	7
不确定	4
疼痛/症状和功能评分总计:	14
主观改善自我评估	6
功能视觉模拟评分法（0~100 mm）	2
眩晕程度视觉模拟评分法（0~100 mm）	1
评估员严重程度视觉模拟评分法（0~100 mm）	1
肩关节功能问卷:	1
• 肩关节灵活程度量表（FLEX-SF）无痛指数	1
• 肩关节疼痛和功能障碍指数（SPADI）	2
• 上肢、肩关节和手功能障碍量表（DASH）	1
无痛功能问卷（肘关节）	2
网球肘功能性疼痛量表	1
Kaikkonen 踝关节功能问卷	1
生活质量评估量表 36（SF-36）	1
头痛严重程度指数	2
眩晕障碍量表	1
下肢功能评分（LEFS）	1
西安大略和麦克马斯特大学指数（WOMAC）	1
Harris 髋关节功能评分量表	1
拇指运动评分量表和功能评估工具（来源未知）	1
身体功能评估总计:	30
无痛握力	8
最大握力	3
压痛阈值	8
关节活动范围	18
徒手肌力评定（0~5）	2
肌肉长度	2
负重测试	2
距骨后滑	1
交感神经系统指标	1
热痛阈值	3
上肢张力测试 2b	1
站立平衡	2

注: 有几篇论文在每个类别中使用不止一个评估工具

2个随机对照试验[23, 28]与对照组比较了肘关节外侧滑动结合运动的干预措施。Bisset等[28]将受试者分为动态关节松动术组、皮质类固醇注射组、观察组，而Manchanda和Grover[23]将受试者分为腕部组手法干预、超声治疗和运动干预，以及单纯的超声治疗或运动组。2个随机对照试验之间存在若干方法学差异，因此无法进行荟萃分析。Bisset等[28]的研究质量指数得分很高，研究的主要终点是随访6周和52周。作者报告了动态关节松动术和观察组在6周的改善程度上存在显著差异；动态关节松动术组41例患者（65%，共63例患者）报告了治疗有效，观察组16例患者（27%，共60例患者）报告了治疗有效（动态关节松动术组与观察组RR 2.44；95%CI: 1.55~3.85）。动态关节松动术组和皮质类固醇注射组之间没有明显差异，有51例患者（78%，共65例患者）报告皮质类固醇注射成功（动态关节松动术组与注射组RR 0.83；95% CI: 0.66~1.03）。随访52周，与皮质类固醇注射组相比，动态关节松动术组效果更好，但与观

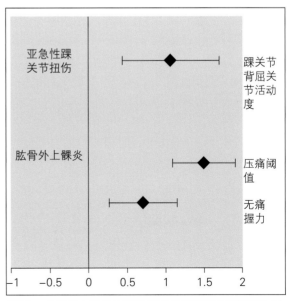

图3.3　肱骨外上髁炎[4,30]和亚急性踝关节内翻扭伤[1,41]患者动态关节松动术干预后的无痛握力、压痛阈值（PPT）、活动度

表3.5 研究特点

作者	研究对象	干预措施	评估工具	结果	备注
Abbott[7]	25名肱骨外上髁炎患者，男性17人，女性8人。平均年龄46岁（29~60岁）	在患者进行引起疼痛的运动（握拳、抓握、腕背伸、第3指伸展）时使用向外滑动的动态关节松动术，施力点位于前臂近端内侧，且固定肱骨近端。频率：1次	无痛握力 最大握力	无痛握力和最大握力仅在患肢干预后显著增加 与最大握力相比，无痛握力对变化的反应更敏感	单组进行首次治疗前、后评估，治疗和评估患侧和健侧上肢的顺序随机。除外任何在初步评估时对动态关节松动术反应不好的人
Abbott[32]	23名肱骨外上髁炎的患者，男性18人，女性5人，未报告年龄。病情持续时间平均16个月（1个月到8年）	在患者进行引起疼痛的运动（握拳、抓握、腕背伸、第3指伸展）时使用向外滑动的动态关节松动术，施力点位于前臂近端内侧，且固定肱骨近端。频率：1次	利用重力式角度仪测量肩关节被动内、外旋角度	干预前，患侧肩部外旋角度与健侧相比，显著减少，内旋角度没有明显差异。干预后，患侧肩内、外旋角度均显著增加，健侧活动度也有所增加	单组进行首次治疗前、后评估，治疗和评估患侧和健侧上肢的顺序随机。除外任何在初步评估时对动态关节松动术反应不好的人
Backstrom[51]	61岁女性，右腕狭窄性腱鞘炎	仅第一次治疗时对头状骨实施了关节松动术，动态关节松动术（第6次治疗时使用），主动关节活动，肌腱滑动，离心和向心肌力，消炎和HEP（关节活动、肌腱滑动、肌力）。动态关节松动术：近端腕骨的桡侧滑动。治疗应用3组，每组10遍（腕关节屈曲、伸展、尺偏和桡偏，拇指桡侧或掌侧外展）。负重技术：患者的重量通过手部承受，在右上肢逐渐承重时，进行相同的桡侧滑动。拇指自我松动（即腕骨的桡侧滑动），同时进行拇指外展（伸展）。自我松动：患者在前臂尺侧滑动（通过大、小多角骨桡侧滑动），同时转移身体重量外展转移至拇指（腕关节屈曲/伸展）	疼痛：视觉模拟评分法 观察关节活动度：关节活动量角器 腕关节屈曲、伸展、尺偏和桡偏，拇指桡侧和掌侧 外展力量：等长力矩，徒手肌力测定 辅助运动试验 触诊 握拳尺偏试验	第一次治疗后疼痛水平迅速下降25%，第三次下降50%，经过12次（2个月）治疗，除右腕0.5 cm肿胀外所有症状消失，日常生活活动没有任何疼痛 在12个月随访时，仍然没有任何手腕/拇指疼痛或功能障碍	单个病例研究

续表

作者	研究对象	干预措施	评估工具	结果	备注
Bisset[28]	198名肱骨外上髁炎患者，男性128人，女性70人。平均年龄48岁（SD=7.8）；平均病程22周（12~42周）	第一组：8次物理治疗 第二组：皮质类固醇注射 第三组：观察组 物理疗法：6周内8次，每次30min。包括动态关节松动术，等长/向心/离心训练和贴扎；在患者进行引起疼痛的动态关节松动术第3指（伸展）时使用向外滑动的动态关节松动术，且固定肱骨远端，施力点位于前臂近端正侧，注射第1次，2周后如有必要，注射第2次 皮质类固醇注射组： 观察组：对患者宣教改变活动方式的建议，鼓励非刺激性活动，需要的话，使用镇痛药、冷疗和支具	分别于3周、6周、12周、26周和52周时进行评估（主要变化发生在6周和52周） 整体改善 无痛握力 评估员的严重程度评级 视觉模拟评分法 无痛功能问卷（肘关节） 成功	皮质类固醇注射在6周时显示出明显较好的效果，但此后复发率高（65例患者中有47例肘部疼痛复发），与物理治疗组相比，长期效果明显较差。物理治疗组在6周时优于观察组，但在52周时没有差异，两者都报告了成功的结果。6周后，物理治疗组优于注射组	随机对照试验、盲法评估员、隐蔽分组、意向性治疗分析
Carpenter[55]	53岁女性，左髋外侧疼痛3个月	在4周内进行3次治疗，先进行了改善髋关节屈曲的前方被动松动，然后给予了髋关节动态关节松动术、治疗性运动	数字分级评分法 下肢功能评分 西安大略和麦克马斯特大学指数 Harris髋关节功能评分量表 疾病改善总体评分	数字分级评分法：1分（总分10分） 下肢功能评分：60分（总分80分） 西安大略和麦克马斯特大学指数：44分（总分96分） Harris髋关节功能评分：88分（总分100分） 疾病改善总体评分：好多了	单个病例研究
Collins[1]	16名亚急性踝关节外侧韧带II度损伤患者，男性8人，女性8人，平均年龄28岁（研究分析了14名患者）平均病程40天（SD=24）	第一组：动态关节松动术组 第二组：安慰治疗组 第三组：对照组 动态关节松动术组：距上关节背屈下承重。患肢在前的姿势下承重。治疗带一端围绕治疗师骨盆，一端围绕患者胫腓骨近端。治疗师向后固定患距骨和前足，另一只手放在患侧距腓前韧带以保持服务力线 安慰治疗组：治疗带一端围绕治疗师骨盆，另一端围绕患侧跟骨，施予最小的力，治疗师不放于患侧距腓前韧带近端 对照组：患者站立5min，治疗师不进行手法治疗	治疗前后负重背屈关节活动度、压痛阈值、温度疼痛阈值	背屈关节活动度：仅在动态关节松动术组中显著增加 压痛阈值和温度疼痛阈值：除安慰剂治疗组疼痛阈值升高外，其他均无明显效果	在患者中，重复评估初始效果的随机自我对照交叉试验

续表

作者	研究对象	干预措施	评估工具	结果	备注
Creighton[54]	6名单侧膝前区疼痛（髌股关节疼痛综合征）患者。年龄 35~74 岁	侧卧位牵伸股直肌，胫骨近端前移，保持 2 min；胫骨近端向前滑动，以开链运动形式来辅助膝关节伸直，治疗 20 min，每 5 min 休息 30 s 报告了 6 例治疗结果	数字分级评分 俯卧位膝关节被动屈曲度（使用量角器测量）	两种技术均显著降低了数字分级评分值：开链运动使疼痛减轻至 0.92（0~1.6；$p = 0.016$）牵伸股直肌减轻疼痛至 0（$p=0.016$）；膝关节活动度也显著增加（$p=0.000$）	系列病例，不清楚是否所有患者都接受了两种干预措施。干预超过 6 个疗程
DeSantis & Hasson[2]	27 岁男性，患有左肩冈上肌肌腱病	每周 3 次物理治疗，持续 30 min，共 12 次。热身：每次训练前使用功率自行车热身 5 min 第一阶段：专注于减轻疼痛（宣教适当休息、冷冻疗法，动态关节松动术改善 ROM）动态关节松动术：肩外展时进行前后向滑动（用双手引导肩胛骨和肱骨的运动）第二阶段：专注于肩袖肌群力量、肩胛稳定肌、改善功能、正确姿势宣教 每次治疗结束，进行 10 min 的冷疗	每次治疗后用肩量角器进行测量主动外展活动度，用数字分级评分评估疼痛程度 徒手肌力评定 撞击试验（肩峰撞击、Hawkins-Kennedy 试验、空罐试验、诱发试验）功能状况：肩关节疼痛和功能障碍得分指数 SF-36：整体自评量表	在每一次动态关节松动术治疗期间，NPRS 评分减少 2~3 分 4~6 次动态关节松动术改善无痛关节活动度 30°~45°；最后一次治疗时关节活动度达 175°（总体增加 80°）（显著改善临床症状）由于患者在主动外展期间未再主诉疼痛，且达到头顶的活动中几乎没有疼痛，7 次动态关节松动术后停止了治疗 出院时，患者的功能改善 > 10%，没有阳性撞击试验	单个病例研究
Exelby[45]	46 岁女性，腰背痛 3 天	患者四点跪姿，治疗师在患者第 4 腰椎处向头侧施行动态关节松动术小平面关节，重复 5 次，然后骨盆前倾向头侧动态行动态关节松动术小平面关节在第 5 腰椎向头侧移动，贴布固定在第 4 腰椎竖脊肌位置。患者四点跪姿前后摆动及骨盆前倾可以作为家庭训练	未报告	未报告	单个病例研究

作者	研究对象	干预措施	评估工具	结果	备注
Folk[52]	39岁女性，患有左手疼性腱鞘炎，第1掌指关节损伤4.5周	作业治疗（6周7次）后进行拇指掌板机指松解手术，术后再次作业治疗，然后改为物理治疗预先治疗包括2次皮质类固醇注射、使用沟位夹板、关节活动度练习、拇指掌板机指松解术物理治疗：第1掌指关节动态关节松动术，持续无痛向内轴向旋转，在最大旋转度时加压	分别于治疗后2个月和1年时随访疼痛（掌指关节伸展）肿胀关节活动度（掌指关节伸展）徒手肌力测试握力上肢张力测试颈椎评估狭窄性腱鞘炎测试（握拳尺偏试验、捏力测试、触诊）	在过去10个月内，作业治疗并没有改善患者的症状。患者持续失去活动能力，出现压痛、板机指和日常活动功能丧失术后患者术前症状未见好转转诊物理治疗后，进行了动态关节松动术治疗，1次动态关节松动术即消除了掌指关节外展疼痛，并且患者取消了第二次物理治疗预约，因为现在进行所有活动均无症状。在随访（2个月和1年）时，患者确认没有复发	单个病例研究
Gebhardt[39]	48岁男性，右肩动态关节松动术疼痛数周，起病隐袭；肩关节活动度减小，肩关节和肩锁关节低可动性，肩袖肌群和肩胛骨周围肌群无力	上肢带肩动态关节松动术	上肢、肩关节和手功能障碍量表疾病改善总体评分	上肢、肩关节和手功能障碍量表：干预前14.2，干预后DASH 3.7疾病改善总体评分：好多了	单个病例研究，治疗次数未知，不清楚使用的治疗技术、重复次数，未报告最终关节活动度
Hall[46]	19名腰背痛发作伴随直腿抬高受限患者（11名女性，8名男性，平均年龄37，SD=12），平均患病时间2年9个月；使用视觉模拟评分评估，平均疼痛超过前一周—4.6cm（SD=2.4）	动态关节松动术单次治疗在患者感到不舒适的位置牵引和被动直腿抬高，重复3遍	干预前后直腿抬高程度	干预后直腿抬高增加11°（22%），机械敏感性不影响结果	单组前后测试设计

续表

作者	研究对象	干预措施	评估工具	结果	备注
Hall[29]	32名颈源性头痛患者，屈曲旋转测试至少10°的活动度受限；19名女性；平均年龄36岁(SD=3)，平均头痛史6年(SD=3.5)	使用颈椎治疗带进行单次C1~C2（C代表颈椎）自我动态关节松动小平面治疗或安慰治疗（使用颈椎治疗带在C1上持续向前滑动3s，但头部没有移动）；练习3次，然后重复治疗2次	颈椎屈曲-旋转测试（仅在单次干预后立即进行）。在4周和12个月随访时进行头痛（头痛严重程度指数），疼痛严重程度（视觉模拟评分法）和患者对运动计划的依从性的评估	干预后两组的屈曲-旋转测试均有所改善，尽管与安慰剂组的5°（SD=5）相比，自我动态关节松动组明显增加：头痛差异为15°（SD=9）。头痛严重程度指数：总分为100分。4周随访时：自我动态关节松动组平均改善22分（95%CI：16~27）；安慰剂组改善为0（95%CI：-7~6）。12个月随访时：自我动态关节松动组平均改善6分（95%CI：1~12）；安慰剂组平面小平面关节松动改善28分（95%CI：22~35）	随机对照试验，双盲试验，评估干预后4周和12个月的主要结果
Hetherington[42]	踝关节扭伤伴疼痛和活动受限患者	大多数患者仅接受动态关节松动术，没有使用电疗，动态关节松动（可以使用或不使用治疗带）贴扎：准备2条25mm，长约15cm的贴布。施加向后滑动的力，然后将贴布贴在外踝处并缠绕在小腿上（24小时后更换贴布）	治疗前、治疗中和治疗后评估内翻疼痛关节活动度闭眼状态下单腿站立测试平衡肿胀步态	动态关节松动术后评估无疼痛运动情况：无痛关节活动度显著增加动态关节松动和贴扎后眼状态下单腿站立测试显示平衡侧增加，与健侧的平衡一样步态显著改善	病例报告
Horton[47]	20岁大学生，男性，急性左侧胸椎疼痛	以T8（T代表胸椎）为中心进行动态小平面关节松动术，重复4次，T8~T9进行1次贴扎治疗，再进行1次被动关节松动	没有报告结果评估	患者报告第二次治疗改善了94%	单个病例研究，没有报告结果结果

作者	研究对象	干预措施	评估工具	结果	备注
Hsieh[53]	79 岁女性，右侧拇指疼痛	近节指骨应用动态关节松动术。在动态关节松动术治疗前、治疗中、治疗后均进行了 MRI 检查 患者自我动态关节松动术：弯曲拇指，用另一只手的示指和拇指对弯曲拇指近节指骨进行旋后滑动	MRI：治疗前、第一次治疗中、治疗后 第1周：疼痛、主动关节活动度、分离/牵拉、被动关节活动度 第2周：同第1周 第3周：同第1周，握力 再次 MRI 疼痛：视觉模拟评分法 主动关节活动度：量角器（指骨间关节屈曲） 被动 ROM：拇指桡侧外展 握力：手动测力计 掌指关节的加压/牵拉	在动态关节松动术治疗期间，错位得到纠正（MRI 显示） 第1周结束：仍然有疼痛，主动关节活动度有限，分离时疼痛，被动关节活动度疼痛 第2周结束：疼痛，受限的关节活动度，分离时疼痛 第3周结束：没有疼痛，正常关节活动度，握力正常，牵拉时无痛。MRI 显示患者仍有错位	单个病例报告
Kachingwe[38]	33 位肩关节撞击综合征患者，男性17人，女性16人，平均年龄46.4岁	第1组：督促进行每周1次锻炼，持续6周 第2组：督促锻炼加肩关节被动关节松动，30 s，每周1次，共6周 第3组：督促进行运动加肩关节主动前屈时进行向后滑动的动态关节松动术，3组，每组重复10次，每周1次，共6周 第4组：对照组，在初次就诊检查后给予家庭锻炼计划宣教	视觉模拟评分法评估超过24小时的最痛的疼痛 视觉模拟评分法评估肩峰撞击诱发试验引起的疼痛 视觉模拟评分法评估 Hawkins-Kennedy 试验引起的疼痛 无痛肩关节主动屈曲和肩胛活动度（量角器） 肩关节疼痛和功能障碍指数	所有组肩峰撞击试验诱发试验引起和 Hawkins-Kennedy 试验的疼痛程度显著减轻，并且关节活动度与肩关节疼痛和功能障碍得指数显著改善，所有评估组间均没有显著差异 有评估组间的百分比变化也没有显示组间显示差异	随机对照试验预试验，事后进行随访 效能计算，时间不清楚

作者	研究对象	干预措施	评估工具	结果	备注
Kochar 和 Dogra[25]	66名肱骨外上髁炎患者，男性36人，女性30人，平均年龄41岁	第1组：超声波治疗和动态关节松动术交替进行，3周内完成10次治疗，并进行9周运动 第2组：仅进行超声波治疗，3周内治疗10次，并进行9周运动 第3组：对照组无治疗 超声波治疗：3 MHz，1.5 W/cm²，脉冲1：5，5 min 动态关节松动术：肘关节伸展，前臂旋前，在患者进行产生疼痛的负重训练时持续滑动，治疗中无痛，3组，10次治疗 通过增加0.5 kg的重量来进行进一步的动态关节松动术 运动：牵拉/向心/离心训练	第1周、第2周和第3周 4个月随访：疼痛视觉模拟评分法 在治疗后后24小时，能够在进行无疼痛的情况下提升0~3 kg负重 握力 负重测试	主观：第1组疼痛减少5.9 cm（p<0.01）；第2组1.67 cm（p<0.01） 在12周评估时第1组优于对照组和第2组 客观：从第2周开始，第1组能够比第2组和对照组举起更重的重量（p<0.01） 第1组的握力在3周内从22.7 kg增加到31.6 kg，与对照组有显著差异。第2组没有有显著改善 总体对照组在任何参数中均未有显著变化。干预组大多数患者完全康复。超声波治疗组复发5例	3组，其中2组为随机对照组和非随机对照组。仅2个随机组进行了随访
Konstantinou[48]	26名腰背痛患者（弯腰时腰痛且腰部屈曲受限）。男性15人，女性11人，平均年龄38.3岁（SD=11.7），病程26.8个月（SD=47.9）	治疗组：屈曲时进行中间或单侧1~3个脊柱节段的动态关节松动术，每组4~6次 安慰治疗组：参与者舒适地躺在沙发上，时长与动态关节松动术干预时间相同（约3 min）	主要结果：腰椎实际总屈曲度 次要结果：腰椎屈曲时疼痛（视觉模拟评分法）和腰椎总伸展度 分别在T12水平和S2（S表示骶椎）水平使用倾斜仪测量活动度	使用前临床改善评分，分别与6名和5名安慰剂干预的患者对比，11名和14名参与者在动态关节松动术治疗后改善实际的腰椎屈曲和总后腰椎屈曲情况，活动度改善。视觉模拟评分法改善≥7°，11例动态关节改善≥2cm。11例安慰治疗对松动治疗与6例安慰治疗对比发现，疼痛均有所改善。对干预和总屈曲角度，动态关节松动术明显优于安慰剂干预，但总伸展角度优于安慰剂干预没有疼痛明显差异	单组前后试验，在一次治疗中以随机顺序接受两次干预，评估员对干预顺序不知情

续表

作者	研究对象	干预措施	评估工具	结果	备注
Manchanda & Grover[23]	30名肱骨外上髁炎患者，男性15人，女性15人。平均年龄39.3岁；第一组39.3岁；第二组37岁；第三组41.1岁	第一组：动态关节松动术3组，每组重复10次；逐步实施治疗性训练计划 第二组：腕部手法治疗3组，每组重复10次；逐步实施治疗性训练计划 第三组：脉冲超声治疗5min；逐步实施治疗性训练计划 每组接受15次治疗，每次持续约30min	过去24小时内最严重的疼痛（视觉模拟评分） 负重测试：能够举起手臂，然后根据需要增加1公斤、2公斤或3公斤等负重，且不会产生疼痛 使用功能视觉模拟评分法评估疼痛时的疼痛 第1、5、10和15天随访	随着治疗次数的增多，三组的视觉模拟评分、负重测试和功能都有所改善 视觉模拟评分或功能视觉模拟评分组间差异 负重测试：动态关节松动术组（第一组）在第10天和第15天明显优于脉冲超声治疗组（第三组）（$p<0.05$）	随机对照试验，患者治疗师或结果评估人员未设盲，没有隐蔽分配，未进行治疗分析，患者在15天内接受了15次治疗
McLean[33]	6名肱骨外上髁炎患者，男性2人，女性4人。平均年龄49岁（39~58岁）	动态关节松动术施力水平在评估时确定为33%、50%、66%和最大值 所有患者接受包括4个施力水平的动态关节松动术 动态关节松动术：直接朝向尺骨内侧滑动，每种操作的持续时间不超过10s。治疗前进行3次无痛握力测试，测试结果用作评估基线。4种施力水平各应用2次，休息间隔为2min	治疗前后无痛握力 肌力：利用柔性压力传感器测量手和肘部力量	平均初始力数据范围为36.8~113N。平均标准化力数据为1.2N/cm和3.8N/cm 两个较低的标准化力（12N/cm和1.9N/cm）导致无痛握力下降，而较高的两个（2N/cm和3.8N/cm）导致无痛握力增加 先验对比显示两者较低的力量之间的无痛握力没有显著变化，但第三力量组（66%）显著增加 总体而言，动态关节松动术期间施加的力水平决定了痛觉反应，观察到的握力变化=15%~18%	单组，重复测量2次（一次评估，一次测试），测试前后设计
Merlin[26]	8名最近患有踝关节外侧韧带复合伤的患者	利用动态关节松动术在主动进行踝关节跖屈/内翻时向后/向头部滑动外踝，3组，每组重复10次	治疗前后关节活动度、视觉模拟评分法和闭眼状态下单腿站立平衡 使用MRI测量腓骨位置，腓骨尖到脚底的距离	关节活动度和站立平衡显著改善，但疼痛无明显变化	单组，单一治疗方案的前后测试设计。由于报告的测量单位和可变性不够清晰，无法应用数据

续表

作者	研究对象	干预措施	评估工具	结果	备注
Mulligan[40]	30岁女性，有2年肩痛和关节活动受限病史；45岁女性，有1年肩痛和关节活动受限病史；24岁男性，有3天肩痛和关节活动受限病史，35岁男性，肩痛病史不明	每位患者接受不同数量的治疗（1~4次）	没有报告结果评估工具	没有报告结果数据	4项个案报道，2名患者进行1次治疗，1名患者进行2次治疗，1名患者进行4次治疗
Naik[24]	30名影像学诊断为柯莱斯骨折的患者，外固定，2个月后取出。没有取出的人口学统计资料	第一组：湿热敷15 min，关节松动术（1级和2级）和4级手法；第二组：湿热敷15 min	腕关节活动度（掌屈、背伸、桡偏、尺偏、旋前、旋后、拇指运动）评分量表和功能运动评估工具	与Maitland关节松动术（第一组）相比，动态关节松动术（第二组）报告更大程度的疼痛缓解（p=0.029）。关节活动度的结果尚不清楚，但似乎除了主动关节掌屈角度外，干预前后任何关节活动度均无明显差异。而在Maitland关节松动术干预后功能评估显示任何一组均无显著差异	随机对照试验。目前尚不清楚这些患者接受的是哪一种外固定。一般，柯莱斯骨折很少需要外固定，因此作者可能把石膏固定或能维持玻璃纤维闭合复位当作了外固定。治疗的次数不明，患者、治疗师或评估员没有设盲，评估员隐蔽分配。没有进行治疗分析尚不清楚疼痛和报告的测量方法和数据的。因为所有结果都是模棱两可的

续表

作者	研究对象	干预措施	评估工具	结果	备注
O'Brien & Vicenzino[43]	2名男性，最近（2~3天）患有外踝扭伤，车龄分别为17岁和18岁	确定应用于踝关节的MWM治疗急性踝关节外侧疼痛的有效性 动态关节松动术治疗：患者踝关节内翻时，施加被动加压，进行远端腓骨向后滑动，重复4次 治疗组1：2周内6次 治疗组2：1周内3次 无治疗组1：1周内3次 无治疗组2：1周内5次测量 在每次治疗后，应用贴布保持向后滑动	每次治疗前、治疗中（疼痛、内翻活动度），以及治疗后评估： 疼痛：视觉模拟评分法 活动度：使用改装角度测量仪测量内翻角度 在膝关节负重下靠墙测量背屈活动度 Kaikkonen踝关节功能问卷 功能视觉模拟评评法	活动度：在动态关节松动术治疗时内翻有改善，并且在治疗后仍有较小程度改善；背屈在MVM治疗后也有改善 疼痛：在动态关节松动术治疗时有改善，治疗后有较小程度改善 功能：随治疗而增加 功能表现：动态关节松动术治疗与功能之间存在强烈的正相关关系。功能表现和功能、疼痛、功能表现和背屈、背屈和功能之间存在很强的相关性。疼痛和功能、内翻和背屈、功能表现和内翻、内翻和功能呈中度相关性	2个单个病例研究（BABC和ABAC设计） A：非干预期 B：干预期 C：治疗后进行家庭锻炼
Paungmali[4]	24名肱骨外上髁炎患者，男性17人，女性7人。平均年龄49岁（SD=7.2），平均病程8.9个月（SD=8.4），其都是右利手，其中20名患者右侧受累	每个患者在一天的同一时间完成3组随机治疗（治疗、安慰治疗、对照）。每次治疗间隔48小时 治疗组：应用动态关节松动术向外滑动尺骨和桡骨，且患者无痛地握住测力计。患者仰卧，肘部内旋，前臂旋前重复10次，持续6s，休息15s 安慰治疗组：物理治疗师用双手在患者肘关节处施加牢固的手动接触，同时患者无痛地握住测力计 对照组：仅进行疼痛抓握动作（无手法施力）	治疗前、治疗中及治疗后评估： 无痛握力 压痛阈值 热痛阈值 交感神经系统指标： ·皮肤血流量 ·皮肤电传导 ·皮肤温度 ·血压 ·心率	在治疗中和治疗后，动态关节松动术组的无痛握力显著改善，但安慰治疗组和对照组治疗不明显 动态关节松动术组治疗后压痛阈值显著改善，但安慰治疗组和对照组无改善 热痛阈值在动态关节松动术组中都没有变化 交感神经系统随着动态关节松动术干预而变化，但安慰对照组没有变化	在患者内部，重复测量交叉试验，患者自我评估，干预前后立刻评估

续表

作者	研究对象	干预措施	评估工具	结果	备注
Paungmali[34]	24名肱骨外上髁炎患者，男性19人，女性5人。平均年龄50岁	所有患者都接受了向外滑动的动态关节松动术。应用动态关节松动6次，每次间隔约48小时动态关节松动术：患者仰卧，肩部内旋，肘部伸展和旋前在前臂施加向内外的滑动。患者无痛抓握约6 s，然后放松15 s，重复10次	治疗前、治疗中、治疗后评估无痛握力、压痛阈值	无痛握力治疗中平均约产生38.84 %（SEM 7.05）的最大效果，治疗后立即产生45.29%（SEM 8.12）的效果；且在所有实验治疗中压痛阈值提升17.51%（SEM 6.95）。治疗之间没有显著差异，表明在动态关节松动术的痛觉减退作用中没有发生耐受	单组试验，6次治疗评估
Paungmali[31]	18名肱骨外上髁炎患者，男性14人，女性4人。平均年龄49岁（SD=2.4），94%的右利手，78%右侧受累	一组应用静脉应用纳洛酮（0.8 mg溶于2 mL利多卡因2%利多卡因），一组给予2 mL生理盐水的安慰剂，按照纳洛酮程序给药，一组没有任何药物的对照组。每种都在3天内分别进行。每位患者接受的肘部均接受了动态关节松动术：患者仰卧，肩关节内旋，肘部伸展和旋后。治疗师稳定肱骨并在前臂施加向内外的滑动。每次无痛抓握6次，每次抓握后休息15 s	无痛握力压痛阈值热痛阈值上肢神经激发试验2b	在所有试验条件下，应用动态关节松动术后无痛握力平均改善29 %（SEM 5.6），压痛阈值提高18%（SEM 4.3），痛阈值提高18%（SEM4.3），上肢神经激发试验改善1.6%（SEM04），热痛阈值提高0.2%（SEM 0.7）。纳洛酮、生理盐水和对照干预之间没有显著差异纳洛酮没有改善疼痛，这表明动态关节松动术可以诱导非阿片片样镇痛	重复随机交叉试验，患者自我对照，操作前评估，操作后立即评估
Penso[44]	25岁的女跑步运动员，慢性左内踝痛，每周2跑步7~10 km跑次，跑步时视踝痛和拉伸小腿时视觉模拟评分法8分（最痛为10分）。踝关节习惯性扭伤17年	动态关节松动术：负重下主动和被动踝关节背屈，保持后足稳定的同时进行胫骨近端前后向滑动。治疗2组，每组重复10遍，共治疗2次。每次治疗后的1个月和4个月随访	踝关节无痛主动和被动背屈、跖屈、内翻外翻活动度。腓肠肌和比目鱼肌的肌肉长度	能够在2次治疗后无痛地跑步。治疗前背屈（主动和被动）21°第二次治疗后改善到36°（主动背屈）/37°（被动背屈），4个月后35°（主动背屈）/36°（被动背屈）。腓肠肌肌长度从第一次治疗后的3.25 cm改善到2.5 cm，4个月随访时与未受累的一侧相同	2次治疗的单个病例研究。没有提到如何进行活动度结果评估。没有评估疼痛和功能

续表

作者	研究对象	干预措施	评估工具	结果	备注
Reid[41]	23名患者。男性8人，女性15人。在过去2年内持续单侧亚急性踝关节扭伤（不是在过去的8周内），负重时踝关节背屈受限。平均年龄25岁（SD=9，13~47岁）	动态关节松动术组：踝关节负重背屈滑动，应用一根带衬垫的治疗带向小腿后方滑动，治疗带的下缘置于内踝下缘。治疗师用一只手利用反作用力固定距骨和跟骨，以通过治疗带置施加的前进背胫背牵拉。通过生物反馈压力装置测量施加200 mmHg（SD=20）的力。对照组：患者俯卧，足背/踝使用夹板，被动踝关节屈曲/伸展，无脚踝运动。每种治疗单次进行2组，组间休息2 min，每组重复10遍，每隔7天治疗1次	负重下踝关节背屈度	动态关节松动技术的背屈变化（0.63 cm，SD=0.89）大于安慰技术的变化（0.18 cm，SD=0.35）（$p=0.02$）两种干预措施之间背屈的平均差异为0.45 cm（95%CI：0.08~0.82）	交叉试验，顺序随机，治疗前评估，治疗后立即评估
Reid[50]	34名颈源性头晕患者，男性13人，女性21人。平均年龄63.5岁（SD=13.4）	C1（C表示颈椎）或C2应用动态小平面关节松动术，同时主动进行容易引起头晕的颈部运动，重复6遍，加强治疗可以重复10遍。对照组：在上颈椎不同部位应用失谐激光，每个部位20s，共使用6遍两组均在4周内接受4~6次干预性运动	眩晕程度视觉模拟评分法 眩晕障碍量表 眩晕频率（6分定量表）疼痛（视觉模拟评分法）整体感知疗效（GPE，6分利克特量表）站立平衡（睁眼和闭眼；摇摆指数）颈椎活动度	6周后与对照组相比，动态关节松动术组平面关节头晕程度明显减轻，眩晕障碍量表得分较低，疼痛程度减轻，但12周后无差异。在所有时间点，与对照组相比，动态小平面关节松动术组的整体感知效果显著提高在任何时间点组间眩晕频率或颈椎活动度无明显差异	随机对照试验。对治疗组和对照组设盲，但是很难知道患者是否认为动态小平面关节松动术是安慰激光治疗，而不是激光治疗。治疗后6周和12周随访
Richardson[49]	29岁女性，左侧颈源性枕下头痛6个月	每周治疗3次，治疗不足4周，共11次枕骨与C2之间的动态小平面关节松动术和反向动态小平面关节松动术，保持10s，重复6~10遍，按摩、缺血组织松解、宣教、治疗性运动、电刺激	疼痛（视觉模拟评分法）颈椎侧屈和旋转度，头痛等级系统评分量表	出院时：头痛视觉等级系统评分量表：3分（最痛15分）视觉模拟评分法：0分（最痛10分）颈椎主动侧屈：左右各48°颈椎旋转：向右83°，向左84°	单个病例报告，共治疗11次，无统计学分析

续表

作者	研究对象	干预措施	评估工具	结果	备注
Stephens[36]	43岁女性，患左侧肱骨外上髁炎1年，既往有具有手术指征的双侧腕管综合征；右侧拇指掌关节不稳性拇指疼痛并使用手腕拇指夹板治疗	动态关节松动术：①在主动关节伸展、前臂旋后和抓握时在肘部进行前臂背外侧滑动；②桡偏时在腕关节处进行背向滑动；③在拇指对掌时，在腕掌关节处进行拇指的掌背侧滑动 超声：肘部外侧，20%脉冲，3 MHz，1.0~1.2 W/cm²，5 min 横向摩擦按摩、贴扎、运动、用测力计进行拇指力训练、扳机点冰按摩、牵引腕关节伸肌 家庭训练：每天冰敷3遍，每遍20 min。在家庭利用门框进行自我松动，以缓解疼痛，建议避免加重疼痛的活动 治疗：每周3次，持续4周；然后每周1次，持续4周；然后每2周1次，持续6周	疼痛：数字分级评分法 主动活动度：肩、肘、腕拇指 力量：肩、肘、腕的力量，以及握力	在治疗结束后没有结果数据显示，除了无痛握力疼痛从18千克改善到95千克	单个病例研究。共有23项治疗，没有统计学分析，报告数据贫乏
Teys[6]	24名肩痛患者，男性11人，女性13人。平均年龄46岁（SD=46.1）。由于肩痛，患者无法抬过肩胛平面（100°）	第1组：动态关节松动组 第2组：安慰治疗组 第3组：对照组 动态关节松动术：患者取坐位，治疗师一只手放在患者肩胛骨处，另一只手的鱼际放在患者肱骨头前方；向后外侧滑动肱骨头，患者在肩胛平面主动抬高手臂，共3组，每组重复10遍 安慰治疗组：患者取坐位，治疗师的手放在锁骨和胸骨前方，以及肱骨头后方。用最小的力量向前滑动肱骨，并要求患者在肩胛平面将手臂抬高到肩胛活动度的50%，共3组，每组重复10遍 对照组：与其他两种干预时长大致相同，治疗师不进行任何治疗 至少间隔24小时才进行下一次干预	治疗前、治疗中、治疗后评估 肩胛平面的主动无痛肩关节抬高度（测角器）和压痛阈值	活动度：动态关节松动术组平均增加16°（p=0.000），安慰治疗组平均增加4°（p=0.06），对照组无变化（p=0.84）。动态关节松动术组比安慰治疗组有明显改善 压痛阈值：动态关节松动术组平均增加63 kPa（p=0.000），安慰治疗组26 kPa（p=0.05），对照组20 kPa（p=0.07）。动态关节松动术组比安慰治疗组有明显改善	重复进行患者随机交叉试验，患者自我评估，治疗前评估和治疗后立即评估

续表

作者	研究对象	干预措施	评估工具	结果	备注
Vicenzino[30]	24名肱骨外上髁炎患者。男性10人，女性14人，平均年龄46岁（SD=1.68，34~66岁）。病程8.3个月（SD=1.7，2~36个月）。83%右利手，74%右手受累	动态关节松动术组：肘关节向外滑动。一只手滑动前臂近端，另一只手稳定肱骨近端，同时患者无痛抓握，重复6遍，每遍休息15 s 安慰治疗组：与其他两种干预的时间相同，但没有手法接触 对照组：在肘关节上，不进行滑动 每名患者接受3次治疗，2次治疗之间至少相隔48小时	无痛握力压痛阈值	在动态关节松动术干预中患侧的无痛握力显著改善（46%变化，$p<0.000$），但是安慰剂组（10%变化）或对照组（3%变化）无明显变化 动态关节松动术组患侧压痛阈值明显改善（10%），而安慰治疗组（4%变化）和对照组（0%变化）无明显变化	重复随机交叉试验，患者自我对照，治疗前后立即评估
Vicenzino[5]	16名有单侧习惯性外踝扭伤史的患者（过去6个月内无急性踝关节扭伤）。男性8人，女性8人。平均年龄19.8岁（SD=2.3）	第1组：负重动态关节松动术 第2组：非负重动态关节松动术 第3组：对照组 所有患者在3个不同的日子（间隔至少48小时）以随机顺序接受3种治疗中的1种 负重动态关节松动术：站立位，治疗师稳定胫骨，使用治疗带施力，患者仰卧位，患者踝背屈 非负重动态关节松动术：患者仰卧，脚踝放在边缘 对照组：无手法接触或移动。患者站立，站立时间同其他两组的治疗时间	3次治疗的治疗前和治疗后评估向后滑动距离，负重时踝关节背屈度（用卷尺测量）	与对照组（17%，SEM 22，$p<0.001$）相比，负重（55%，SEM 40）和非负重（50%，SEM 32）的距离向后滑动显著改善。与对照组（9%；SEM 10，$p<0.017$）相比，负重（26%；SEM 24）和非负重（26%；SEM 29）动态关节松动术组的负重背屈度也有明显改善	重复随机交叉试验，患者自我对照
Vicenzino & Wright[35]	39岁右侧肱骨外上髁炎女性，在求助作者之前患者在5周内接受了6次治疗	2周治疗前评估，2周动态关节松动术治疗（4次）和6周家庭训练 治疗：患者仰卧，肩内旋，肘伸展，前臂旋前；治疗师一手稳定肱骨远端向外侧，另一手向外滑动前臂近端。教会患者自我动态关节松动和贴扎（利用贴扎保持动态关节松动术前臂近端向外滑动的作用）	视觉模拟评分法压痛阈值功能视觉模拟评分法无痛功能问卷（肘关节）	无痛握力在治疗阶段增加无痛功能问卷中所有的6个项目，在治疗后均有所改善握力的改善与功能改善和疼痛的减轻相关在6周时：没有疼痛，功能不受限，强相关性表明随着功能增加，疼痛减轻（$r=-0.92$，$p<0.0001$）	单个病例研究

续表

作者	研究对象	干预措施	评估工具	结果	备注
Yang[37]	28名肩关节周围炎（俗称五十肩，又称冻结肩）患者 第1组：13名，平均年龄53.3岁（SD=6.5），病程18周（SD=8），8名利手受累 第2组：11名，平均年龄58岁（SD=10.1），病程22周（SD=10），7名利手受累	多重干预设计： 第1组：A–B–A–C 第2组：A–C–A–B A=中间范围松动 B=最大范围松动 C=动态关节松动术 每个阶段治疗3周，每周2次，每次30 min 中间范围松动：患者仰卧，在肩外展40°时被动松动10~15遍 最大范围松动：治疗师的手放在靠近患者肩关节处，在不同方向的最大活动范围进行10~15次松动 动态关节松动术：患者坐位，治疗带环绕肱骨头，治疗师一只手放在患者肱骨头合适的位置，另一只手放在肩胛骨处施压，患者缓慢主动范围最大无痛范围肩关节滑动的同时，治疗师通过治疗带施加肱骨滑动，共重复3组，每组10遍	肩关节灵活程度量表 三维运动分析 肩胛水平的臂抬高 手－颈（肩关节外旋） 手－肩胛骨（肩关节内旋） 肩胛骨前倾 肩肱节律	随着时间的推移，最大范围松动组和动态关节松动术组的肩关节灵活程度提高，手臂抬高，肩肱节律，肩内、外旋转均显著改善（$p<0.01$） 除了肩肱节律之外，最大范围松动组和动态关节松动术组之间没有显著差异，其中动态关节松动术组在随访6周和12周时比最大范围松动组有更多的改善	随机交叉设计，两组接受治疗的顺序不一样 未阐述动态关节松动术组滑动的方向和手臂运动的方向

表 3.6	动态关节松动术干预						
第一作者	质量评分	样本大小（N）	INT（n）	周	其他 SMD / RR (95%CI)	ROM/PFGS SMD (95%CI)	PPT SMD (95%CI)
颈源性头痛							
C1~C2 SNAG 与安慰治疗					头痛严重程度指数	颈椎屈曲 - 旋转	
Hall[29]	19	32	1	0		1.34（0.56~2.12）	
				4	1.58（0.77~2.38）		
				52	2.09（1.21~2.97）		
颈源性头晕							
C1~C2 SNAG 与激光					整体感知疗效		
Reid[50]	21	33	4~6	0	1.63（0.83~2.43）		
				6	1.54（0.75~2.33）		
				12	1.78（0.96~2.60）		
肱骨外上髁炎							
MWM 与安慰治疗						无痛握力（力量）	
Vicenzino[30]	20	24	1	0		1.23（0.61~1.85）	0.63（0.04~1.21）
Paungmali[4]	21	24	1	0		1.34（0.70~1.97）	0.36（−0.21~0.93）
MWM+ 运动与皮质类固醇注射					成功 RR		
Bisset[28]	21	128	8	6	0.83（0.66~1.03）	−0.74（−1.1~−0.38）	
				52	1.38（1.16~1.66）	0.31（−0.03~0.66）	
MWM+ 运动与观察组（对照组）							
Bisset[28]	21	123	8	6	2.44（1.55~3.85）	1.01（0.63~1.38）	
		125		52	1.04（0.93~1.15）	0.22（−0.14~0.57）	
MWM 与对照组							
Vicenzino[30]	20	24	1	0		1.51（0.86~2.16）	0.24（−0.32~0.81）
Paungmali[4]	21	24	1	0		1.63（0.97~2.29）	0.67（0.09~1.25）
Manchanda[23]	12	20	15	2	VAS 0.58（−0.31~1.48）功能视觉模拟评分法 0.69（−0.22~1.59）	负重测试（力量）1.41（0.40~2.41）	
MWM 与腕部手法							
Manchanda[23]	12	20	15	2	VAS 0（−0.88~0.88）功能视觉模拟评分法 0.3（−0.58~1.18）	负重测试（力量）0.8（−0.11~1.72）	

第一作者	质量评分	样本大小（N）	INT（n）	周	其他 SMD / RR (95%CI)	ROM/PFGS SMD (95%CI)	PPT SMD (95%CI)
肩							
疼痛限制肩关节活动度							
MWM 与安慰治疗							
Teys[6]	18	24	1	0		肩抬高 0.99（0.38~1.59）	0.82（0.23~1.41）
MWM 与对照组							
Teys[6]	18	24	1	0		肩抬高 1.50（0.85~2.15）	0.87（0.28~1.47）
冻结肩							
MWM 与最大范围松动							
Yang[37]	17	22		6		肩抬高 −0.22（−1.02~0.59） 肩内旋 0.74（−0.11~1.59） 肩外旋 −0.11（−0.93~0.71） 肩肱节律 1.40（0.47~2.33）	
				12		肩抬高 0.11（−0.71~0.93） 肩内旋 −0.73（−1.58~0.12） 肩外旋 −0.14（−0.96~0.68） 肩肱节律 0.95（0.08~1.82）	
肩关节撞击综合征							
MWM 与被动运动							
Kachingwe[38]	18		6	6	VAS 0.3（−0.63~1.23） SPADI 0.04（−0.88~0.97）	屈曲 0.70（−0.26~1.66） 肩胛活动 0.93（−0.06~1.91）	
MWM 与活动							
Kachingwe[38]	18		6	6	VAS 0.41（−0.56~1.37） SPADI 0.20（−0.75~1.16）	屈曲 0.49（−0.48~1.46） 肩胛活动 0.85（−0.16~1.86）	
MWM 与对照组							
Kachingwe[38]	18		6	6	VAS 0.47（−0.54~1.48） SPADI −0.49（1.49~0.52）	屈曲 0.15（−0.84~1.14） 肩胛活动 0.90（−0.15~1.95）	

第一作者	质量评分	样本大小（N）	INT（n）	周	其他 SMD / RR (95%CI)	ROM/PFGS SMD (95%CI)	PPT SMD (95%CI)
腰椎							
MWM与安慰治疗							
Konstantinou[48]	23	26	1	0	腰部屈曲时VAS0.04（−5.0~5.9）	实际腰椎屈曲0.25（−0.29~0.80）腰椎骨盆总屈曲0.31（−0.23~0.86）腰椎骨盆总伸展0.25（−0.3~0.8）	
踝关节							
习惯性踝关节扭伤							
非负重下MWM和对照组							
Vicenzino[5]	20	16	1	0		距骨向后滑动1.17（0.41~1.93）负重下踝关节背屈0.76（0.04~1.49）	
负重下MWM和对照组							
Vicenzino[5]	20	16	1	0		距骨向后滑动1.15（0.39~1.90）负重下踝关节背屈0.90（0.17~1.63）	
亚急性踝关节扭伤							
负重下MWM与安慰剂组——							
Collins[1]	18	14	1	0	距腓前韧带TPT−0.53（−1.29~0.23）	负重下踝关节背屈0.16（−0.58~0.9）	距腓前韧带PPT−0.16（−0.90~0.59）
Reid[41]	18	23	1	0		负重下踝关节背屈1.18（0.55~1.81）	
负重下MWM与对照组							
Collins[1]	18	14	1	0	距腓前韧带TPT0.47（−1.22~0.28）	负重下踝关节背屈0.31（−0.44~1.05）	距腓前韧带PPT0.22（−0.97~0.52）

本表为纳入干预（第一作者引用）研究的时间间隔里的效度评分、样本量和效应值疼痛的效应大小（95%CI）、最大握力、无痛握力和压痛阈值的总结。效应值为连续结果测量的标准化均差和二分类结果评估相对危险度。"周"为从基线开始的结果评估时间。没有数值的CI表示无效

INT=治疗次数；SMD=标准化均差；RR=相对危险度；CI=可信区间；ROM=关节活动度；PFGS=无痛握力；PPT=压痛阈值；MWM=动态关节松动术；SNAG=动态小平面关节松动术；VAS=视觉模拟评分法；TPT=热痛阈值；SPADI=肩关节疼痛和功能障碍指数

察组无差异，因为大多数受试者已大大改善或完全康复（动态关节松动术组63人，59人有效；观察组62人，56人有效；注射组65人，44人有效）（表3.6）。Manchanda和Grover[23]在质量指数上得分低于50%，最长随访时间为15天（即治疗结束），发现动态关节松动术和腕关节手法干预对疼痛和功能的影响没有差异。然而，动态关节松动术和腕关节手法干预都优于超声干预。在本研究报告中有几种方法学存在缺陷，因此必须谨慎考虑作者提出的结论。

Kochar和Dogra[25]在一项半随机研究中，将肘关节向外滑动的动态关节松动术联合超声与运动的干预同超声联合运动的干预进行了比较。此外，他们的样本还包括一个非随机对照组。在第3周和第12周评估结果。作者报告显示动态关节松动术组的大多数受试者完全恢复，但未指定此观察的随访时间段。他们还报告了超声组中有5例复发，但没有提到复发的定义。总体而言，与超声治疗和对照组相比，动态关节松动术组在12周时似乎有显著改善。因作者提供的数据较少，因此无法进行进一步的分析。

Paungmali等[31]研究了在肘关节处施行向外滑动的动态关节松动术后进行纳洛酮或生理盐水和无药物质的干预对无痛握力、压痛阈值、热痛阈值和上肢神经激发试验2b的影响。作者报告，纳洛酮、生理盐水和对照组之间没有明显差异，这表明肱骨外上髁炎患者的动态关节松动术具有非阿片类药物介导的疼痛调节作用机制。报告的数据不足以支持进一步分析。

4项研究[7, 32-34]报告了单组干预前后的评估数据，均涉及肘关节向外滑动的动态关节松动术。Abbott等[32]报道，单次应用肘关节向外滑动的动态关节松动术后，患侧无痛握力和最大握力立即改善（效应值，表3.7）。Paungmali等[34]也评估了应用肘关节向外滑动的动态关节松动术

对无痛握力的影响，以及对单侧肱骨外上髁炎患者压痛阈值的影响。然而，这种干预措施与Abbott等[32]的不同之处在于，受试者共接受了6次治疗。作者报告无痛握力在治疗过程中有显著改善（45.29%；$p = 0.05$），但压痛阈值没有明显改善（$p = 0.59$），结论是动态关节松动术没有减轻疼痛反应，受试者也不能承受重复应用。这表明动态关节松动术在肱骨外上髁炎中没有类似阿片类药物的镇痛作用。Abbott[7]还研究了受累肘关节应用向外滑动对肩关节内、外旋的影响。他发现受累和未受累侧肩关节的内、外旋都有明显改善。最后，McLean等[33]研究了施加多大的向外滑动的力可以最大限度地改善受累肘关节的无痛握力，并证明应用66%或100%的力可以获得最佳效果。

一项单个病例研究[35]和一项单个病例报告[36]均报告了动态关节松动术在肱骨外上髁炎患者的疼痛和握力方面的积极有效影响。Vicenzino和Wright[35]研究中的数据可以估算原始数据，以计算效应值（表3.7）。有2项研究提供的数据不足，无法计算效应值[25, 36]。

总之，有1b级证据表明动态关节松动术与运动相结合在短期内优于观察组，并且长期优于皮质类固醇注射治疗。作为单一治疗，有2a级证据表明，在无痛握力方面动态关节松动术优于安慰治疗组和对照组。

动态关节松动术治疗肩痛

有6项研究评估了动态关节松动术对肩痛患者的影响。其中，3项研究满足质量评定量表50%或更高的标准，可以进一步分析[6, 37, 38]。由于参与人群、结果评估和随访时间的异质性，无法汇总研究数据。

Teys等[6]研究了动态关节松动术对严重活动受限肩痛患者的活动度和压痛阈值的影响。他们发现，与安慰治疗组和对照组相比，动态关节

表3.7 单组干预和病例研究的效应值							
第一作者	质量评分	样本大小（N）	INT（n）	周	PFGS效应值	ROM效应值	其他效应值
肱骨外上髁炎							
施加33%的滑动力 McLean[33]	10	6	1	0	2.02		
施加50%的滑动力 McLean[33]					3.18		
施加66%的滑动力 McLean[33]					4.85		
施加100%的滑动力 McLean[33]					4.19		
向外滑动尺骨 McLean[33]							
Abbott[7]	14	25	1	0	0.40		MGS 0.12
Abbott[32]	13	23	1	0		受累肩内旋 1.07 受累肩外旋 0.36	
Vicenzino[35]	10	1	4	2	2.98		VAS 2.07 FVAS 5.47
Paungmali[34]	18	24	6	2	1.14		PPT 0.51
Paungmali[31]	20	18	1	0	0.70		PPT 0.58 ULTT2b 0.57 TPT 0.04
腰背痛							
SLR Hall[46]	16	19	1	0		实际SLR 0.86 SLR伴骨盆旋转0.46	
急性胸椎疼痛							
SNAG Creighton[54]						股四头肌长度3.5	VAS（牵伸）3.6 VAS(等长收缩)2.6
颈源性头痛							
SNAG和反向SNAG Richardson[49]	7	1	11	4			头痛评分量表4.6 VAS 5.5
踝关节							
距骨向后滑动 O'Brien[43]	9	2	6	4.7		踝背屈2.8 踝跖屈ROM 3.8	VAS 4.7 Kaikkonen 踝关节功能问卷 41.0 FVAS 18.4

INT =治疗次数；PFGS=无痛握力；ROM=运动范围；MGS=最大握力；VAS =疼痛视觉模拟评分法；FVAS =功能视觉模拟评分法；PPT =压痛阈值；ULTT2b =上肢神经激发试验2b（桡神经偏差）；TPT =热痛阈值；SLR=直腿抬高；SNAG=动态小平面关节松动术

松动术显著改善了活动度（$p < 0.02$）和压痛阈值（$p < 0.05$）（表3.6）。

Yang等[37]比较了2组冻结肩患者的3种干预措施（动态关节松动术、最大范围松动、中间范围松动），2组受试者的干预顺序不同。进行了12周随访，动态关节松动术和最大范围松动在功能障碍评估（肩关节灵活程度量表）、肩关节活动度（仰卧，内、外旋）和肩肱节律方面有明显改善（$p < 0.01$）。除了肩肱节律外，动态关节松动术和最大范围松动之间没有显著差异（表3.6）。动态关节松动术包括上肢运动的方向描述得很少。

Kachingwe等[38]对33例原发性肩关节撞击综合征患者进行了为期6周的比较，一组接受动态关节松动术，其他三组分别接受了被动肩关节松动、运动治疗和对照干预。随访的时间不清楚，但作者报告说随着时间的推移，所有组的疼痛、活动度和功能均有显著改善，但随访时各组之间无明显差异。应该注意的是，每组样本量很小（每组7~9名受试者），并且没有进行样本量计算。因此很可能发生Ⅱ型错误，应谨慎解释结果。

DeSantis和Hasson[2]，Gebhardt等[39]和Mulligan[40]的研究都是病例报告，它们提供了各种肩部疾病的原始数据结果，包括"肩峰下撞击综合征""肩关节疼痛"和"肩关节撞击综合征"。3篇论文都报道了使用动态关节松动术的有效性，无论是作为唯一干预[40]还是与其他技术如冷疗、运动治疗、宣教、其他关节松动术和缓解疼痛的方式[2, 39]相结合。这3项研究的数据不足以计算动态关节松动术干预前后的效应值。

总之，由于研究人群的异质性和评估结果的时间性，我们无法在肩关节动态关节松动术的研究中收集数据。基于3项具有足够方法学质量研

究的结果不一致，没有足够的证据支持或反驳动态关节松动术在肩关节疾病患者中的应用。

动态关节松动术治疗踝关节疾病

3项具有足够方法学质量的研究（分别为18、18及20分）[1, 5, 41]观察了动态关节松动术对踝关节扭伤患者踝关节背屈的影响。有可能是从Reid等[41]和Collins等[1]的研究中收集的数据，因为这2项研究包括了临床诊断为亚急性外踝内翻扭伤的患者。这些综合数据显示，动态关节松动术对踝关节背屈（SMD1.18；95%CI：0.55~1.81）有积极直接的影响（图3.3）。

Vicenzino等[5]研究了1组踝关节习惯性扭伤的人群，但由于人群的异质性所以无法纳入综合分析。然而，作者报告了相似的结果。与对照组相比，负重和不负重的动态关节松动术都显著改善了负重下踝关节背屈（均为26%）和距骨后滑（分别为55%和50%）。

4项质量较低的研究[26, 42-44]证实了这些有足够方法学质量研究的结果。其中3项报告显示对于有踝关节内翻扭伤病史的患者单独进行外踝的向后向头侧滑动的动态关节松动术有有益的效果[26, 42, 43]。在一项单个病例报告中发现，对1名25岁年轻女性、休闲跑步者进行胫骨远端前后向滑动的动态关节松动术对习惯性扭伤造成的内踝疼痛有有益的效果。后续的研究[26, 42, 44]没有足够的数据来计算效应值。

综上所述，有2a级证据表明，对于亚急性外踝内翻扭伤患者，动态关节松动术对踝关节背屈的即刻效果优于安慰治疗组和对照组。有2b级的证据表明，对于习惯性踝关节扭伤患者，动态关节松动术对踝关节背屈的即刻效果优于对照组。

动态关节松动术治疗脊柱疾病

有6项研究评估了动态关节松动术对脊柱疾病的影响[29, 45-49]，其中3项研究具有足够的方法学质量[29, 46, 48]。Hall等[29]在一项双盲随机

对照试验中，比较了使用颈椎治疗带（Manual Concepts，Booragoon，Australia）进行自我松动（动态小平面关节松动术）的家庭治疗。受试者为颈源性头痛患者，分为治疗组和安慰治疗组。干预治疗1次，治疗后立即评估关节活动度，并在4周和52周随访时使用头痛问卷评估头痛严重程度。干预后，治疗组即刻显示颈椎旋转度改善明显大于安慰治疗组。治疗组颈椎旋转度改善15°（SD=9°），安慰治疗组改善5°（SD=5°）（$p<0.001$；表3.6）。同样，与安慰治疗组相比，治疗组在4周和52周时头痛严重程度显著降低（表3.6）。作者还报告，在4周的随访中，治疗组的运动依从性比安慰治疗组好很多。

Reid等[50]进行了盲法随机对照试验。试验将受试者分为2组，一组在C1或C2应用动态小平面关节松动术加患者主动颈椎运动，另一组应用失谐激光。治疗后及随访6周，动态小平面关节松动术在眩晕程度视觉模拟评分法（$p=0.03$）、眩晕障碍量表（$p=0.02$，0.05）、视觉模拟评分法（疼痛）（$p=0.001$，0.048）方面的评分均优于失谐激光。在所有随访时间点（治疗后6周和12周；$p<0.001$），动态小平面关节松动术整体感知疗效均优于失谐激光。

此外，动态小平面关节松动术组在12周随访时颈椎伸展状态下站立平衡也显著改善（$p=0.05$），失谐激光组在12周后站立平衡更差（$p=0.01$）。在任何时间点，两组间颈椎活动度均没有显著差异。

Konstantinou等[48]将腰椎屈曲的动态关节松动术与安慰治疗进行了对比。作者报告了动态关节松动术对腰椎屈曲度（49.2°，SD=16.4）的积极作用超过安慰治疗（45.3°，SD=14.1）。两组患者疼痛评分无显著差异（表3.6）。通过干预后平均值和标准差计算得出的标准化均差未达到显著水平（表3.6）。

Hall等[46]使用单组前后测试设计评估了单次牵拉直腿抬高技术对腰背痛和疼痛所致活动受限的影响。作者报道，治疗后直腿抬高显著提高了11°（95%CI：9~13）。然而，没有安慰治疗组或对照组进行对比。

Exelby[45]、Horton[47]和Richardson[49]发表了单一病例应用中间和单侧脊柱动态小平面关节松动术有效性的文章。Exelby[45]和Horton[47]报告的是急性小平面关节（分别为腰椎和胸椎）紧锁的患者，而Richardson[49]报告的是有6个月颈源性头痛病史的患者。除了中央和单侧动态小平面关节松动术及反向动态小平面关节松动术，还采取了其他形式的治疗，如贴扎、热疗、电刺激、软组织松解技术。这3篇文章都报告干预措施成功地减轻了患者的疼痛，但是仅有Richardson[49]计算了效应值（表3.7），其他两项研究没有提供可供进一步分析的数据。

综上所述，3项随机对照试验和4项非随机研究均发现动态关节松动术在脊柱疾病治疗中的作用。研究人群的异质性和缺乏足够的方法学质量，限制了任何可能的结论，除外有1b级证据表明颈椎动态关节松动术（自我动态关节松动术）似乎对颈源性头痛和眩晕有短期和长期效果，尽管未进行长期随访。

动态关节松动术治疗腕部和手部疾病

1项随机对照试验和3项病例报告显示了动态关节松动术治疗狭窄性腱鞘炎[51]、外伤性拇指损伤[52]、慢性拇指疼痛[53]和柯莱斯骨折外固定后治疗结果[24]。没有1项研究具有足够的方法学质量，也没有1项研究提供足够的数据来计算动态关节松动术干预的效应值。然而，这3项病例报告均报道了应用动态关节松动术可减轻疼痛并改善功能。

从1项随机对照试验和3项方法学质量较差的病例报告（4级证据）中得出结论——关于动态

关节松动术治疗腕部和手部疾病的疗效，目前缺乏足够的证据。

动态关节松动术治疗髌股疼痛综合征

只有1个具有足够方法学质量的研究报告了接受动态关节松动术治疗髌股关节疼痛综合征的病例[54]。虽然作者没有明确地将其使用的干预称为动态关节松动术，但它满足被动关节松动术的定义，即在被动或主动关节运动或肌肉收缩时应用和维持被动关节松动。本研究应用的动态关节松动术包括在髋关节伸展时被动膝关节屈曲（即股直肌牵伸）或膝关节辅助下伸展（股四头肌辅助下开链运动）时进行胫骨向前滑动。作者报告说，动态关节松动术的加入成功地降低了运动或伸展过程中的疼痛程度。本研究报告了6名受试者的原始数据，因此计算了疼痛严重程度和关节活动度的效应值（表3.7）。1个病例系列研究（4级证据）不足以证明动态关节松动术治疗髌股关节疼痛综合征的有效性。

动态关节松动术治疗髋外侧疼痛

1个单个病例研究[55]报告了对有3个月髋外侧疼痛病史的患者，联合使用动态关节松动术、被动辅助松动和治疗性运动。作者报告了3次治疗后的疼痛和整体变化评估的成功结果。然而，提供的数据不足以计算效应值。仅凭1个单个病例研究，还不能得出动态关节松动术对髋外侧疼痛患者疗效的结论。

讨论

在本系统评价中，对38个研究的方法学质量进行了评估，其中17个研究的质量是可以接受的。在可能的情况下，从这些研究中提取数据来报告连续数据的效应值（SMD；95%CI）和分类数据的相对危险度（95%CI）。在没有对照组的情况下，计算不同措施干预前和干预后的效应值。本系统评价的结论依赖于我们的先验决策规则，包括临床相关性结果，使用的质量评估模式（修改版Downs-Black质量指数，附表3.1）。无论质量如何，所有论文都纳入了这一系统评价。此外，如果评级标准与研究设计无关（如单个病例报告），答案为"无法确定"或"否"的为0分。例如，对于问题17，关于干预与组间结果评估时间段的相似性，所有单个病例报告都给0分。只有那些评估为50%或更高的研究被纳入进一步的荟萃分析。

在27项评分标准（27个问题）中，超过50%的论文中有13项明显缺失（表3.2和表3.3）。38个研究中只有6个是真正的随机对照试验，另外9个研究采用了受试者内部交叉随机设计。剩下的23个研究缺乏所有受试者的随机分组。其中只有2个随机对照试验[28, 29]提供了长期随访的研究数据。20个研究中有15个在质量指数检查表中评分低于50%，没有报告充分的数据来估算治疗效应值。其中，我们发现比起更高方法学质量的研究，报告的治疗效果更多（图3.2）。这支持了之前的结论，即较差的质量学研究与较大的效应值相关[56]。有学者认为，质量较差的研究会高估治疗效果，这就需要进行更高质量的研究来让临床医务人员对治疗的有效性（或其他方面）有一个确切印象。此外，个别研究的样本数较少即低效能（问题27），也导致研究间对比和阐述结果时遇到困难。非随机试验在证据等级中排名较低，因为它们容易受偏倚影响。此外，在没有对照组的情况下，无法明确确定干预措施和结果之间的关系。尽管存在局限性，但仍然经常进行和发表有新颖干预措施的非随机研究。有人建议，当随机对照试验不可用时，对有新颖干预措施的系统评价应包括非随机研究，因为非随机研究的结果可能可以证实随机对照试验结果[9, 10]。如果系统评价中包括非随机研究，应考虑潜在的偏倚，包括研究设计偏倚和发表偏倚[11]。

对于质量指数检查表，只报告平均符合率超过50%的子量表，在外部效度子量表（表3.2和表3.3）的报告中，所有研究都存在明显缺点。这可能是评级系统本身的一个功能，因为有关外部效度的标准（问题11~13）以前被证明缺乏内部信度和评估者间信度[14]。或者，外部效度子量表得分低可能提示研究结果对应用于更大人群的证据是有限的。

这次评价中，38个研究中有16个是单个病例或系列病例研究。平均来说，对于外部效度和内部效度（表3.3），单个病例和系列病例研究的评分低于子量表的50%。内部效度子量表低分表明在选择研究参与者和结果测量方面存在偏倚。单个病例研究很好地描述了1个病例（$n=1$）的治疗时间进程。然而，很难将单个病例研究的结果推广到该特定条件下的更多人群中。虽然单个病例研究显示动态关节松动术具有积极作用，但应谨慎地解释研究结果。参加研究的患者越多，结果就越有可能推广到全部患者群体。对样本较大的研究报告整个群体反应的变异性，而不仅是那些对特定干预做出积极反应的人群。随机对照试验之所以重要，是因为它们能够提供可靠的治疗效果证明，并且在证据等级上排名很高（表3.1）。治疗师使用随机对照试验的结果，也可以部分根据受试者的纳入标准确定等级，该标准通常是基于诊断的。这使读者能够确定他们在门诊中看到的患者在特征上是否与参加特定研究的受试者相似。

缺乏对动态关节松动术长期随访的研究限制了临床实践的有力推论。尽管如此，我们发现，在所有肌肉骨骼疾病中，动态关节松动术有由小到大积极影响的证据（见本章"数据管理和统计分析"）。最常见的显著结果是与安慰治疗组和对照组相比，力量增加、疼痛程度降低、压痛阈值增加和整体功能改善。

总结

有2a级至1b级证据表明，动态关节松动术在网球肘患者的治疗中是有效的。有12个研究进行了一系列结果评估，对网球肘患者即时、短期和长期效果进行了评估。我们能够从10个研究中计算出效应值。这些研究都显示，与皮质类固醇注射相比，动态关节松动术在短期内具有积极有益的效果[4, 7, 23, 28, 30-35]。在长期内有其他积极益处[28]。此外，Bisset等[28]报告了在比较动态关节松动术与皮质类固醇注射时，3个月、6个月、12个月随访时需治疗人数（number needed to treat，NNT）指数分别是3、2和4。例如，如果4名患者接受的是物理治疗而不是皮质类固醇注射，12个月随访时有1个以上成功的疗效，这被认为是一个临床相关的长期影响差异。

对于肩痛，有相互矛盾的证据表明，动态关节松动术在改善肩痛患者的预后方面是有效的。有2a级证据表明，在亚急性外踝内翻扭伤和习惯性踝关节扭伤的患者中，动态关节松动术优于安慰治疗组和（或）对照组。对于脊柱疾病，研究人群的异质性和缺乏足够的方法学质量限制了任何可能的结论，除了1b级证据证明颈椎动态关节松动术（动态小平面关节松动术）对颈源性头痛和头晕患者（后者没有长期跟进）有短期和长期疗效。最后，有低水平的证据（4级）表明，动态关节松动术可能对腕部/手部损伤或髌股关节疼痛综合征有效。

在得出动态关节松动术对大多数肌肉骨骼疾病有效的结论之前，需要进行采用更严格的方法、有更多受试者参与和更长随访时间的研究。总的来说，在所有的研究中，无论方法学质量如何，对于肌肉骨骼疾病患者，动态关节松动术似乎有积极的影响。

关键点

- 我们鉴定了38篇论文，研究了受试者的骨骼肌肉情况，他们接受了动态关节松动术治疗；6篇论文是真正的随机对照试验，9篇论文是随机试验，包括1篇交叉试验。余下的23篇论文，16篇为单个病例报告。

- 大多数随机试验关注的是初始和短期效应。

- 从一些试验中收集的数据显示，动态关节松动术治疗肱骨外上髁炎时，对无痛握力和压痛阈值的影响优于对照组或安慰治疗组。有1项高质量的随机对照试验表明，与运动相结合的动态关节松动术在6周时优于对照组，在长期内优于皮质类固醇注射。

- 即时效应研究的汇总表明，对于习惯性踝关节扭伤的患者，踝关节动态关节松动术组的背屈角度优于对照组。

- 在单独的随机对照试验中，颈椎动态关节松动术（动态小平面关节松动术）对治疗颈源性头部症状（头痛/头晕）有效。

- 鉴于缺乏高质量的研究，没有足够的已发表的证据支持或反驳在肩部、腕部/手部、脊柱（颈源性头痛/头晕）、髋部、膝和踝（短期影响除外）使用动态关节松动术。

- 需要更多的动态关节松动术随机对照试验和长期随访结果。

参考文献

［1］Collins N，Teys P，Vicenzino B.The initial effects of a Mulligan's mobilization with movement technique on dorsiflexion and pain in sub-acute ankle sprains. Manual Therapy. 2004 May;9(2):77–82.

［2］DeSantis L，Hasson SM.Use of mobilization with movement in the treatment of a patient with subacromial impingement: a case report. Journal of Manual and Manipulative Therapy. 2006;14(2):77–87.

［3］Exelby L.Peripheral mobilisations with movement. Manual Therapy. 1996 Jun;1(3):118–126.

［4］Paungmali A，O'Leary S，Souvlis T，Vicenzino B. Hypoalgesic and sympathoexcitatory effects of mobilization with movement for lateral epicondylalgia. Physical Therapy.2003 Apr;83(4):374–383.

［5］Vicenzino B，Branjerdporn M，Teys P，Jordan K. Initial changes in posterior talar glide and dorsiflexion of the ankle after mobilization with movement in individuals with recurrent ankle sprain. Journal of Orthopaedic and Sports Physical Therapy. 2006 Jul;36(7):464–471.

［6］Teys P，Bisset L，Vicenzino B.The initial effects of a Mulligan's mobilization with movement technique on range of movement and pressure pain threshold in painlimited shoulders.Manual Therapy.2008 Feb；13(1):37–42.

［7］Abbott JH.Mobilization with movement applied to the elbow affects shoulder range of movement in subjects with lateral epicondylalgia.Manual Therapy.2001 Aug;6(3):170–177.

［8］Fitzpatrick JM.Evidence-based medicine'up front'. BJU International. 2006;97(6):1141.

［9］Chambers D，Rodgers M，Woolacott N.Not only randomized controlled trials，but also case series should be considered in systematic reviews of rapidly developing technologies.Journal of Clinical Epidemiology.2009;doi:10.1016/j.jclinepi.2008. 12.010.

［10］Linde K，Scholz M，Melchart D，Willich SN.Should systematic reviews include non-randomized and uncontrolled studies?The case of acupuncture for chronic headache. Journal of Clinical Epidemiology. 2002;55(1):77–85.

［11］Higgins JPT，Green S (eds). Cochrane Handbook for Systematic Reviews of Interventions 4.2.6. Online.Available:http://www.cochrane.org/resources/handbook/hbook. htm(updated September 2006).

［12］Phillips B，Ball C，Sackett D，Badenoch D，Straus S，Haynes B，et al.Oxford Centre for Evidence-based Medicine Levels of Evidence (May 2001). Online. Available: http://www.cebm.net/index. aspx?o = 1025 (accessed 10 June 2008).

［13］Clarke M，Oxman AD.Medline highly sensitive search strategies for identifying reports of randomized controlled trials in Medline.Cochrane Reviewers' Handbook 4.1.6 The Cochrane Library.Online.Available: http://www.cochrane.org/resources/handbook/hbook. htm (updated January 2003)；appendix 5b (accessed 3 April 2003).

［14］Downs SH，Black N.The feasibility of creating a checklist for the assessment of the methodological quality both of randomised and non-randomised studies of health care interventions.Journal of Epidemiology and Community Health. 1998;52:337–384.

［15］van Tulder MW，Assendelft WJJ，Koes BW，Bouter LM.Method guidelines for systematic reviews in the Cochrane Collaboration Back Review group for spinal disorders.Spine. 1997;22(20):2323–2330.

［16］ Monteiro POA，Victora CG.Rapid growth in infancy and childhood and obesity in later life—a systematic review. Obesity Reviews. 2005;6:143–154.

［17］ Moher D，Pham B，Jones A，Cook D，Jadad A，Moher M, et al.Does quality of reports of rand omised trials affect estimates of intervention efficacy reported in meta-analysis? Lancet.1998 Aug22；352 (9128):609–613.

［18］ Fleiss J，Levin B，Paik M. Statistical methods for rates and proportions (3rd edn). Hoboken，NJ: J Wiley 2003.

［19］ Review Manager(RevMan)［Computer program］.Version 4.2 for Windows edn. Oxford，England: The Cochrane Collaboration 2003.

［20］ Cohen J.Statistical power analysis for the behavioral sciences(2nd edn).Hillsdale，NJ: Lawrence Erlbaum 1988.

［21］ Cohen J. A power primer. Psychological Bulletin. 1992;112(1):155–159.

［22］ Smidt N，Assendelft WJ，Arola H，Malmivaara A，Greens S，Buchbinder R, et al.Effectiveness of physiotherapy for lateral epicondylitis: a systematic review. Annals of Medicine. 2003;35(1):51–62.

［23］ Manchanda G，Grover D.Effectiveness of movement with mobilization compared with manipulation of wrist in case of lateral epicondylitis. Indian Journal of Physiotherapy and Occupational Therapy. 2008; 2(1).

［24］ Naik VC, Chitra J, Khatri S.Effectiveness of Maitland versus Mulligan mobilization technique following post surgical management of Colles'fracture—RCT. Indian Journal of Physiotherapy and Occupa tional Therapy. 2007;1(4).

［25］ Kochar M，Dogra A.Effectiveness of a specific physiotherapy regimen on patients with tennis elbow: clinical study.Physiotherapy. 2002 Jun;88(6):333–341.

［26］ Merlin D，McEwan I，Thom J.Mulligan's mobilisation with movement technique for lateral ankle pain and the use of magnetic resonance imaging to evaluate the 'positional fault' hypothesis. Isokenetic:Education Research Department.2005.Online.Available:http://www.isokinetic.com/index.cfm?page=centro_studi/congressi/congresso_2005 (accessed 22 April 2010).

［27］ Creighton D，Krauss J，Pascoe S，Patel H，Pierce J.The effects of tibio-femoral joint traction mobilization on patients with limited passive knee flexion: a case series. Journal of Manual and Manipulative Therapy. 2006;14(3):173–174.

［28］ Bisset L，Beller E，Jull G，Brooks P，Darnell R，Vicenzino B. Mobilisation with movement and exercise，corticosteroid injection，or wait and see for tennis elbow: randomised trial. British Medical Journal. 2006;333(7575):939–941.

［29］ Hall T，Chan HT，Christensen L，Odenthal B，Wells C，Robinson K.Efficacy of a C1–C2 self-sustained natural apophyseal glide (SNAG) in the managment of cervicogenic headache.Journal of Orthopaedic and Sports Physical Therapy. 2007;37(3):100–107.

［30］ Vicenzino B，Paungmali A，Buratowski S，Wright A. Specific manipulative therapy treatment for chronic lateral epicondylalgia produces uniquely characteristic hypoalgesia. Manual Therapy. 2001;6(4):205–212.

［31］ Paungmali A，O'Leary S，Souvlis T，Vicenzino B. Naloxone fails to antagonize initial hypoalgesic effect of a manual therapy treatment for lateral epicondylalgia. Journal of Manipulative and Physiological Therapeutics. 2004 Mar–Apr;27(3):180–185.

［32］ Abbott JH，Patla CE，Jensen RH. The initial effects of an elbow mobilization with movement technique on grip strength in subjects with lateral epicondylalgia.Manual Therapy.2001 Aug;6(3):163–169.

［33］ McLean S，Naish R，Reed L，Urry S，Vicenzino B. A pilot study of the manual force levels required to produce manipulation induced hypoalgesia. Clinical Biomechanics. 2002 May;17(4):304–308.

［34］ Paungmali A，Vicenzino B，Smith M.Hypoalgesia induced by elbow manipulation in lateral epicondylalgia does not exhibit tolerance. Journal of Pain. 2003 Oct; 4(8):448–454.

［35］ Vicenzino B，Wright A. Effects of a Novel Manipulative Physiotherapy Technique on Tennis Elbow:A Single Case Study.Manual Therapy. 1995;1(1):30–35.

［36］ Stephens G.Lateral epicondylitis.Journal of Manual and Manipulative Therapy. 1995;3(2):50–58.

［37］ Yang J，Chang C，Chen S，Wang S，Lin J. Mobilization techniques in subjects with frozen shoulder syndrome:randomized multiple-treatment trial. Physical Therapy. 2007 Oct;87(10):1307–1315.

［38］ Kachingwe AF，Phillips B，Sletten E，Plunkett SW. Comparison of manual therapy techniques with therapeutic exercise in the treatment of shoulder impingement: a randomized controlled pilot clinical trial. Journal of Manual and Manipulative Therapy. 2009;16(4):238–247.

［39］Gebhardt TL, Whitman JM, Smith MB.Mobilization with movement as part of a comprehensive physical therapy program for a patient with shoulder impingement: a case report. Journal of Manual and Manipulative Therapy. 2006;14(3):176.

［40］Mulligan B. The painful dysfunctional shoulder. A new treatment approach using 'Mobilisation with Movement'. New Zealand Journal of Physiotherapy. 2003 Nov;31(3):140–142.

［41］Reid A, Birmingham TB, Alcock G.Efficacy of mobilization with movement for patients with limited dorsiflexion after ankle sprain:a crossover trial. Physiotherapy Canada.2007 Summer;59(3):166–172.

［42］Hetherington B.Lateral ligament strains of the ankle, do they exist? Manual Therapy. 1996;1(5): 274–275.

［43］O'Brien T, Vicenzino B. A study of the effects of Mulligan's mobilization with movement treatment of lateral ankle pain using a case study design. Manual Therapy. 1998 May;3(2):78–84.

［44］Penso M.The effectiveness of mobilisation with movement for chronic medial ankle pain: A case study. South African Journal of Physiotherapy. 2008; 64 (1):13–16.

［45］Exelby L.The locked lumbar facet joint: Intervention using mobilizations with movement. Manual Therapy. 2001;6 (2):116–121.

［46］Hall T, Beyerlein C, Hansson U, T.LH, Odermark M, Sainsbury D.Mulligan traction straight leg raise: a pilot study to investigate effects on range of motion in patients with low back pain. Journal of Manual and Manipulative Therapy. 2006;14(2):95–100.

［47］Horton SJ. Acute locked thoracic spine: treatment with a modified SNAG.Manual Therapy. 2002;7(2):103–107.

［48］Konstantinou K, Foster N, Rushton A, Baxter D, Wright C, Breen A.Flexion mobilizations with movement techniques:the immediate effects on range of movement and pain in subjects with low back pain.Journal of Manipulative and Physiological Therapeutics. 2007 Mar–Apr;30(3):178–185.

［49］Richardson CJ.Treatment of cervicogenic headaches using Mulligan 'SNAGS' and postural reeducation: a case report. Orthopaedic Physical Therapy Practice. 2009;21(1):33–38.

［50］Reid SA, Rivett DA, Katekar MG, Callister R. Sustained natural apophyseal glides(SNAGs)are an effective treatment for cervicogenic dizziness. Manual Therapy. 2008 Aug 1;13(4):357–366.

［51］Backstrom KM. Mobilization with movement as an adjunct intervention in a patient with complicated de Quervain's tenosynovitis: a case report. Journal of Orthopaedic and Sports Physical Therapy.2002 Mar; 32(3):86–94.

［52］Folk B. Traumatic thumb injury management using mobilization with movement. Manual Therapy. 2001 Aug;6(3):178–182.

［53］Hsieh CY, Vicenzino B, Yang CH, Hu MH, Yang C.Mulligan's mobilization with movement for the thumb: a single case report using magnetic resonance imaging to evaluate the positional fault hypothesis. Manual Therapy. 2002 Feb;7(1): 44–49.

［54］Creighton D, Krauss J, Kondratek M, Huijbregts PA, Wilt A. Use of anterior tibial translation in the management of patellofemoral pain syndrome in older patients: A case series. The Journal of Manual and Manipulative Therapy. 2007;15(4):216–224.

［55］Carpenter G.The effects of hip mobilization and mobilization with movement in the physical therapy management of a person with lateral hip pain: a case report. Journal of Manual and Manipulative Therapy. 2008;16(3):170.

［56］Schultz K, Chalmers I, Hayes R, Altman D.Empirical evidence of bias.Dimensions of methodological quality associated with estimates of treamtent effects in controlled trials. Journal of the American Medical Association. 1995;273:408–412.

附表 3.1 质量指数检查表

报告

1.研究的假设/目的/目标是否明确描述

回答	分数	回答位置
是	1	
否	0	

2.在"概述"或"方法"部分是否清楚地描述了主要结果

如果主要结果第一次被提到是在"结果"部分，则应回答"否"。

回答	分数	回答位置
是	1	
否	0	

3.是否清楚地描述了受试者的特征

在队列研究和试验中，应给出纳入和/或排除标准。在病例对照研究中，应给出病例定义和对照来源。

回答	分数	回答位置
是	1	
否	0	

4.是否清楚地描述了有利的干预措施

应清楚地描述要比较的治疗方法和安慰方法（相关的地方）。

回答	分数	回答位置
是	1	
否	0	

5.是否清楚地描述了每组受试者干扰因素的主要分布

提供了主要干扰因素列表。

回答	分数	回答位置
是	2	
部分	1	
否	0	

6.是否明确描述了研究的主要发现

应报告所有主要发现的简单数据（包括分母和分子），以便读者检查主要分析和结论。（此问题不包括下面考虑的统计测试）

回答	分数	回答位置
是	1	
否	0	

7.是否提供了主要结果数据的随机变异性估计

在非正态分布数据中，应报告结果的四分位范围。在正态分布数据中，需要报告标准误差、标准偏差或置信区间。如果没有描述数据的分布，则必须假定所用的估计值是合适的，答案应该回答"是"。

回答	分数	回答位置
是	1	
否	0	

8.是否报告了可能是干预结果的所有重要不良事件

如果研究表明有人对不良事件进行全面的测量，则应回答"是"。（提供可能的不良事件列表）

回答	分数	回答位置
是	1	
否	0	

9.是否描述了未随访患者的特点

如果没有未随访患者，或者未随访患者太少，研究结果不受影响，应回答"是"。对于没有报告未随访患者数量的研究，应回答"否"。

回答	分数	回答位置
是	1	
否	0	

10.是否报告了主要结果的实际概率值（如0.035而不是<0.05），概率值<0.001的除外

回答	分数	回答位置
是	1	
否	0	

外部效度

以下问题试图说明研究结果的代表性，以及

是否可将其推广到研究对象来源的人群。

11.受试者是否被要求代表被招募的整个人群参加研究

研究必须确定患者的来源人群，并描述如何选择患者。如果受试者包括整个来源人群、未经选择的连续患者样本或随机样本，那么他们具有代表性。只有存在所有相关人群，随机抽样才可行。如果一项研究没有报告受试者来源人群的比例，那么这个问题应该回答为"无法确定"。

回答	分数	回答位置
是	1	
否	0	
无法确定	0	

12.参加研究的受试者是否可以代表被招募的整个人群

应该说明同意的人的比例。确认样本是否具有代表性，包括证明研究样本和来源人群的主要干扰因素相同。

回答	分数	回答位置
是	1	
否	0	
无法确定	0	

13.给受试者治疗的工作人员、受试者接受治疗的地点和设施是否代表大多数患者的情况

对于回答"是"的问题，研究应证明干预在来源人群中有代表性。例如，如果干预是在一个专家中心进行的，而该中心并不能代表大多数来源人群都会去的医院，那么这个问题应该回答"否"。

回答	分数	回答位置
是	1	
否	0	
无法确定	0	

内部效度——偏倚

14.是否使用盲法对受试者实施干预

对于患者不知道接受的是哪种干预的研究，应该回答"是"。

回答	分数	回答位置
是	1	
否	0	
无法确定	0	

15.是否使用盲法评估干预结果

回答	分数	回答位置
是	1	
否	0	
无法确定	0	

16.如果试验结果是基于"数据"的，报告中是否详细描述了过程

应该明确指出没有列入计划的分析。如果没有报告回顾性计划外亚组分析，则回答"是"。

回答	分数	回答位置
是	1	
否	0	
无法确定	0	

17.在试验和队列研究中，是否根据不同患者的不同随访时间长度进行调整分析；在病例对照研究中，对于病例组和对照组，从干预到结果出现的时间长度是否相同

如果所有研究患者的随访结果相同，应该回答"是"。如果随访时间因生存分析而不同，应该回答"是"。忽略随访差异的研究应回答"否"。

回答	分数	回答位置
是	1	
否	0	
无法确定	0	

18.评估主要结果的统计测试是否合适

使用的统计技术必须与数据相适应。例如，对于小样本量应使用非参数化方法。如果很少进行统计分析，但没有证据表明存在偏倚，这个问题应该回答"是"。如果没有描述数据的分布（正常与否），则必须假设所用的估计值是合适的，并且应该回答"是"。

回答	分数	回答位置
是	1	
否	0	
无法确定	0	

19.干预措施是否可靠

如果不符合分配的治疗或有一组受到污染，这个问题应该回答"否"。对于任何偏向于零值的错误分类结果的研究，应该回答"是"。

回答	分数	回答位置
是	1	
否	0	
无法确定	0	

20.主要观察指标是否准确（有效、可靠）

对于明确描述结果指标的研究，应该回答"是"。对于其他工作或证明结果测量准确的研究，应该回答"是"。

回答	分数	回答位置
是	1	
否	0	
无法确定	0	

内部效度——干扰（选择偏倚）

21.不同干预组（试验和队列研究）的患者或病例和对照组（病例对照研究）是从同一群人中招募的吗

例如，所有比较组的患者都应该从同一家医院中选择。如果无法确定用于队列研究和病例对照研究的患者来源信息，应该回答"无法确定"。

回答	分数	回答位置
是	1	
否	0	
无法确定	0	

22.同一时期招募的研究对象是在不同的干预组（试验和队列研究）还是在病例对照组（病例对照研究）

对于没有具体说明患者招募时间的研究，应该回答"无法确定"。

回答	分数	回答位置
是	1	
否	0	
无法确定	0	

23.研究对象是否随机分配为干预组

说明受试者是随机分配的研究应该回答"是"，除非随机方法不能确保随机分配。例如，备用分配回答"否"，因为它是可预测的。

回答	分数	回答位置
是	1	
否	0	
无法确定	0	

24.直到招募完成且无法更改时，是否对患者和医务人员采用了盲法

有非随机研究都应该回答"否"。如果任务对患者隐瞒，而没有对医务人员隐瞒，应该回答"否"。

回答	分数	回答位置
是	1	
否	0	
无法确定	0	

25.分析已经得出的结论时，是否对干扰因素进行了充分的调整

以下情况应该回答"否"：研究的主要结论是基于对治疗的分析，而不是治疗的目的；在不同的治疗组中，没有描述已知干扰因素的分布；

或已知干扰因素在治疗组间的分布不同，但在分析中没有考虑。在非随机研究中，如果没有调查主要干扰因素，或调查了主要干扰因素但在最终分析中没有进行调整，应该回答"否"。

回答	分数	回答位置
是	1	
否	0	
无法确定	0	

26.是否考虑了未随访患者？

如果没有报告未随访患者的数量，应该回答"无法确定"。如果未随访的比例很小，不会影响主要结果，应该回答"是"。

回答	分数	回答位置
是	1	
否	0	
无法确定	0	

效能

27．研究是否有足够的能力检测临床上的重要影响，其中由于偶然性导致的差异的概率小于5%*

一个有足够的能力发现5%显著性效果的样本是由先验决定的。

回答	分数	回答位置
是	1	
否	0	

---

*：改自 Monteiro 和 Victora[16]。

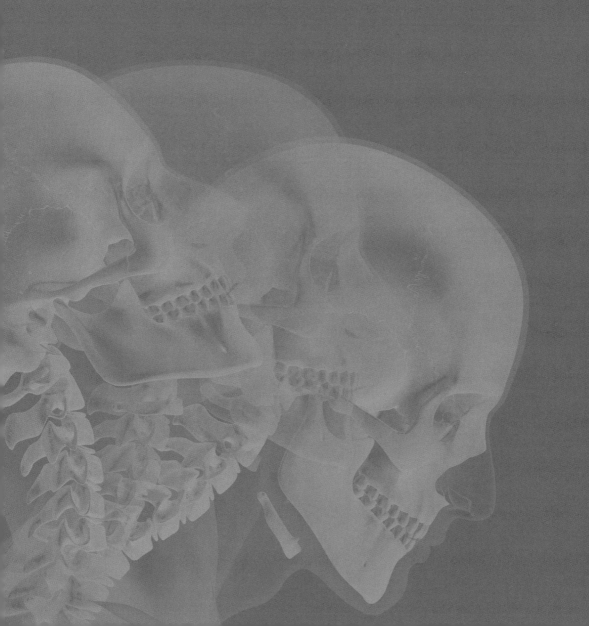

第三部分
机制与效果

第四章 Mulligan的错位假说：定义、生理学和证据

Wayne Hing，Toby Hall，Darren Rivett ，Bill Vicenzino

概述

Brian Mulligan观察到许多四肢关节功能障碍的患者应用动态关节松动术后，疼痛和活动范围均有显著改善，并首次提出错位假说（position fault hypothesis，PFH）[1, 2]。这些改善见于关节被动活动（通常是与运动平面垂直的持续辅助运动滑动）与引发疼痛的主动生理性运动相结合的治疗。Mulligan发现，滑动的方向对动态关节松动术的效果至关重要。这种方向特异性使他推测这些患者受伤的关节出现了错位，正是他的治疗技术纠正了这种错位[3, 4]。错位可能是在发生扭伤、拉伤或其他（微观或宏观）损伤之后的骨骼运动不协调，这种骨骼运动不协调可产生持续存在的症状并可对正常功能造成影响。

在医疗行业，由于各种各样的原因，从业人员需要对产生显著作用的治疗方法做出合理解释[5]。尽管手法治疗的历史并不长，但仍有很多这样的例子。例如，在物理治疗领域，McKenzie提出的与反复主动活动相关的椎间盘紊乱假说[6]；在整脊领域，Palmer提出的与脊柱矫正或调整相关的半脱位理论[7]。图4.1除了简单描述了错位假说（"临床应用推理"），还概述了临床观察和解释了错位假说。

本章将就错位假说提出以下观点：①错位存在的证据，以及评估或检测证据；②解释错位是如何造成疼痛、损伤和功能障碍的；③动态关节

松动是否可以纠正错位。因此较前一章的关于临床疗效方面，本章讨论的是不同的问题——动态关节松动术的作用机制假说。

错位是否存在？

既有与动态关节松动术相关的错位假说的直接研究，也有涵盖关节可能存在较小的错位（错位假说最关键内容）的研究，如针对髋股关节和肩关节的研究。迄今为止，对动态关节松动术的直接研究主要集中在下胫腓关节，并提出腓骨存在向前（或向后）错位。本章将通过回顾与踝关节、髋股关节和肩关节相关的文献来评估是否存在错位。

胫腓关节

错位假说在动态关节松动术应用中的直接研究主要集中在下胫腓关节，尤其是踝关节损伤后腓骨远端相对胫骨的位置。足踝很可能一直是错位假说研究的焦点，因为它是相对容易评估的常见受损部位，所以临床很常见，特别是Mulligan解释他在治疗慢性踝关节疼痛的临床观察时，发现它与动态关节松动术有很强的临床相关性。最值得注意的是，Mulligan提出在一些踝关节距屈–内翻扭伤患者中，距腓前韧带（ATFL）基本保持完整，扭伤产生的力会传递到腓骨，导致其相对于胫骨向前和向尾端（向下）移位。通常认为，这个位置的距腓前韧带较松弛，因而导致慢

性不稳定和反复的踝关节问题[8]。Hetherington进一步指出，由于肿胀和粘连，这种错位在损伤后仍然存在[9]。撕脱性骨折可证明韧带在内翻损伤中能承受高强度拉力。

Mulligan是在研究一位患者后提出错位假说的。此患者在外踝内翻扭伤6周后仍有疼痛及活动度受限，应用动态关节松动术［包括腓骨远端向后（向头端）滑动］后立即出现好转[2]（详见第十九章）。踝关节错位假说的演化发展（治疗师应用新的手法治疗技术迅速解决了患者长期存在的问题且疗效显著）验证了图4.1中强调的过程。对于这种治疗机制的简单解释是，治疗师施加的力纠正了骨性不协调，从而可以推断出在治疗前骨骼存在错位。这种错位也解释了为什么

韧带扭伤患者在愈合后其症状仍然存在。

自踝关节错位假说提出以来，有大量研究通过X线透视、轴向计算机断层扫描（CAT）和磁共振成像（MRI）直接检测亚急性踝关节扭伤和慢性踝关节不稳定患者腓骨与胫骨的位置关系。这些研究的结果存在差异，有一些报告腓骨前移，有些报告腓骨后移或慢性踝关节不稳定患者完全没有错位。这些差异主要是由所使用的测量方法导致的。例如，报告腓骨前移的研究主要采用X线透视法，并从侧面测量了外踝前缘到胫骨前缘的距离[10]（图4.2）；报告混合结果或腓骨位置无位移的研究使用的是CAT和MRI得出的腓骨位置参数。

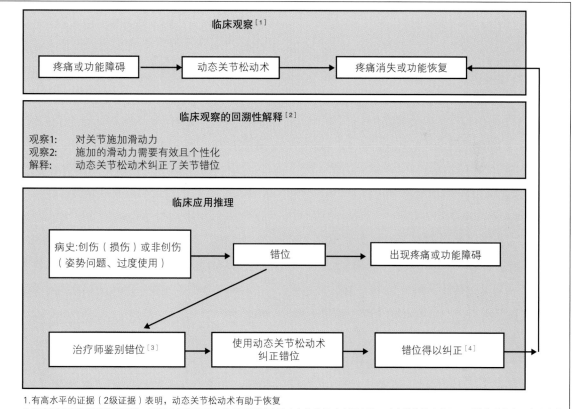

1.有高水平的证据（2级证据）表明，动态关节松动术有助于恢复
2.从案例研究和实验室得到的一些初步证据表明，关节面的滑动受动态关节松动术影响并且动态关节松动术需要以特定的施力强度和方向应用才能成功
3.有证据表明错位的存在，但目前没有证据表明这些错位可以被治疗师检测到
4.有有限的低质量证据表明，疼痛的解决与动态关节松动术纠正错位有关

图4.1　错位假说示意

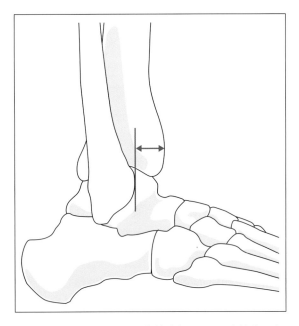

图4.2 通过测量腓骨远端前缘与胫骨远端前缘之间的距离（以毫米为单位）来判断腓骨的位置

Hubbard等[10, 11]的矢状面X线透视研究报道了腓骨向前移位。Hubbard等报道，在一组亚急性踝关节扭伤受试者（*n*=11）中，踝受伤者与踝未损伤者相比，腓骨位置平均差为2.9 mm［95%可信区间（CI）：1.01～4.79］，也不同于对照组［两侧平均差为-0.33 mm（95%CI：-1.15~0.5）］[11]。肿胀与位置错位之间存在较强的相关性（*r*=0.8），支持Hetherington的研究报告[9]。有趣的是，平均差很大程度上是由两个异常值所致（11 mm和5.4 mm的差异，数据范围为0~11），但是即使将它们从分析中去除，仍然有统计上显著的差异，但是更小，差值为1.72 mm（95%CI：0.73~2.71）。2.9 mm的差异大于标准误差和测量的最小可靠变化（分别为0.72 mm和1.996 mm），因此很可能是真实的。Hubbard等[11]对亚急性踝关节损伤的研究结果与他们报道的慢性踝关节不稳定的变化密切相关。Hubbard等报道了不稳定和未受影响的踝关节之间存在2.4 mm（95%CI：0.72~4.08）的差异[10]，接近最小可靠变化

1.996 mm。

虽然这些差异的数值大体上超过了透视法测量的误差，但在临床评估中是否能可靠地检测到仍有待观察（图4.1，脚注3）。此外，手法治疗中的触诊测试（如被动椎间生理运动）显示测试者间可靠性较差（见Refshauge和Gass[12]）。这说明手法治疗师存在准确检测错位的偏差，这同样也涉及触诊两个骨性标志的相对位置和判断是否正常，这对于手法治疗师准确发现位置错位的能力而言并不是一个好预兆。但是，需要注意的是错位的触诊测试并不是成功应用动态关节松动术的必要条件。

使用CAT和MRI推导指数研究报告的结果与Hubbard及其同事的X线透视检查结果不太一致。CAT和MRI推导指数有两种方式反映腓骨在水平面的相对位置：轴向踝指数（AMI）和踝间指数（IMI）[13]。AMI指的是距骨到外踝的距离，用它测量腓骨与胫骨相对位置，有效性是有不足的[14]。IMI指外踝到内踝的距离[13]。此外，在慢性踝关节不稳定中AMI对腓骨错位的评估过高，因为在这种情况下距骨经常在榫眼内旋转，故AMI的研究结论是腓骨处于后位。Lebrun等[13]通过证明在同一组慢性踝关节不稳定（*n*=21）中AMI会将踝关节受损错误归类为腓骨后移，简洁地说明了使用AMI遇到的问题；IMI与AMI形成鲜明对比，IMI则表明正常踝关节（*n*=60）和慢性不稳定的踝关节之间腓骨位置没有差异。

与LeBrun等[13]的研究结果相反，Mavi等[15]的MRI研究报告了10例复发性踝关节扭伤患者的腓骨与未受伤的受试者相比（*n*=43）平均前移2.5 mm（95%CI：0.22~4.78）。女性复发性踝关节扭伤（*n*=8）与正常踝关节扭伤（*n*=32）相比，无显著差异（1.3 mm，95%CI：-0.84~3.44）。Mavi等[15]测量的是胫骨前方到

外踝前方的距离，与Hubbard等[11]的X线透视测量的结果比较接近，但取自横截面。

髌股关节

髌骨错误的运动轨迹或侧向移位的概念是错位的又一例证，似乎髌股关节疼痛综合征已成为被广泛接受的临床病症[16, 17]。许多作者将此归功于Merchant等[18]，因为他们最早在一组正常无症状人群（n=200个膝关节）中描述了一种实用的天际线放射摄影技术（skyline radiographic technique）。在他们的论文中包括了一个由25个膝关节组成的对照组，这些膝关节都有髌骨反复移位的情况。适应角是指髌骨最低点与髁间沟所成角（由内/外侧髁的最前端部分到髁间沟最深点的连线构成）的等分线之间的夹角，正常人群平均为 –6°（99%CI：–8~–4），而在髌骨移位人群为23°[18]。Aglietti等[19]对150例正常膝关节采用了类似的测量方法，以髌骨半脱位（n=37）和髌骨软骨软化症（n=53）患者为对照组。他们的发现与Merchant[18]相似，无症状组正常适应角为–8°，而半脱位组为16°。髌骨软化组的适应角平均为–2°，略大于Merchant的正常数据[18]。

如果适应角能够精确反映髌骨位置（或轨迹），这些数据表明，髌股疼痛综合征（假定髌骨软骨软化症与其等同）可能存在一个小的错位，可能难以与无症状髌股关节相鉴别[17]。换而言之，髌股关节不稳定时其错位存在的程度远大于髌股关节疼痛综合征（无不稳定）。Laurin等[20]使用定性方法将100例膝关节髌骨软骨软化症患者与30例复发性髌骨半脱位患者和100例正常人进行比较，发现了类似的结果。在最近一次全面的文献综述中，Wilson[17]表明，更复杂的成像技术（如MRI、CAT扫描、超声）和无数的其他测量指标（髌骨外侧移位、等分偏差角、髌股外侧角、髌骨倾斜角、适应角、髌骨外侧倾斜）都没有解决这个问题，因为研究仍主要集中在将髌股骨关节不稳定者与正常者进行比较，但在研究髌股关节疼痛时，也有得出相互矛盾的结果。

关于髌骨位置或轨迹的文献中所涉及的其他问题包括：测量方法的信度和效度；所有测量中人群的变异性大；膝关节的位置（伸直或各种的屈曲角度）；股四头肌的收缩（放松或收缩）状态；肢体是否负重；缺乏髌骨[17]在所有平面（即6个自由度[21]）旋转和平移的三维生物力学分析。对于错位假说（纠正错位是动态关节松动术的一种作用机制）来说，很明显的一点是，对于髌股关节疼痛综合征（一种广泛认为与错位有关的疾病）这样的疾病，缺乏临床研究共识。对于动态关节松动术从业者而言，即使使用复杂的成像技术，也很难可靠有效地检测错位。

如果错位假说对治疗师而言，在临床上是有用的（也就是可以解释动态关节松动术的机制），希望治疗师能够在临床检查中可靠而准确地发现错位是合理的（图4.1）（或至少有令人信服的证据，这样可以向患者解释）。与下胫腓关节不同的是，对于髌股关节疼痛综合征[22]，有一种检测髌股关节错位的临床检查方法。这种检查方法是在膝关节大约屈曲20°时对髌骨相对股骨和股骨髁的位置进行触诊和视诊检查，以便精准描述髌骨在冠状面（内、外侧位移和旋转）、水平面（外侧极后倾）和矢状面（下极前后倾）的位置状态[22]。

目前的研究似乎大多集中在外侧移位（冠状面的内、外侧位置）的位置检测，有McConnell[22, 23]和Herrington[24]两种方法。McConnell方法要求治疗师将两只手的示指分别放在膝关节内、外侧髁上，然后将拇指指甲部重叠置于髌骨中点上，拇指到每个髁的距离大致相等表示位置正常[22]。

Herrington方法要求治疗师把内、外侧髁和髌骨中点同时标记在一条硬贴布上，然后取下贴布，用尺子测量距离[24]。

Smith等最近的一项系统综述[25]发现，Herrington方法[24]（MRI为金标准）的9项研究（237例患者，306个膝关节）总体显示出良好的评估者内信度、评估者间信度变异性和适度的标准效度。对这些研究进行荟萃分析是不可能的，因为与诊断性影像学研究一样，这些研究在许多关键方面存在很大的异质性。例如，对研究的样本人群描述很差［身高、体重和身体状况（不稳定与疼痛）］，而且实际的评估测试并不都很清晰[25]。尽管有这些问题，Herrington[24]最近报告了一个使用其测量技术的简单评级方法，通过相对外侧移位的平均差值3.7 mm（95%CI：1.6~5.8）来区分髌股疼痛综合征患者与正常人群，这远远超过0.6 mm的临床最小差异研究。也许在不久的将来，其他关节的错位评测可能会发展到这个阶段甚至超过这个阶段，这样就会有一个简单、可靠和有效的临床测试来帮助指导动态关节松动术的应用。例如，如果在髌股骨关节可以检测到3~4 mm的差异，那么研发检测腓骨向前错位2~3 mm的评测技术似乎是合理可能的。

肩关节

在有些病例中，肱骨头与肩胛盂之间的几何关系可假定存在异常。例如，在肩关节撞击综合征中，由于三角肌和肩袖之间的力量失衡导致肱骨头在肩胛盂内的位置过度升高。这些异常的骨骼关系似乎被类推为错位，并已通过各种成像技术（超声、MRI、X线、CAT）进行了检测，最近还在临床表现下结合了触诊和摄影。

以前研究测量肩关节位置改变的方法是评估肩峰肱骨距离（AHD）[26-28]，它是通过纵向超声成像和MRI确定肱骨头与肩峰边缘的切向距离（图4.3）。超声测量并与X线进行对照验证

的AHD在较重的肩袖损伤[28]和肩关节撞击综合征[29]中显著小于肩峰肱骨大结节（AGT）距离。Cholewinski等[29]报道，肩关节撞击综合征与正常肩的中位差为2.7 mm，最小有意义差为2.1 mm，数据范围为-3.9~8.6 mm，表明仅有部分患者存在错位。Hebert等[30]使用MRI报告了受累侧和未受累侧在肩关节屈曲100°和外展80°的平均差分别为1.3 mm（95%CI：0.87~1.73）和1.2 mm（95%CI：0.53~1.87），但中立位不存在差异。在Graichen等[31]的一项研究发现，在放松状态AHD无差异的情况下，肩关节撞击综合征患者肩上举时肌肉等长收缩，其AHD显著减小（1.4 mm vs 4.4 mm）。有趣的是，Desmeules等[32]报道，肩关节中立位AHD为9.9 mm（SD=1.5，n=13），但在撞击综合征中ADH为12 mm（SD=1.9，n=7），也就是说肩关节撞击综合征中立位肩关节的AHD值多2.1 mm（95%CI：-3.72~-0.48）。此外，他们还报道，在进行包括被动关节松动和训练在内的综合多模式康复训练后，更大程度的功能改善与AHD的减小密切相关。在一些肩袖损伤或肩关节撞击综合征患者中可能存在错位，这似乎取决于许多因素，如肱骨抬高的位置、肌肉收缩状况和病情的严重程度。

复杂和昂贵测量AHD的成像技术，是大多数治疗师和诊所所不具备的，因此有必要对肩关节进行一些临床测量，以检测是否存在错位。

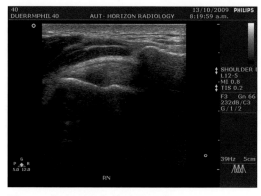

图4.3　超声测量肩峰肱骨距离

治疗师经常使用观察和触诊来了解肱骨头在肩胛盂中的相对位置。McKenna等[33]报告了一种用于测量肩峰前缘和肱骨头前缘之间距离的触诊与摄影相结合的技术。他们研究了该临床评测的可靠性，并通过与MRI对比确定了其有效性。虽然评测者重复测量的内部相关系数大于0.85是可以接受的，但触诊摄影技术的最小可靠变化为6.1 mm，大于他们通过文献荟萃分析计算出的4.9 mm病理状态距离。故在此基础上似乎还需要进一步完善，才能有一个有效的方法来确定临床环境中是否存在肩关节错位。

尽管如上所述对胫腓关节、髋股关节和肩关节已做了努力探索，但为了提高治疗师在临床上测量错位的能力，仍有必要采用系统的方法来评估错位假说。如上所述，患者间的差异性和异质性很大，这一问题提醒我们不要简单地将错位假说作为动态关节松动术产生效应和疗效的潜在机制。

错位引起疼痛和损伤的机制

迄今为止，尚未发现错位可能引起肌肉骨骼疼痛或活动范围缺失的证据。近十年来，骨科对引起肌肉骨骼疼痛的原因由纯粹的生物力学或结构解释发展为涵盖行为和生物系统特性的解释[34, 35]。

Dye[35]提出使用生物系统特性的功能模型来解释肌肉骨骼系统某些时间变量（如频率、时序、加载负荷持续时间）自我稳态适应一系列加载负荷的能力。也就是说，功能范围定义了肌肉骨骼系统在给定时间范围内能够承受的负荷范围，超生理载荷会导致结构上的宏观或微观损伤。假定组织的宏观或微观损伤是肌肉骨骼疼痛的前兆。有许多因素会决定组织适应负荷或对抗超生理过载和结构损坏的能力。内在因素包括遗传、骨骼力线问题（如扭转、内翻、外翻）、关节生物力学（可能包括错位）、既往损伤（如韧带功能不足）、运动过度和营养状况（蛋白质和微量营养元素）；外在因素包括组织承受的总负荷和负荷之间的时间间隔。这些内在和外在因素可能以多种相互作用和/或相互依存的方式存在于肌肉骨骼疼痛和损伤患者中。

Sahrmann提出，人体运动部分的生物力学与其他系统的力学相似，运动结构会优先选择有利于使用寿命和避免功能问题的理想力线[36]。虽然Sahrmann承认生物系统确实会对理想力线和力学机制的变化表现出积极的适应性反应，但他也认为当力线和运动不理想时，存在系统崩溃的情况（如关节退行性改变）。Dye[35]和Sahrmann[36]的著作似乎与其他权威人士对这一课题的看法一致，并可能解释了错位在肌肉骨骼疼痛和损伤中的作用。

任何关节在任何瞬间的运动都可以描述为运动结构绕瞬时旋转轴的旋转[37]。此瞬时旋转轴很少是固定的，且在运动过程中遵循一条路径，称为瞬时旋转轴路径[38]。错位可能会导致瞬时旋转轴偏离理想路径，可能导致支撑关节的结构负荷发生变化，进而导致疼痛和相关损伤[39, 40]。事实上，Comerford和Mottram[41]描述了瞬时旋转轴偏离理想路径的情况——附属运动中的滑动平移异常，使支持关节的结构承受不正常的载荷，从而引起微应力，随着重复运动最终导致组织破坏和疼痛。

我们认为，运动异常导致组织压力和疼痛的概念可以作为错位假说的模型，治疗师可以使用错位假说来描述错位和错位所表现的肌肉骨骼之间可能存在的力学关系。必须记住，需要进一步的研究才能合理地认为它是错位假说的潜在机制。

动态关节松动术能纠正错位吗？

对于动态关节松动术对错位的纠正效果，目

前缺乏高质量研究，无法在这方面得出任何结论。我们在撰写本书的过程中对数据库、会议记录和参考书目进行了全面的搜索，结果发现有两篇低质量的文献专门研究了这个问题。其中一篇是一个扩展的会议摘要[42]，报告了一项对8个新近踝关节扭伤病例的研究；另一篇是一例拇指慢性损伤的病例研究[43]，在应用动态关节松动术前、后都使用MRI测量了骨骼的位置。

Merlin等[42]研究了应用腓骨动态关节松动术（外踝相对胫骨向后上滑动；技术细节见第十九章，研究细节见第三章的表3.6）对腓骨位置的即刻影响。他们将足踝固定在90°的支具上，同时进行MRI扫描。从简单的说明中可以看出，腓骨在三个平面的位置是通过相对于踝支具上两个标记来测量的（即腓骨与胫骨的关系并没有得到实际的评估）。没有提供关于MRI测量技术的可靠性（特别是与取出和重新使用支具有关的误差）或有效性的信息。然而，作者报告应用动态关节松动术后在矢状面有一个0.35 cm（95% CI：0.12~0.58）的头侧移位。很难知道此腓骨移位的大小是否有意义，但这种治疗确实提高了负重位背屈1.6cm（95%CI：0.53~2.67）的线性长度（踝背屈时最长足趾相对墙壁高度的测量）和闭眼状态下单腿站立平衡9.6 s（95%CI：6.27~12.93）。没有报告任何其他方向或平面的变化。

另一项研究是一个单一病例报告，评估了一位跌倒后拇指过度外展引起7个月慢性疼痛患者第1掌指关节应用动态关节松动术的效果[43]。Hsieh等[43]使用MRI评估了应用动态关节松动术前、第一次应用动态关节松动术，以及在治疗4周病情完全缓解后第1近节指骨相对于掌骨的位置（详见第十四章）。在检查中，治疗师确定近节指骨旋后的滑动对拇指屈曲受限和疼痛有实质性的改变。关节成像的评估者和实施治疗的治疗

师对彼此的数据是双盲的。在同一基线比较患者双手MRI后发现近节指骨有4°的旋前错位。该错位在应用自我旋后动态关节松动术后得到了逆转。虽然经过3周的自我动态关节松动术治疗，病情有所改善，但4周的MRI随访显示，错位本身没有发生改变。必须记住，这是一个单一的病例研究，因此，将结果外向化的有效性很低。然而，此论文描述了错位存在的可能情形和选择适当的方向应用动态关节松动术的效果特异性，重要的是错位不需要长期地改善也可以解决患者的疼痛和失能。

另一项相关研究报道了10名不同的物理治疗师在肩外展过程中自前向后方向应用动态关节松动术时肱骨头的移位特征（详见第十二章）[44]。在外展过程中应用动态关节松动术比不应用动态关节松动术能产生更大的肱骨头向后移位。为了验证在动态关节松动术应用过程中产生关节位置变化的假设，需要进一步研究活体肌肉主动收缩抗重力时肱骨头的移位。

错位假说和 McConnell 创新的经验教训

髌骨贴扎对于治疗髌股关节疼痛综合征是一种有效的治疗方法，最早由McConnell于1986年提出[45, 46]。McConnell方法治疗髌骨疼痛最初是假设可以用贴布纠正髌骨在股骨滑车切迹的错位[46]，与动态关节松动术调整错位的观点基本相同。

Aminaka和Gribble[47]就McConnell髌骨贴扎对疼痛、髌骨力线和神经肌肉控制的影响进行了系统回顾。他们报告，虽然有证据支持这种贴扎有治疗髌股关节疼痛的效果，但就其改变髌骨位置的能力而言，情况并非如此。他们的结论是，镇痛作用的机制仍有待阐明。自上次回顾以来，Herrington[48]用MRI研究了髌骨外侧移位（即髌骨在冠状面的力线）在膝关节屈曲0°、10°、20°贴扎前后的移位变化。作者报告，在膝关节

屈曲0°、10°和20°时，贴布可使髌骨外侧移位分别显著降低0.4 mm、1.1 mm和0.7 mm。但是，这一主要变化的程度并没有超过可检测的最小变化（或0.83 mm的测量误差），这进一步突出了评测错位和治疗错位会产生哪些相关问题的变化。也就是说，这些错位及其校正可能非常小，并且在测量技术的精度/误差方面存在问题。Herrington[24]假设这些微小的变化可能足以带来生物效应，使髌骨贴扎能够减少疼痛，但这种关系仍有待探索。贴布移除后继续改变髌骨力线的能力也有待检测。

髌骨贴扎证据的演变历史对动态关节松动术有着重要的借鉴意义；虽然髌骨贴扎和动态关节松动术都能改善疼痛、损伤和失能，但这可能不是通过对错位的短期或永久纠正实现的。在考量错位假说和动态关节松动术时，需要牢记两个问题。第一，在解释动态关节松动术获得成功时必须谨慎，这种成功（用疼痛、失能和整体满意度量表来评估）并不需要表明有通过技术来纠正的错位存在。第二，骨骼位置的初始或立即变化不一定先于错位的长期变化。这并不是说错位与动态关节松动术的临床应用无关，因为似乎有初步证据（尽管是低水平）表明，应用动态关节松动术最有效的滑动方向为与现存错位相反的方向。

总结

错位假说是Mulligan对其临床观察的解释，动态关节松动术可以改善关节的运动，减轻疼痛和恢复功能。错位假说的理论基础似乎在一定程度上得到了文献的支持。例如，有证据表明在某些关节处可能存在错位；低水平的证据表明动态关节松动术最有效的方向与错位的方向相反。没有证据支持或反驳错位假说部分或完美解释了对疼痛、损伤和失能病例临床应用动态关节松动术的作用机制。错位假说中要考虑的主要问题是难

以准确测量错位。这就给目前关于错位存在与否的证据蒙上了一层阴影，尽管随着改进的和更复杂的成像技术的出现，这个问题可能不是不可克服的，至少在最初的实验室研究中是这样，并且提示动态关节松动术的错位假说需要进一步研究阐明。动态关节松动术还可能通过其他机制产生临床效果，下面三章将进一步探讨这些机制。

关键点

- 错位假说提出，动态关节松动术可以纠正轻微的骨骼不协调，这种不协调可能发生在受伤或误用之后，并可导致症状和功能障碍持续存在。
- 有证据表明，可能确实存在错位，如下胫腓关节、髌股关节和肩关节。
- 错位主要通过影像学进行检测，而治疗师并不容易在临床上获得这些影像技术。
- 尽管很难证明，但有一种假说认为错位通过异常的关节生物力学和随之而来的软组织磨损导致了疼痛和损伤。
- 关于动态关节松动术对错位影响的研究甚少。
- 没有证据支持或反驳错位假说部分或完美解释了对疼痛、损伤和失能病例临床应用动态关节松动术的作用机制。
- 有低水平，非常初步的证据表明，应用动态关节松动术成功的方向很可能与错位的方向相反。
- 症状的改善和功能的恢复并不能证明存在错位。

参考文献

［1］Mulligan B.Manual Therapy: 'NAGS', 'SNAGS', 'PRP'S'etc.(1st edn). Wellington: Plane View Services Ltd 1989.

［2］Mulligan B.Mobilisations with movement(MWM). The Journal of Manual & Manipulative Therapy. 1993;1(4):154–156.

［3］Mulligan B.Mobilisations with movement(MWMs)for the hip joint to restore internal rotation and flexion.Journal of Manual and Manipulative Therapy.1996;4(1): 35–36.

［4］Mulligan B.Manual Therapy:'NAGS','SNAGS', 'MWMS'etc.(6th edn). Wellington: Plane View Services Ltd 2006.

［5］Folk B. Traumatic thumb injury management using

mobilization with movement. Manual Therapy. 2001 Aug;6(3):178–182.

[6] McKenzie R.The Lumbar Spine:Mechanical Diagnosis and Therapy. Waikanae, New Zealand: Spinal 1981.

[7] Palmer DD.The Chiropractor's Adjuster:the Science, Art and Philosophy of Chiropractic.Portland: Portland Printing House 1910.

[8] Hertel J.Functional Anatomy, Pathomechanics, and Pathophysiology of Lateral Ankle Instability. Journal Athletic Training. 2002 Dec;37(4):364–375.

[9] Hetherington B.Lateral ligament strains of the ankle, do they exist?Manual Therapy.1996 Dec;1(5):274–275.

[10] Hubbard TJ, Hertel J, Sherbondy P.Fibular position in individuals with self-reported chronic ankle instability.Journal of Orthopaedic Sports Physical Therapy. 2006 Jan;36(1):3–9.

[11] Hubbard TJ, Hertel J.Anterior positional fault of the fibula after sub-acute lateral ankle sprains. Manual Therapy. 2008 Feb;13(1):63–67.

[12] Refshauge K, Gass E.Musculoskeletal Physiotherapy:Clinical Science and Evidence-based Practice(2nd edn).Oxford:Butterworth-Heinemann 2004.

[13] LeBrun CT, Krause JO.Variations in mortise anatomy. The American journal of sports medicine. 2005 Jun 1;33(6):852–855.

[14] Scranton P, McDermott J, Rogers J.The relationship between chronic ankle instability and variations in mortise anatomy and impingement spurs. Foot & Ankle International. 2000;21:657–664.

[15] Mavi A, Yildirim H, Gunes H, Pestamalci T, Gumusburun E.The fibular incisura of the tibia with recurrent sprained ankle on magnetic resonance imaging.Saudi Medical Journal.2002 Jul;23(7):845–849.

[16] Brukner P, Khan K. Clinical Sports Medicine (3rd edn). Sydney: McGraw-Hill 2007.

[17] Wilson T.The measurement of patellar alignment in patellofemoral pain syndrome: are we confusing assumptions with evidence? Journal of Orthopaedic Sports Physical Therapy. 2007 Jun;37(6):330–341.

[18] Merchant A.Roentgenographic analysis of patellofemoral congruence. The Journal of Bone and Joint Surgery. 1974;56(7):1391–1396.

[19] Aglietti P, Insall JN, Cerulli G.Patellar pain and incongruence. I: measurements of incongruence. Clinical Orthopaedic Related Research.1983 Jun (176):217–224.

[20] Laurin CA, Levesque HP, Dussault R, Labelle H, Peides JP.The abnormal lateral patellofemoral angle:a diagnostic roentgenographic sign of recurrent patellar subluxation. Journal of Bone and Joint Surgery America.1978 Jan;60(1):55–60.

[21] Sheehan FT, Seisler AR, Alter KE.Three-dimensional in vivo quantification of knee kinematics in cerebral palsy.Clinical Orthopaedic Related Research. 2008 Feb;466(2):450–458.

[22] McConnell J. The physical therapist's approach to patellofemoral disorders.Clinics in Sports Medicine. 2002 21(3):363–387.

[23] McConnell J.The management of chondromalacia patellae:a long-term solution.The Australian Journal of Physiotherapy. 1986;32(4):215–223.

[24] Herrington L. The difference in a clinical measure of patella lateral position between individuals with patellofemoral pain and matched controls. Journal of Orthopaedic Sports Physical Therapy. 2008;38(2):59–62.

[25] Smith TO, Davies L, Donell ST.The reliability and validity of assessing medio-lateral patellar position: a systematic review. Manual Therapy. 2009 Aug;14(4):355–362.

[26] Brossmann J, Preidler KW, Pedowitz RA, White LM, Trudell D, Resnick D.Shoulder impingement syndrome:influence of shoulder position on rotator cuff impingement — an anatomic study. American Journal of Roentgenology. 1996 Dec;167(6):1511–1515.

[27] Azzoni R, Cabitza P, Parrini M.Sonographic evaluation of subacromial space.Ultrasonics.2004 Apr;42(1–9):683–687.

[28] Azzoni R, Cabitza P.Sonographic versus radiographic measurement of the subacromial space width. La Chirurgia degli Organi di Movimento. 2004 Apr–Jun;89(2):143–150.

[29] Cholewinski JJ, Kusz DJ, Wojciechowski P, Cielinski LS, Zoladz MP. Ultrasound measurement

of rotator cuff thickness and acromio-humeral distance in the diagnosis of subacromial impingement syndrome of the shoulder. Knee Surgery Sports Traumatology Arthroscopy.2008 Apr;16(4):408–414.

［30］Hebert LJ，Moffet H，Dufour M，Moisan C. Acromiohumeral distance in a seated position in persons with impingement syndrome.Journal of Magnetic Resonance Imaging. 2003;18:72–79.

［31］Graichen H，Bonel H，Stammberger T，Heuck A，Englmeier KH，Reiser M，et al.An MR-based technique for determination of the subacromial space width in subjects with and without shou lder muscle activity.Zeitschrift fur Orthopadie und ihre Grenzgebiete. 1999 Jan–Feb;137(1):2–6.

［32］Desmeules F，Minville L，Riederer B，Cote CH，Fremont P. Acromio-humeral distance variation measured by ultrasonography and its association with the outcome of rehabilitation for shoulder impingement syndrome. Clinical Journal of Sports Medicine. 2004 Jul;14(4):197–205.

［33］McKenna L，Straker L，Smith A.The validity and intratester reliability of a clinical measure of humeral head position. Manual Therapy. 2009 Aug; 14(4):397–403.

［34］Dye SF. The knee as a biologic transmission with an envelope of function: a theory. Failed anterior cruciate ligament surgery. Clinical Orthopaedics and Related Research. 1996;325:10.

［35］Dye SF.The pathophysiology of patellofemoral pain:a tissue homeostasis perspective.Clinical Orthopaedics and Related Research. 2005;436:100.

［36］Sahrmann S. Diagnosis and Treatment of Movement Impairment Syndromes. St Louis: Mosby 2002.

［37］White AA，Panjabi MM. Clinical Biomechanics of the Spine (2nd edn). Philadelphia: Lippincott 1990.

［38］Zatsiorsky VM.Kinematics of human motion. Champaign，III: Human Kinematics 1998.

［39］Gerber C，Matter P. Biomechanical analysis of the knee after rupture of the anterior cruciate ligament and its primary repair: an instant-centre analysis

of function. Journal of Bone Joint Surgery British. 1983;65:391–399.

［40］Frankel VH，Burstein AH，Brooks DB. Biomechanics of internal derangement of the knee: pathomechanics as determined by analysis of the instant centers of rotation.Journal of Bone Joint Surgery Am. 1971;53:945–962.

［41］Comerford MJ，Mottram SL.Movement and stability dysfunction—contemporary developments. Manual Therapy. 2001 Feb;6(1):15–26.

［42］Merlin DJ，McEwan I，Thom JM.Mulligan's mobilisation with movement technique for lateral ankle pain and the use of magnetic resonance imaging to evaluate the 'positional fault' hypothesis. XIV International Congress on Sports Rehabilitation and Traumatology 2005.Online.Available: www.isokinetic. com (accessed 27 April 2010).

［43］Hsieh CY，Vicenzino B，Yang CH，Hu MH，Yang C.Mulligan's mobilization with movement for the thumb:a single case report using magnetic resonance imaging to evaluate the positional fault hypothesis. Manual Therapy. 2002 Feb;7(1):44–49.

［44］Kai-Yu Ho，Hsu A-T. Displacement of the head of humerus while performing 'mobilization with movements' in glenohumeral joint: a cadaver study. Manual Therapy. 2009;14(2):160–166.

［45］Gerrard B. The patello-femoral pain syndrome: A clinical trial of the McConnell program. The Australian Journal of Physiotherapy. 1989;35(2):71–80.

［46］Crossley K，Cowan SM，Bennell KL，McConnell J.Patellar taping:is clinical success supported by scientific evidence? Manual Therapy. 2000 Aug; 5(3):142–150.

［47］Aminaka N，Gribble PA. A systematic review of the effects of therapeutic taping on patellofemoral pain syndrome. Journal of Athletic Training. 2005 Oct–Dec;40(4):341–351.

［48］Herrington L.The effect of corrective taping of the patella on patella position as defined by MRI. Research in Sports Medicine. 2006;14(3):215–223.

第五章　动态关节松动术作用机制的新拟建模型

Bill Vicenzino，Toby Hall，Wayne Hing，Darren Rivett

概述

正如第三章所讨论的，我们需要一个不断发展的证据体系来证明动态关节松动术的临床效果。本章同样呼吁进一步开展更高质量的临床研究，以测试动态关节松动术治疗各种肌肉骨骼疾病的临床疗效。这项工作是着重解决动态关节松动术是否起作用的，而我们考量动态关节松动术时的另一个重点在于回答动态关节松动术是如何起作用的。这一研究侧重的是动态关节松动术发挥临床作用的潜在机制。了解产生作用的基本机制会促进动态关节松动术的发展和临床应用（无论是单独应用还是作为多模式治疗方法的一部分）。

第四章探讨了Mulligan提出的错位假说，认为该假说缺乏支持或反驳的证据。本章我们将提出一个新的说明动态关节松动术临床效果的拟建模型。有一点需要在此强调一下，即该模型针对的是单次应用动态关节松动术成功的病例。也就是说，它在患者个性化损伤评估（CSIM）方面产生了实质性的（即便不是完全的）改善。例如，想象你已经在手腕处做了横向滑动，疼痛开始出现的位置从腕伸展15°提高到60°。你可能会时常思考为何会有这样的疗效。本章提出了一个模型，从业者可以通过该模型来概念化此问题的回答。此外，本章还考量了动态关节松动术多次重复治疗获得持续效果的可能机制，这是建立在单次治疗模型上的。通常假设治疗师已经对患者进行了全面的临床检查，并在就潜在病理解剖和病理生理特征做出了一些临床决策的条件下实施动态关节松动术治疗技术。

本章连同第四、六和七章，提出了我们对动态关节松动术可能的作用机制和效果的思考，并在可能的情况下对证据进行了充分的考量。

生物力学和神经科学范例

动态关节松动术临床疗效的基础机制起初被设想为简单的纠正骨骼错位和半脱位[1]。这可能起源于临床层面，基于该领域的治疗师和/或先驱经验的初级反馈。也就是说，当进行关节操作时，治疗师会感觉到关节骨骼结构的相对运动，而在另一个层面上，患者会反馈疼痛、功能和能力的改善。可以认为，这种关节运动的感觉是治疗师的目标，可能是成功操作的初始反馈。当然，要花费大量精力和时间来训练治疗师感知这种运动和骨位移，其指导重点在于患者的位置、被操纵的关节、治疗师的身体和手，以优化实现骨位移[1-6]。这些说明构成了一些关节手法治疗教科书的基础。可以想象，当治疗师见证了局部骨-关节的变化和患者病情的改善后，治疗师会将患者的改善归因于机械力学方面的原因，一种潜在的生物力学作用机制。与此一致的是，似乎很多关于手法治疗的最初书面材料对手法治疗作用机制的假说都集中于生物力学方面（图

5.1），强调拉伸、撕裂、矫正、减少各种骨骼、关节、肌肉、神经和血管损伤[7-15]。在相对较近的时期，随着神经系统和疼痛相关科学研究与数据的不断增长，我们更深入地了解了手法治疗是如何引起神经系统的变化（图5.1）[16-18]并给患者带来临床改善的。生物力学和神经科学范式的起源不仅有历史基础，而且在某种程度上似乎得到了实验室研究的加强，这些研究也反映了研究人员的学科系统状态，如生物力学或神经生理学。

新拟建模型概述

我们新拟建的动态关节松动术作用机制的解释涉及生物力学和神经生理学机制，而且在本模型中它们可能是相互关联的（图5.2）。简而言之，建议治疗师熟练地应用动态关节松动术，操作时施加于关节的力不应使患者产生疼痛，还需要关注施力的位置、方向和大小（详见第二章），以使骨骼的位置产生瞬时改变，进而使引起疼痛的躯体动作得到实质性的改善。如此显著的改善意味着骨骼位置的瞬时变化是某些身体系统输入的关键因素，很可能是中枢神经系统。动态关节松动术已被证明可产生非阿片样机械性镇痛作用[25-28]，这被认为是中枢神经系统参与的证据。也就是说，动态关节松动术通过其在被治疗关节处的机械振动——这是一种有效的刺激，可以瞬间触发中枢神经系统的内进程，而这些

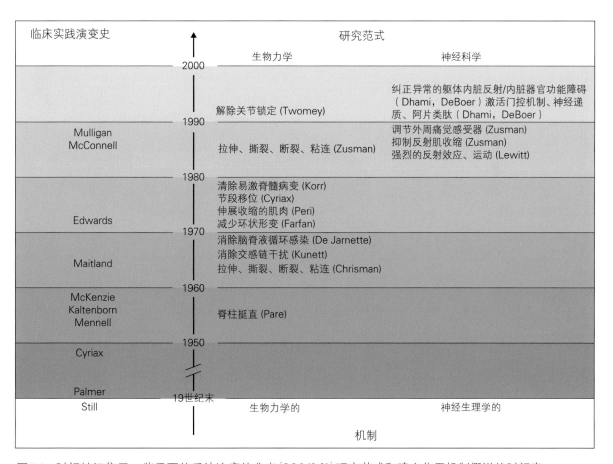

图5.1 时间轴汇集了一些重要的手法治疗从业者[3,5,8,19-24]研究范式和建立作用机制假说的时间表
注：总的来说，我们对手法治疗作用机制的理解已经从相当简单的机械概念[7-15]发展到较为复杂和精致的神经科学领域[16-18]

进程可以实现疼痛的临床改善。此类型中枢神经系统参与的一个重要组成部分似乎是内源性下行疼痛抑制系统（非阿片类痛觉减退）（图5.2）[29-31]，但在很大程度上感觉和运动系统机制尚未得到探索。重要的是要记住，动态关节松动术在应用时或应用后一定不能出现疼痛。

生物力学

支持动态关节松动术作用机制的主要假设是错位假说（第四章）。有趣的是，动态关节松动术的这种假说与其他手法治疗的错位假说高度一致，而动态关节松动术的作用机制就是纠正了这种错位。更多细节可以参考第四章阐述的错位假说。手法治疗可以改变关节的位置已被证明，本章我们关注两个病例研究：一个是在两具新鲜完整的尸体上实施脊椎手法治疗；另一个是动态关节松动术应用于拇指疼痛。

Gal等采用三维（3D）运动学分析了在两具未防腐的77岁人类尸体的T10~12节段单侧从后向前脊椎手法治疗[32]。他们通过测量施加的力来确保操作是在临床应用的范围内，并且只包括在临床中会发生的施力水平。简而言之，他们的研究结果表明，手法治疗可使椎体产生6~12 mm的短期整体移位，并在10 min内递减至手法实施前的水平。虽然这不是关于动态关节松动术的研究，但这是少数几个仔细测量手法治疗施力和所出现位移的研究之一，从而验证了临床观察可以在实验室条件下得到证实，尽管是在尸体上。

Hsieh等治疗了一位持续7个月拇指疼痛的79

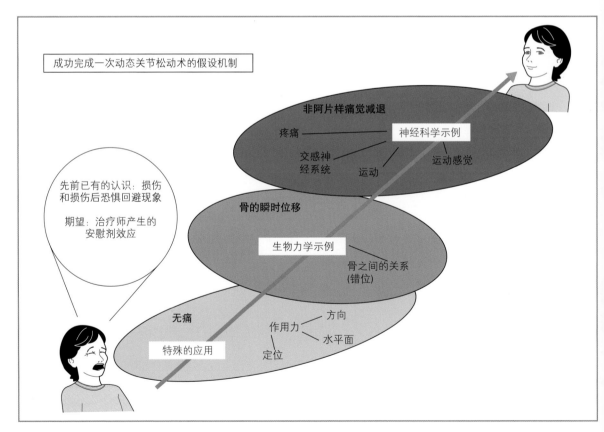

图5.2 思维导图列出了单次动态关节松动术的作用机制
注：简而言之，图5.2显示了施加的特定力会在机体上造成机械振动从而导致疼痛、运动、感觉和交感神经系统发生变化。漫画由Ben Soon绘制

岁女性，结果表明对患者的近端指骨应用旋后滑动的动态关节松动术能够纠正呈现在MRI上（详见第十四章）的错位[33]。然而，这只发生在应用动态关节松动术的时候，当患者完全恢复后再次进行MRI检查时指骨恢复到了治疗前的旋前位。本病例研究的一个显著特点是进行旋后、旋前、外侧和内侧滑动测试，只有旋后能在应用后立即完全改善受损伤拇指。从力学的角度来看，这很可能是对动态关节松动术应用过程中的骨骼移位重要性的一个初步了解，因为选择正确的方向似乎对动态关节松动术的成功与否至关重要。故有理由推测，关节滑动方向具有特异性的原因是它提供了最有效的输入信号，使机体产生足够水平的刺激和反应，促进身体内在自我修复/保护机制。在一些关节中，建议的半月板[34, 35]或滑膜边缘的复位可能是一种特殊定向的动态关节松动术滑动带来的临床效果，可能在某些病例中需要单次治疗就能带来巨大而持久的效果。

神经生理学

神经生理学机制涵盖了不同的学科领域，主要与疼痛和运动控制科学相关。

疼痛科学

动态关节松动术对疼痛系统的作用具有多个特点，这可能对支持动态关节松动术临床结果的作用机制产生影响。例如，动态关节松动术似乎产生一种非阿片样机械性镇痛的作用[25-28]。对网球肘外侧横向滑动动态关节松动术的多项研究表明，它对肘关节外侧的压痛阈值具有显著的中度综合性疗效（SMD 0.49；95%CI：0.08~0.90；图3.3）。肩关节后外侧滑动并肩上举的动态关节松动术会对压痛阈值产生作用，SMD约为 0.87（95%CI：0.28~1.47）[36]，然而对亚急性踝关节扭伤应用背屈动态关节松动术（SMD -0.22；95%CI：-0.97~0.52）却并非如此[37]。

形成鲜明对比的是，Paungmali等通过网球肘外侧滑动动态关节松动术应用前后对比的研究显示，动态关节松动术似乎并未影响热痛阈值（0.3°，95%CI：-1.85~2.45）[38]，这类似在颈椎应用关节松动术（注：非动态关节松动术）外侧滑动Ⅲ级的热痛阈值状况[39-41]。这很可能是因为这种类型疾病（如网球肘）没有热痛觉过敏，所以天花板效应掩盖了动态关节松动术对热痛觉的影响。没有颈椎动态关节松动术热痛阈值方面的研究，但有一项关于颈椎挥鞭伤患者应用脊椎手法治疗前后热痛阈值相差1.5°（95%CI：0.11~2.89）的研究表明没有实际的变化（SMD 0.2，95%CI：-0.78~1.2）[42]。择优效应对机械性疼痛的确切影响尚不清楚，尽管机械性痛觉过敏可能是由源于延髓脑桥核的去甲肾上腺素能神经元调控的，而热痛觉则是由位于更中央的5-羟色胺能中缝核调控的[43-52]。然而，这需要进一步的探索。

动态关节松动术和其他一些关节手法治疗的镇痛效果可能与由阿片样肽介导的内源性疼痛抑制机制无关。Paungmali等对动态关节松动术进行了我们所知道的唯一一项研究，他们对网球肘外侧滑动动态关节松动术进行了研究[25, 26]。其中一项研究[25]的详细情况见第三章表3.5。该研究使用纳洛酮（吗啡拮抗剂）对抗动态关节松动术的镇痛作用，研究表明，纳洛酮并没有拮抗动态关节松动术的镇痛效果。此被解释为动态关节松动术的镇痛机制与内源性阿片样物质不同。其他一些类似的非动态关节松动技术也以类似的方式进行了研究，得到了类似的结果[41, 53]。也有一些学者进行了手法治疗的阿片样肽作用的研究，如检测血浆中是否存在阿片样肽，测量承受反复刺激时内啡肽调节痛觉减轻的特征[26, 30, 54-56]，其中大多数得出了类似的结论。

有学者进行大鼠的关节手法治疗研究，这种

手法治疗的作用机制可能与动态关节松动术的作用机制有关[57,58]。研究者给大鼠的踝关节注射了辣椒素，从而使大鼠的爪子产生痛觉过敏。机械性痛觉过敏的阈值是通过减少爪子上来自尼龙丝的压力来测量的，能引起爪子回撤的压力值减小表示痛觉过敏。在大鼠同侧膝关节应用关节手法治疗——在膝关节伸展位应用前后滑动的Ⅲ级关节松动术[5]。生理运动和滑动相结合可达到最大关节活动度，虽然是被动的，但这与应用于人类膝关节的动态关节松动术可能有相似之处。

他们的第一组试验证明了关节手法治疗能够强烈且大幅度地减轻由辣椒素诱导的机械性痛觉过敏[58]。他们随后的试验证明了关节手法治疗诱导的痛觉减轻会在较大程度上或完全地被鞘内注射马来酸二甲麦角新碱和育亨宾所拮抗，二者分别为5-羟色胺（5-HT1和5-HT2）受体和α2-肾上腺素受体的特异性拮抗剂[57]。这与应用二水合盐酸纳洛酮和荷包牡丹碱的状况不同，此二者分别为阿片样物质受体和γ-氨基丁酸受体的拮抗剂。纳洛酮对手法治疗诱导的痛觉减轻没有影响，与前面人类研究的结果相似，支持了动态关节松动术的作用机制可能不是基于内啡肽的观点。对大鼠的膝关节进行手法治疗，而不是对出现疼痛的爪子进行手法治疗，同样可以产生镇痛作用，这是手法治疗的潜在作用。这种作用可能是中枢神经系统参与调控疼痛的结果。另一些研究表明，刺激延髓腹侧外端（RVM）和导水管周围灰质（PAG）可使脊髓释放5-羟色胺和去甲肾上腺素增多，因而Skyba等[57]得出结论，关节手法治疗激活了一种下行抑制通路，这是非阿片样物质所介导的。

从动物试验中得出的结论是，下行疼痛抑制系统至少在一定程度上是关节手法治疗的作用，这一结论得到了其他手法治疗研究的支持，这些研究同时评估了关节手法治疗对疼痛和交感神经系统的影响[29-31,39]。Paungmali等研究表明，应用动态关节松动术与脊椎手法治疗的初始效果相似，而脊椎手法治疗在交感神经系统似乎具有伴随效应[38]。研究发现脊椎手法治疗在疼痛与交感神经系统的初始效应是相关联的，这意味着治疗技术触发了一种机制，对内源性疼痛控制和交感神经系统都具有一定的协调反应能力。有一种假说认为，这很可能是PAG内的一列特定细胞，当这一列细胞在动物和人类试验中受到刺激时，会同时出现非阿片样痛觉减轻、交感神经兴奋作用，并促进运动[39,59-61]。PAG和脊柱之间的连接可能不是直接的，内源性疼痛抑制系统和运动前交感细胞的转接点位于RVM，这可能是关节手法治疗时激活的一个中心。该中心接收来自中枢神经系统许多区域的信息输入，因此，关节手法治疗激活PAG的机制可能很复杂，可能是间接的和多因素的。结合动物试验来看，关节手法治疗，包括动态关节松动术，至少在一定程度上通过激活下行疼痛抑制系统（这可能不是阿片样物质介导的）实现了临床镇痛效果。

运动系统

从表面上看，运动系统在动态关节松动术中起着至关重要的作用，因为许多CSIM都涉及运动系统的损伤和功能障碍。这里所定义的运动系统是最广义的系统，包括被动结构到动态和更复杂的控制系统。尽管运动系统和动态关节松动术之间有着明显的不可分割的关系，但是很少有研究深入探究可能参与动态关节松动术的潜在运动作用机制，尤其是与疼痛机制的研究相比较。本部分将探讨动态关节松动术可能的运动系统效应和机制。

有趣的是，尽管对包括动态关节松动术在内的手法治疗的研究多集中在疼痛方面，但动态关节松动术对运动系统的影响似乎更大。第三章所述，治疗网球肘时应用的外侧横向滑动动态关节松动术是所有动态关节松动技术中被研究的最多的，它似乎对运动系统产生的影响更大：对疼痛的影响通过压痛阈值评估（合并SMD 0.49；95%CI：0.08~0.90），对运动的影响通过无痛握力评估（合并SMD 1.28；95%CI：0.84~1.73）。无痛握力指的是疼痛出现时的握力，是一种受疼痛感觉限制的运动力，因此一旦出现疼痛，握力就会停止；无痛握力由患者抓住测力计手柄进行测试。在试验中动态关节松动术所带来的无痛握力的变化超过了可信的安慰剂效应，因此不应将这种变化解释为患者配合医生的期望。值得注意的是，在网球肘的研究中，动态关节松动术之所以能取得大于安慰剂的疗效[25-27, 38]，关键在于治疗师操作手的位置和外侧滑动力的施加位置。在安慰剂组，施加外侧滑动力的手不仅置于尺骨也会置于肱骨上，稳定手不仅置于肱骨上也会置于前臂近端外侧。实施动态关节松动术安慰剂操作的治疗师所施加的力和压力与动态关节松动术相似，但是是在肱骨和尺骨内外侧相同的高度施加力和压力。动态关节松动术和安慰剂之间的差异对于解释动态关节松动术的潜在作用机制可能很重要，我们认为这种差异由中枢神经系统的感知传入不同所致。

与动态关节松动术对网球肘患者运动的改善优于疼痛类似的有距小腿关节应用背屈动态关节松动术改善背屈的效果（合并SMD 1.2）优于压痛阈值（单一个体研究SMD−0.22；95%CI：−0.97~0.52）[37]。然而，动态关节松动术的作用机制似乎存在一定程度的差异，因为在手臂抬高过程中对肩关节使用后外侧滑动动态关节松动术改善肩胛平面抬高的效果（SMD 0.99）仅略高于压痛阈值（SMD 0.87）。也就是说，动态关节松动术在运动系统

和疼痛系统中所观察到的相关效应似乎与CSIM和动态关节松动术的使用，以及身体的治疗区域和疾病有关。假设引起运动系统效应的机制与引起疼痛系统效应的机制不同，那么可能不同的动态关节松动术有不同的作用机制。令人信服的推测是由以下因素具体决定的：动态关节松动术、CSIM、治疗部位，以及患者的情况。

动态关节松动术的运动系统作用机制可能与本章"疼痛科学"部分中概述的PAG介导的下行疼痛抑制系统有关。负责协调非阿片样镇痛和交感神经兴奋的一列PAG也同时产生运动促进作用[59-61]。网球肘外侧滑动动态关节松动术对无痛握力的影响是PAG三种反应中运动促进部分的表达，而且可以观察到在运动系统和疼痛系统的组合中对无痛握力的影响可能更大，因为这个评估的终止标准是激发疼痛（并不是减轻疼痛）。其他因素也可能在起作用。

另外一种动态关节松动术的运动系统作用机制可能涉及感觉运动系统。有一些尚未发表的初步证据表明，动态关节松动术对复发性踝关节外侧扭伤患者关节位置觉的影响约为60%（Vicenzino实验室，更多信息见第七章）。踝关节负重和非负重背屈动态关节松动术纠正踝关节内翻就是一个例子。虽然主动踝关节背屈动态关节松动术也可以增加类似的背屈角度，但并不能改善关节位置觉。关节位置觉的改善可能是因为动态关节松动术和背屈拉伸的作用，它们确实给小腿远端施加了足够的力，治疗床、治疗带和治疗师的手也给足底和足背施加了足够的力（图5.3）。也许动态关节松动术重新整合了躯体感觉传入信号，这种信号促使了精细运动的发生。需要进一步对感觉运动的影响及其可能的相关机制进行研究。

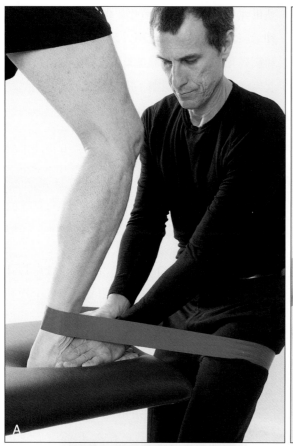

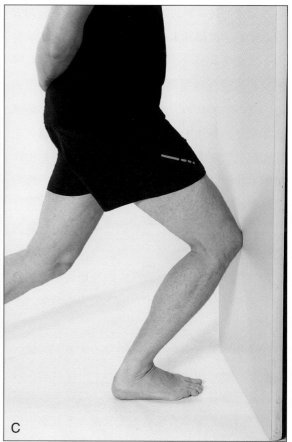

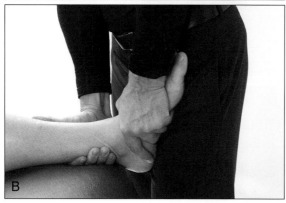

图5.3　图A和图B为非负重位踝关节背屈动态关节松动术患者与治疗师的互动关系，图C为主动踝关节负重位背屈动态关节松动术

心理系统

　　治疗肌肉骨骼疼痛所有措施都会受一系列非生理因素的影响，如患者和医生对损伤、组织损伤和疼痛已有的信念，以及患者对疾病、灾难的反应和对这种状况的恐惧–回避反应。从作用机制来看，在应用动态关节松动术之前这些问题就已出现在医患互动中，但这些问题很有可能通过动态关节松动术评估–应用–再评估的方式得以解决。然而，目前尚不清楚这些因素如何影响动态关节松动术的潜在作用机制，迫切需要进一步的研究。

　　患者对治疗满意（如安慰剂效应）或不满意（如反安慰剂效应）[62]往往与心理系统有关。关于安慰剂，需要考虑的事情很多，如对动态关节松动术疗效和机制的实验设计，以及安慰剂效应对动态关节松动术作用机制的可能影响。重要的是要记住与药物安慰剂不同的是，如果不理解治疗技术的所有组成部分（尤其是对治疗技术的具体作用机制知之甚少的情况下），为手法治疗技术设计可信的安慰剂是非常困难的。本章讨论了动态关节松动术的初始疗效，而且在本章报道的研究中，为了控制安慰剂效应，使用了一系列的针对性设计。例如，许多研究使用普通人群作为受试者，这些受试者被引导相信该研究是在评估物理治疗的其他方面，如手的操作及患者和医生的定位。控制条件是设法对正在研究的常规部位施加相同的力（具有治疗效果的力），同时也要努力避免成功应用动态关节松动术所需的特异性关节滑动。此外，患者和医生之间的互动保持最小化。这种实验设计的基础是认为安慰剂干预/条件具有消极含义，是一种无效的甚至欺骗性的治疗。这支持了治疗师的观点，即对安慰剂有反应者不是治疗有效的患者，某种程度上是心理干扰[63]。然而，有一些已知的生理机制可以通过安慰剂干预来减轻疼痛[64]，而且人们越来越认识到安慰剂的有益作用[63]。很明显，治疗师在语言的或是非语言的态度和姿势中表达出对缓解和治愈疼痛的信心，可以引起患者的生理变化，这应该在临床互动中使用[63]。因此，支持某一特定动态关节松动术应用的作用机制很可能受到许多非动态关节松动术因素的影响。

动态关节松动术可能产生心理方面的作用。如果动态关节松动术产生实质性的改善，并且进一步多次重复治疗可以提供相应水平和持续性的改善，那么很可能存在一种心理机制，通过这种机制动态关节松动术产生了临床有益的效果。也就是说，既然可以无痛运动，患者就不会那么反对使用身体的相应部位，而且有望改善患者的恐惧—回避行为。总的来说，如果给患者进行了合适的动态关节松动术治疗，但患者仍然反对运动，应禁止继续使用动态关节松动术，心理作用机制在这样的病例中没有意义。

多次重复应用动态关节松动术获得持续性改善的机制

图5.2描述的是单次应用动态关节松动术的作用机制。如第二章所述，为了大多数患者可以获得持久的改善，需要在多个疗程中多次重复应用动态关节松动术，包括患者自我治疗。据我们所知，还没有关于动态关节松动术维持持续效果作用机制的研究。Zusman提出的肌肉骨骼物理治疗[18]作用机制可能有助于思考动态关节松动术的持续效应。在承认手法治疗能够引发下行疼痛抑制系统的同时，他提出技能熟练的治疗师会利用这种作用机制所带来的疼痛缓解，持续应用该技术，使该技术在功能上充分发挥作用，以获得持久的改善。与此特别相关的[18]是中枢学习理论，以及与消除厌恶记忆有关的生理和行为机制[65]。Zusman提出反复应用肌肉骨骼物理治疗可以通过习惯性的非联想学习过程，消除已存在的厌恶记忆，从而使患者可以学习新的可期的正常无痛运动记忆[18]。

重复应用动态关节松动术不仅可以消除运动反感，而且可以很好地改善内部反馈机制（关于关节位置觉变化的初步数据见上文和第七章），这是学习正常无痛运动的关键因素。

动态关节松动术要求患者关注治疗。这种关注对于通过多次应用动态关节松动术获得长期改善很可能是至关重要的，因为有证据表明，选择关注疼痛以外的事情会产生伤害感受调节方面的生理变化[66]。Longe等的研究表明，接受经皮神经电刺激治疗时选择关注热痛觉的患者与专注于治疗的患者相比，在抑制疼痛感觉方面效果差很多，并且这与大脑功能图像的变化有关[67]。

也许多次重复动态关节松动术参与了这种机制。

总结

本章提出的模型需要进一步的评估和检验，因为尽管它基于迄今为止最好的证据，但其中很多都是低水平的，并且在许多病例中出现的问题需要进一步的研究方能回答。

本章的目的之一是为研究人员和治疗师提供资源，使他们能够为模型发展提供证据并促进应用。当然，治疗师也可以使用目前提出的模型来更好地理解动态关节松动术，或者可以更好地向他人解释动态关节松动术是如何改善病情的。以本章开头介绍的腕关节外侧横向滑动动态关节松动术为例，腕关节伸展由15°提高到60°。出现这样的疗效，治疗师会思考这是如何发生的，这种思考体现为给患者或同事的解释。本章提出的模型指出了侧向滑动的方向和滑动的力的大小（详见第二章）对刺激内在修复或应对机制至关重要。虽然腕关节可能的确存在错位，但现有的有限数据（详见第四章）似乎表明，从长远来看，即便患者完全恢复了无疼痛的功能，但错位很可能仍然存在。这可能表明，错位假说并不能完全解决动态关节松动术临床疗效的作用机制问题。来自人类和动物研究的神经科学证据表明，特异性非阿片样物质介导的下行疼痛抑制系统可能是动态关节松动术应用时和应用后疼痛立即减轻的原因。初步数据也反映出动态关节松动术刺激了某些感觉运动系统机制，这可能有助于运动改善（将在第六章和第七章详细描述）。在简单介绍动态关节松动术时，治疗师很可能会指出，成功应用动态关节松动术会给机体适当的、充分的刺激，可以激活疼痛、感觉和运动系统机制。

动态关节松动术的一个基本特点是，它没有疼痛且需要足够的力量，从表面上看，其会在组织内产生可能刺激大直径传入纤维（β传入纤维）的力量。Melzack和Wall的疼痛闸门控制理论指出，刺激大直径传入纤维可减轻疼痛[68, 69]。他们使用经皮神经电刺激疗法刺激大直径传入纤维。尽管在输入刺激方面存在明显的差异，但我们不得不推测，动态关节松动术很可能激活了类似Melzack和Wall提出的闸门控制机制[68]。在其他临床应用中，闸门控制理论已经被用来解释手部按压和机械振动是如何减轻臀后外侧[70]和口腔[71]注射所产生的疼痛的。同样，闸门控制理论也可以用来解释动态关节松动术。动态关节松动术的作用机制和闸门控制理论有相似的地方，如下行疼痛抑制系统。如前所述，关节手法治疗似乎激活了下行疼痛抑制系统，而疼痛闸门控制理论也提到了类似的下行系统。

上述解释只能说明像使用一次腕关节外侧滑动动态关节松动术就有疗效这类情况的作用机制。如第二章所述，当单次应用动态关节松动术能够显著改善症状时，就有足够的理由重复多次，以确保腕关节疼痛和损伤得到持续缓解。因此，在解释动态关节松动术治疗（包括自我治疗和可能应用的贴扎）后腕关节状况的改善时，治疗师很可能认为该治疗之所以可以恢复正常的无痛运动，是因为采用了习惯性非联想学习的过程。也就是说，患者以前反对腕关节活动的记忆在临床上以腕关节背伸疼痛受限的形式被捕捉到，随着每一次无痛动态关节松动术的重复，这种记忆会逐渐消失。

关键点

- 从历史来看，包括动态关节松动术在内的手法治疗作用机制与关节半脱位、力线和关节及相关结构的机械损伤密切相关。
- 近年来，随着对神经系统认识的提高，人们开始思考手法治疗的机制。
- 动态关节松动术激活了非阿片样下行疼痛抑制系统，产生了初步的临床效果。

- 经验丰富的治疗师可以在治疗中利用动态关节松动术初始的下行疼痛抑制作用来实现持久的改善，这可能是通过学习机制实现的。
- 心理因素在动态关节松动术的作用机制中起着重要作用。
- 本章提出的模型解释了特定的机械干预引起的神经生理学机制，这些机制可能分布在多个系统中（如感觉系统、运动系统、交感神经系统）。

参考文献

［1］Stoddard A. Manual of Osteopathic Practice (2nd edn). London: Hutchinson Books Ltd 1969.

［2］Bergmann T，Peterson D. Chiropractic Technique: Principles and Procedures(2nd edn).Missouri: Mosby 2002.

［3］Edwards B. Combined movements in the cervical spine (C2–7): their value in examination and technique choice. Australian Journal of Physiotherapy. 1980 Dec 5;26(5):165–171.

［4］Gibbons P，Tehan P. Manipulation of the Spine，Thorax and Pelvis: An Osteopathic Perspective (3rd edn). Melbourne: Churchill Livingstone 2009.

［5］Maitland G，Hengeveld E，Banks K，English K. Maitland's Vertebral Manipulation(7th edn). Sydney: Butterworths-Heinemann 2007.

［6］Haldeman S. Principles and Practice of Chiropractic. Sydney: McGraw-Hill 2005.

［7］Chrisman OD，Mittnacht A，Snook GA.A study of the results following rotatory manipulation in the lumbar intervertebral disc syndrome. Journal of Bone and Joint Surgery. 1964;46A:517–524.

［8］Cyriax R. Textbook of Orthopedic Medicine(6th edn). London: Bailliere Tindall 1975.

［9］DeJarnette B. The Philosophy，Art and Science of Sacro-Occipital Technique. Nebraska: B. DeJarnette 1967.

［10］Farfan HF. Mechanical Disorders of the Low Back. Philadelphia: Lea & Febiger 1973.

［11］Korr IM. The spinal cord as organizer of disease processes:some preliminary perspectives.Journal of the American Osteopathic Association. 1976;76: 89–99.

［12］Kunert W.Functional disorders of internal organs due to vertebral lesions. Ciba Symposium. 1965;13(3):85–86.

［13］Perl ER. Pain: Spinal and peripheral factors. In:Goldstein M (ed.) The Research Status of Spinal Manipulative Therapy:NINCDS Monograph No.15，DHEW Publication No.NIH 76–998，1975:173–182.

［14］Twomey LT. A rationale for the treatment of back pain and joint pain by manual therapy. Physical Therapy. 1992;72(12):885–892.

［15］Zusman M.Spinal manipulative therapy:review of some proposed mechanisms，and a new hypothesis. The Australian Journal of Physiotherapy. 1986;32(2): 89–99.

［16］Dhami MSI，DeBoer KF. Systemic Effects of Spinal Lesions. In: Haldeman S (ed.) Principles and Practice of Chiropractic (2nd edn). Norwalk: Appleton & Lange 1992.

［17］Lewit K. Manipulative Therapy in Rehabilitation of the Locomotor System. London: Butterworths 1985.

［18］Zusman M.Mechanisms of musculoskeletal physiotherapy.Physical Therapy Reviews. 2004;Apr 29;9:39–49.

［19］American Osteopathy Association.Biography of Andrew Taylor Still:Founder of Osteopathic Medicine. Online. Available: http://www.osteopathic.org/index. cfm?PageID=ost_still (accessed Jan 2010).

［20］Kaltenborn F. Manual Mobilisation of the Extremity Joints. Basic Examination and Treatment Techniques. Norway: Olaf Norlis Bokhandel 1989.

［21］McConnell J.The management of chondromalacia patellae: a long term solution. Australian Journal of Physiotherapy. 1986;32:215–233.

［22］McKenzie R.The Lumbar Spine:Mechanical Diagnosis and Therapy.New Zealand:Waikanae 1981.

［23］Mulligan B.Manual Therapy—'NAGS','SNAGS', 'MWMS'etc.(5th edn). Wellington: Plane View Services 1999.

［24］Palmer DD.The Chiropractor's Adjuster:the Science，Art and Philosophy of Chiropractic. Portland: Portland Printing House 1910.

［25］Paungmali A，O'Leary S，Souvlis T，Vicenzino B. Naloxone fails to antagonize initial hypoalgesic effect of a manual therapy treatment for lateral epicondylalgia. Journal of Manipulative and Physiological Therapeutics. 2004 Mar–Apr;27(3):180–185.

[26] Paungmali A，Vicenzino B，Smith M. Hypoalgesia induced by elbow manipulation in lateral epicondylalgia does not exhibit tolerance. Journal of Pain. 2003 Oct; 4(8):448–454.

[27] Vicenzino B，Paungmali A，Buratowski S，Wright A. Specific manipulative therapy treatment for chronic lateral epicondylalgia produces uniquely characteristic hypoalgesia. Manual Therapy. 2001 Nov;6(4):205–212.

[28] Vicenzino B，Paungmali A，Teys P. Mulligan's mobilization-with-movement，positional faults and pain relief: current concepts from a critical review of literature. Manual Therapy. 2007 May 1;12(2):98–108.

[29] Souvlis T，Vicenzino B. Efectos analgesicos de la terapia manual en la columna cervical. In: Cueco R (ed.) La Columna Cervical:Evaluacion Clinica y Aproximacinoes Terapeuticas Principios anatomicos y funcionales，explorracion clinica y tecnicas de tratamiento. Spain: Editoral Medica Panamericana 2008:303–318.

[30] Souvlis T，Vicenzino B，Wright A. Theneurophysiological mechanisms of spinal manual therapy. In: Boyling G, Jull G (eds) Grieves'Modern Manual Therapy (3rd edn). Edinburgh:Elsevier Churchill Livingstone 2005:367–379.

[31] Vicenzino B，Souvlis T，Sterling M. Neurophysiologic effects of spinal manipulation. In:Fernandez-de-las-Penas C，Gerwin R(eds) Tension-Type and Cervicogenic Headache Pathophysiology，Diagnosis and Management. USA: Jones and Bartlett Publishers 2008:213–220.

[32] Gal JM，Herzog W，Kawchuk GN，Conway PJ，Zhang YT. Movements of verterbrae during manipulative thrusts to unembalmed human cadavers. Journal of Manipulative and Physiological Therapeutics. 1997;20(1):30–40.

[33] Hsieh CY，Vicenzino B，Yang CH，Hu MH，Yang C. Mulligan's mobilization with movement for the thumb:a single case report using magnetic resonance imaging to evaluate the positional fault hypothesis. Manual Therapy. 2002 Feb;7(1):44–49.

[34] Mercer S，Bogduk N. Intra-articular inclusions of the cervical synovial joints. Rheumatology. 1993 August 1;32(8):705–710.

[35] Mercer S，Rivett D. Meniscoids and manual therapy of the ankle. In: Magarey M (ed.) More Than Skin Deep: Proceedings of the 12th Biennial Conference of Musculoskeletal Physiotherapy Australia；2001 21–24 November；Adelaide，South Australia: Musculoskeletal Physiotherapy Australia: A National Special Group of the Australian Physiotherapy Association；2001. p 18.

[36] Teys P，Bisset L，Vicenzino B. The initial effects of a Mulligan's mobilization with movement technique on range of movement and pressure pain threshold in pain-limited shoulders. Manual therapy. 2008 Oct 25;13(1):37–42.

[37] Collins N，Teys P，Vicenzino B. The initial effects of a Mulligan's mobilization with movement technique on dorsiflexion and pain in sub-acute ankle sprains. Manual Therapy. 2004 May;9(2):77–82.

[38] Paungmali A，O'Leary S，Souvlis T，Vicenzino B. Hypoalgesic and sympathoexcitatory effects of mobilization with movement for lateral epicondylalgia. Physical Therapy. 2003 Apr;83(4):374–383.

[39] Vicenzino B，Collins D，Benson H，Wright A. An investigation of the interrelationship between manipulative therapy induced hypoalgesia and sympathoexcitation. Journal of Manipulative & Physiological Therapeutics. 1998;21(7):448–453.

[40] Vicenzino B，Collins D，Wright A. The initial effects of a cervical spine manipulative physiotherapy treatment on the pain and dysfunction of lateral epicondylalgia. Pain. 1996 Nov;68(1):69–74.

[41] Vicenzino B，O'Callaghan J，Kermode F，Wright A. The influence of Naloxone on the initial hypoalgesic effect of spinal manual therapy. In: Devor M，Rowbotham M，Wiesenfeld-Hallin Z (eds) Proceedings of the 9th World Congress on Pain. Seattle: IASP Press 2000:1039–1044.

[42] Sterling M，Pedler A，Chan C，Puglisi M，Vuvan V，Vicenzino B. Cervical lateral glide increases nociceptive flexion reflex threshold but not pressure or thermal pain thresholds in chronic whiplash associated disorders: A pilot randomised controlled trial. Manual Therapy. 2009 Oct 31.

[43] Cameron AA，Khan IA，Westlund KN，Willis WD. The efferent projections of the periaqueductal

gray in the rat: a Phaseolus vulgaris-Leucoagglutinin study.II.Descending projections.Journal of Comparative Neurology. 1995;351(4):585–601.

[44] Clark FM，Proudfit HK. Projections of neurons in the ventromedial medulla to pontine catecholamine cell groups involved in the modulation of nociception. Brain Res. 1991;540(1–2):105–115.

[45] Lakos S，Basbaum A. An ultrastructural study of the projections from the midbrain periaqueductal gray to spinally-projecting serotonin immunoreactive neurons of the medullary raphe magnus in the rat. Brain Research. 1988;443:383–388.

[46] Lovick T. Interactions between descending pathways from the dorsal and ventrolateral periaqueductal gray matter in the rat. In: Depaulis A，Bandler R(eds) The Midbrain Periaqueductal Gray Matter. New York: Plenum Press 1991:101–120.

[47] Lovick T，Li P. Integrated function of neurones in the rostral ventrolateral medulla. Progress in Brain Research. 1989;81:223–232.

[48] Lovick T，West C，Wolstencroft J. Responses of raphespinal and other raphe neurones to stimulation of the periaqueductal grey matter in the cat. Neuroscience Letters. 1978;8:45–49.

[49] Lovick TA. Ventrolateral medullary lesions block the antinociceptive and cardiovascular responses elicited by stimulating the dorsal periaqueductal grey matter in rats. Pain. 1985;21(3):241–252.

[50] Proudfit H. Pharmacologic evidence for the modulation of nociception by noradrenergic neurones. In: Fields H，Besson J (eds) Pain Modulation. Amsterdam: Elsevier Science 1988:357–370.

[51] Takeshige C，Sato T，Mera T，Hisamitsu T，Fang J. Descending pain inhibitory system involved in acupuncture analgesia. Issn: 0361–9230. 1992;29:617–634.

[52] Van Bockstaele E, Aston-Jones G, Peribone V, Ennis M，Shipley M. Subregions of the periaqueductal gray topographically innervate the rostral ventral medulla in the rat. Journal of Comparative Neurology. 1991;309(3):305–327.

[53] Zusman M，Edwards B，Donaghy A. Investigation of a proposed mechanism for the relief of spinal pain with passive joint movement. Journal of Manual Medicine. 1989;4:58–61.

[54] Sanders G E，Reinert O，Tepe R，Maloney P. Chiropractic adjustive manipulation on subjects with acute low back pain:visual analog pain scores and plasma beta-endorphin levels. Journal of Manipulative Physiology Therapy. 1990;13(7):391–395.

[55] Christian G，Stanton G，Sissons D，How H，Jamison J，Alder B，et al. Immunoreactive ACTH，beta-endorphin，and cortisol levels in plasma following spinal manipulative therapy. Spine 1988;13(12):1411–1417.

[56] Richardson D，Kappler R，Klatz R，Tarr R，Cohen D，Bowyer R，et al. The effect of osteopathic manipulative treatment on endogenous opiate concentration. Journal of the American Osteopathic Association. 1984;84(1):127.

[57] Skyba DA，Radhakrishnan R，Rohlwing JJ，Wright A，Sluka KA. Joint manipulation reduces hyperalgesia by activation of monoamine receptors but not opioid or GABA receptors in the spinal cord. Pain. 2003 Nov;106(1–2):159–168.

[58] Sluka KA，Wright A. Knee joint mobilization reduces secondary mechanical hyperalgesia induced by capsaicin injection into the ankle joint. European Journal of Pain — London. 2001;5(1):81–87.

[59] Fanselow MS. The midbrain periaqueductal gray as a coordinator of action in response to fear and anxiety. In: Depaulis A，Bandler R (eds) The Midbrain Periaqueductal Gray Matter. New York: Plenum Press 1991:151–173.

[60] Morgan M. Differences in antinociception evoked from dorsal and ventral regions of the caudal periaqueductal gray matter. In: Depaulis A，Bandler R (eds) The Midbrain Periaqueductal Gray Matter. New York: Plenum Press 1991:139–150.

[61] Bandler R，Carrive P，Depaulis A. Emerging principles of organisation of the midbrain periaqueductal gray matter. In: Depaulis A，Bandler R (eds)The Midbrain Periaqueductal Gray Matter. New York: Plenum Press 1991:1–10.

[62] Wall P. The placebo and the placebo response. In: Wall P，Melsack R (eds) Textbook of Pain (3rd edn).Edinburgh: Churchill Livingstone 1994:1297–1308.

[63] Roche P. Pain and placebo analgesia: two sides of the same coin. Physical Therapy Reviews. 2007;12(3):

189–198.

［64］Fields H，Basbaum A，Heiricher M.CNS mechanisms of pain modulation.In:McMahon S，Koltzenburg M(eds) Textbook of Pain. London: Elsevier 2006:125–143.

［65］Myers KM，Davis M.Behavioral and neural analysis of extinction.Neuron.2002 Nov 14;36(4): 567–584.

［66］Villemure C，Bushnell MC. Cognitive modulation of pain: how do attention and emotion influence pain processing? Pain. 2002 Feb 1;95(3):195–199.

［67］Longe SE，Wise R，Bantick S，Lloyd D，Johansen-Berg H，McGlone F，et al. Counter-stimulatory effects on pain perception and processing are significantly altered by attention: an MRI study.

Neuroreport. 2001 Jul 3;12(9):2021–2025.

［68］Melzack R，Wall PD. Pain mechanisms: a new theory. Science. 1965 Nov 19;150(699):971–979.

［69］Dickensen A. Editorial I: Gate Control Theory of pain stands test of time. British Journal of Anaesthesia. 2002 Dec 4;88(6):755–757.

［70］Barnhill BJ，Holbert MD，Jackson NM，Erickson RS. Using pressure to decrease the pain of intramuscular injections.Journal of Pain and Symptom Management. 1996 Jul 1;12(1):52–58.

［71］Nanitsos E，Vartuli R，Forte A，Dennison P，Peck C. The effect of vibration on pain during local anaesthesia injections.Australian Dental Journal.2009;54(2): 94–100.

第六章　动态关节松动术应用于疼痛和感觉系统损伤

Michele Sterling，Bill Vicenzino

概述

以往涉及肌肉骨骼疼痛的临床评估往往存在一种倾向，即通过患者的主诉来确定疼痛的病理解剖部位，如常见的下背痛[1, 2, 3]。这种方法的准确性有限，因为病理解剖诊断在绝大多数常见肌肉骨骼疼痛患者中是不可能的[4, 5]，而且这种诊断也不一定能解释针对特定情况或患者的最优干预措施。因此，近年来越来越多的研究集中于试图确定患者疼痛综合征的潜在机制或过程[6]。本章讲述的疼痛特异性诊断用于肌肉骨骼疼痛综合征的分类，其目的是帮助可识别的潜在过程制订干预措施，以优化治疗结果，特别是一些顽固性疾病。

众所周知，损伤和炎症的存在，无论是直接损伤的结果，还是较隐匿的微创伤的结果，都对周围和中枢疼痛处理机制有深远的影响。对动物模型的研究使得人们对疼痛和痛觉机制的理解迅速增长。对人类的直接推断应该谨慎。然而，通过使用定量的感觉测试，利用各种刺激来检测感觉功能的变化，可以对疼痛处理中的潜在干扰进行评估[7]。利用这些方法，人们对肌肉骨骼疾病中疼痛处理机制的紊乱有了更深入的了解，这些疾病，如骨关节炎、外上髁炎和脊柱疼痛通常可通过动态关节松动术来治疗[8-11]。除了通过感官测试解释这些反应外，患者报告的症状和体征的性质也可能提示病情的潜在过程，并有助于指导治疗[12]。

大体而言，损伤原因不同，肌肉骨骼所呈现出的疼痛程度也不同，如机械痛觉过敏、热痛觉过敏、感觉减退（增加检测阈值），通过这些不同，可能推断出感觉刺激后的运动反应提高和交感神经系统的变化及某些疼痛过程。与这项研究相结合的是，最近的手法治疗研究不仅关注这些干预措施在肌肉骨骼疼痛管理中的有效性，而且还建立了可能的作用机制。对后者的研究可能有助于确定可以从这种治疗方法受益的患者表现类型。对手法治疗和动态关节松动术治疗的大量研究表明，这些方法可能具有神经生理学效应，表现为对疼痛、感觉特征和交感神经系统的影响[13, 14]。

本章将综合与许多肌肉骨骼疾病常见的有关痛觉和感觉系统损伤的数据，以及证明动态关节松动术调节这些表现的能力或潜在能力的数据。本章通过不同于第五章的视角探讨动态关节松动术和肌肉骨骼疼痛的生物学证据，目的是补充第五章的信息，以便更好地指导临床推理过程，并进一步研究该领域。

疼痛主诉

手法治疗已被证明具有镇痛作用，可以降低患者报告的疼痛程度，通常通过视觉模拟评分法（VAS）来确定当前静息状态的疼痛强度。动态关节松动术对身体不同部位的各种肌肉骨骼疼痛均有镇痛效果，包括颈椎、肩关节、肘关节、腰椎、踝关节和膝关节疼痛[15-19]。大多数研究都将动态关节松动术作为唯一的干预手段进行调查，但也有一些研究将其与其他方式（如锻炼）结合起来，并显示出对疼痛有效[18]。

一些研究报告了功能和疼痛的改善：通过一些活动，如握力测试[20]和积极的运动来减轻疼痛[21]。通过验证性问卷测量的功能改善并没有得到普遍的调查，可能是因为大多数研究只使用了研究后的预处理设计[1,5,12]，而这些方式（可能包括关于日常活动、运动、睡眠）无法使用。目前尚不清楚动态关节松动术是否能改变疼痛以外的症状，如麻木和异常感觉。这一领域的进一步研究可能是有用的，因为这些症状有助于评估疾病的潜在机制，即神经性疼痛[12]。数据表明，动态关节松动术是一种有效的干预措施，可以减少各种肌肉骨骼疼痛，并可改善某些活动功能（详见第三章）。

机械性疼痛过敏

采用动态关节松动术可成功治疗肌肉骨骼疾病证明了机械性痛觉过敏受累区域可位于疼痛局部，也可位于更广泛的身体区域[22]。这种现象通常可以使用压力或针刺刺激测试检测，而且手法检查也可明显检测出来[23]。可根据测试结果推断可能的疼痛机制。局部机械痛觉过敏的存在可能是原发痛觉过敏区域，痛觉过敏是由损伤肌肉骨骼内敏感的周围痛觉感受器引起的[24]。

大多数研究表明，包括动态关节松动术在内的手法治疗也显示出对机械刺激的低痛觉效应（即减少机械痛觉过敏），对局部痛觉过敏有影响[14]。应用于肩痛患者肩关节的动态关节松动术，增加了肩关节前部的压痛阈值（痛觉减退）[21]。将动态关节松动术应用于外上髁痛患者的肘关节，在外上髁处测得的压痛阈值有类似

的升高[20]。然而，并不是所有的研究都证明动态关节松动术对局部机械痛觉过敏有积极的影响。Collins等[25]未能证明亚急性踝关节扭伤患者在接受距小腿关节动态关节松动术后，距腓前韧带的压痛阈值发生了变化。此外，在一项研究中，实验诱导桡侧腕短伸肌疼痛，动态关节松动术干预后肘部压痛阈值未发生变化[26]。综上所述，动态关节松动术可能对长期慢性疼痛具有较好的疗效，而对急性和亚急性疼痛影响较小。

长期或慢性疼痛可能是局部机械痛觉过敏以外的机制造成的。在许多肌肉骨骼疼痛病例中，特定的局部肌肉骨骼或神经系统疾病过程并不明显。例如，影像学没有显示明显的病理解剖损伤[27]的颈部疼痛和缺乏急性炎症证据的外上髁痛[28]。对于这样的病例，有人提出，局部疼痛实际上继发于加重的中枢神经系统疼痛[29,30]。如果是这种情况，动态关节松动术可能具有调节增强的或过度兴奋的中枢神经系统活动的能力。

有某些肌肉骨骼疾病会出现远离损伤或受累区域的广泛性疼痛，这被认为是中枢神经系统内痛觉感受的神经生物学过程发生了改变[31,32]。在对挥鞭伤的研究中也发现了这种现象。机械痛觉过敏不仅发生在颈椎，而且还发生在上肢和下肢[24]。临床医生在评估患者时要注意这些广泛存在的感觉障碍，因为它们与功能恢复不良[24]、患者主诉疼痛剧烈，以及其他常见问题，如抑郁、生活满意度和总体健康状况等有关[33]。

动态关节松动术具有与其他脊柱手法治疗相似的神经生理效应，包括表明非阿片类药物介导的内源性机制（纳洛酮不可逆和对重复应用无耐受）、痛觉减退和交感神经兴奋（详见第三章）的特点[14]。内源性疼痛抑制机制的明显激活表明，动态关节松动术可能有利于调节更广泛的机械痛觉过敏。动态关节松动术或脊柱手法治疗对常见感觉障碍的影响尚未得到很好的研究。最近

一项应用于慢性颈椎挥鞭伤患者的颈椎手法治疗（外侧滑动）研究显示，手法治疗对上肢压痛阈值有一些即时调节作用，但对下肢没有影响[34]。动态关节松动术降低大范围机械痛觉过敏的能力需要进一步研究。

热痛觉过敏

热痛觉过敏也是许多肌肉骨骼疾病的共同特征。热痛觉过敏可能反映了C疼痛感受器的敏化作用和相应的二级神经元的敏化作用[35]，并已被证明存在于一些疾病如挥鞭伤[24]、非创伤性颈痛[10]、神经根型颈椎病[36]、腰背痛[9]、外上髁痛引起的前臂和手牵涉痛[37]。虽然动态关节松动术和其他手法治疗被证明对机械痛觉过敏有作用，但它们对热痛阈值没有影响。Paungmali等[38]的研究表明，动态关节松动术对肘部热痛阈值没有影响，Collins等[25]的研究表明，动态关节松动术对亚急性踝关节扭伤患者的距小腿关节没有影响。与动态关节松动术相似，手法治疗对颈部疼痛、外上髁痛和健康的无症状参与者的热痛阈值也没有影响[39-41]。这些发现的唯一例外来自最近的一项研究，该研究对健康无症状参与者进行了腰椎高速推力操作，发现其对热痛阈值有积极影响[42]。然而，手法治疗和动态关节松动术之间的明显差异表明，它们可能会引发不同的机制。

冷痛觉过敏或冷痛阈值升高通常是神经性疼痛疾病的一致特征[43]。最近的证据表明，它也是一些肌肉骨骼疾病的特征，如挥鞭伤[24]、神经根型颈椎病[36]、膝关节骨性关节炎[44]和应用固定架后[45]。对于挥鞭伤，冷痛觉过敏的存在不仅提示功能恢复不良[46, 47]，而且对由运动组成的物理干预无反应[48]。可以基于这些调节痛觉过敏的干预措施，并有可能改善患者的预后。最近的数据表明，高水平的脊柱手法治疗可

能对无症状参与者[42]的冷痛阈值有一定的影响，但对慢性挥鞭伤患者的感觉阈值没有影响[34]。很有可能在冷痛觉过敏的地方，动态关节松动术和其他手法治疗的作用并不明显。然而，动态关节松动术对冷痛阈值的具体影响（如果有的话）尚未在患者或无症状组中进行研究，但似乎是进一步研究的重要途径。一些数据表明，痛觉过敏和心理痛苦[49]之间存在中度相关性，这表明除了物理治疗外，可能还需要心理和认知干预。

神经激发试验和增强的运动反应

除了对各种刺激产生积极的感觉反应外，肌肉骨骼疼痛也可能显示出较高的运动反应。临床医生在使用神经刺激评估技术时，包括臂丛神经牵拉试验（也称为上肢张力试验）和直腿抬高试验，应充分认识到这种运动反应[50]。在这些测试中，以运动的形式进行机械刺激，并观察患者的反应（运动范围和相关疼痛）。运动范围丧失是一种运动反应，是屈肌收缩反应的增强[11, 51]。也有人认为，这代表了运动相关的中枢敏化[23]。

振动手法治疗已被证明可以改善运动范围，并可减少与神经刺激试验相关的疼痛，包括颈部/手臂疼痛[52]、外上髁痛[41]和无症状个体[53]。动态关节松动术对这些病例显示出类似的调节作用（详见第十八章）。肘关节外上髁痛患者应用动态关节松动术后，采用桡神经偏倚神经激发试验可增加肩关节活动范围[20]。Hall等[16]的研究显示，动态关节松动术治疗后，腰背痛患者直腿抬高运动范围改善，疼痛减轻。有趣的是，这些反应在干预后24小时更为明显，这与大多数其他只评估近期结果的研究形成了对比。这些研究结果表明，动态关节松动术可能有能力降低与疼痛肌肉骨骼的阳性神经刺激试验相关的高强度运动反应，这为这些技术降低中枢疼痛处理机制增强的能力提供了一定程度的支持。

神经组织激发试验是屈肌收缩反应的间接相关因素[11, 51]。在实验室中，可以使用伤害性屈曲反射（NFR）更直接地评估这种反应。NFR是一种脊髓反射，通过对踝关节腓肠神经进行电刺激后，可测量肌肉反射活动阈值[54]。NFR是一种脊髓兴奋性测量方法（不像疼痛阈值测试和临床神经刺激测试），它不依赖于参与者的认知反应[54]。我们最近发现，应用于慢性颈部挥鞭伤患者的颈椎振动手法治疗可提高NFR阈值，从而降低脊髓兴奋性，至少在短期内是这样的[34]。这可能是脊柱手法治疗调节中枢神经系统疼痛过程的第一个直接证据，值得进一步研究。由于动态关节松动术对脊髓活动的调节作用与脊柱手法治疗相似，因此动态关节松动术对脊髓活动的调节作用也有待进一步的研究。

感觉减退

大多数关于肌肉骨骼疾病感觉障碍的研究都集中在较明显的症状上，如异位痛、痛觉过敏（痛觉过敏是指痛觉阈值降低）和对刺激的反应增强。也许有些矛盾的是，在许多肌肉骨骼疾病中，负面的感觉变化或感觉迟钝（检测阈值增加）似乎与感觉过敏同时发生。对各种刺激包括振动、热、冷和电流的感觉减退已被证明存在于各种慢性疾病中，包括髌股关节痛[55]、颈臂痛[56]、挥鞭伤[57]、腰背痛[58]和神经根型颈椎病[36]。类似的变化也见于急性挥鞭伤[59]患者，但在特发性颈部疼痛患者中不那么明显，这表明它不是一个普遍现象。大多数作者认为，这种感觉缺失的变化反映了中枢的可塑性，这种可塑性是通过中枢抑制脊髓或大脑的非痛觉过程，激活痛觉系统而产生的[60]。

这些知觉改变与患者预后的相关性尚不清楚，但它们似乎确实与疼痛和残疾水平有关。Chien等[59]的研究表明，在急性挥鞭伤后恢复期个体中，对振动、寒冷和电刺激的感觉减退与疼痛和残疾水平的降低一致。此外，对于疼痛和残疾程度较低的病例，这些变化并不存在或不太明显[61, 62]。鉴于这种与疼痛水平的联系，动态关节松动术可同时用于调节感觉减退和镇痛效果的假设是可行的。有必要进一步研究动态关节松动术对肌肉骨骼疼痛的影响，这有可能进一步提高对其作用模式和使用适应证的理解。

交感神经系统活跃

因为交感神经系统可能参与不同病因的慢性肌肉骨骼疼痛的发作和维持，所以业界对其越来越关注。流行病学数据表明，以交感神经系统激活为特征的不同性质的压力（如工作相关、社会心理等）可能是某些疼痛综合征发生的共同因素，并/或对其时间进程产生负面影响[63]。无论是心血管功能紊乱等全身变化[63]，还是血管收缩反应降低[24]等周边变化，都已在腰背痛、挥鞭伤、肩周炎、外上髁痛和纤维肌痛等病例中得到证实[24, 64-67]。交感神经系统紊乱参与肌肉骨骼疼痛的原因尚不清楚，应激相关模型[63, 68]和涉及中枢和外周疼痛处理机制的模型[69]均已被提出。

虽然交感神经系统的变化已经在不同的肌肉骨骼病例中得以证明，但还不能确定它们是否与一些患者报告的自主型症状有关，尽管这些症状确实存在[63]。目前尚不清楚交感神经系统活跃是减少还是增加，因为据报道两者都有发生[24, 64]。挥鞭伤相关疾病的调查显示，从长期来看，交感神经血管收缩受损与功能恢复不良有关[70]，这表明交感神经系统的变化可能在急性疼痛向慢性疼痛转变过程中发挥作用。

已经有很多关于手法治疗和动态关节松动术对交感神经系统活跃的影响的研究。动态关节松动术治疗外上髁痛患者的肘部时，表现出与脊柱手法治疗相似的交感兴奋作用[39，41]，如心率、血压、皮肤电导率升高、外周血流量减少等[38]。然而，作者警告说，动态关节松动术对交感神经系统功能的影响幅度很小，这可能与临床无关[38]。事实上，大多数关于手法治疗的研究更多的是探索其对交感神经系统活跃的影响，以确定可能的作用机制，而不是确定其对交感神经系统功能的治疗作用。然而，越来越清楚的是，交感神经系统紊乱可能在肌肉骨骼持续疼痛中发挥作用，但在推测动态关节松动术可能以一种可以实现的治疗方式影响这一系统之前，需要进一步阐明交感神经系统活跃的确切性质。

总结

动态关节松动术治疗不同感觉特征的肌肉骨骼疼痛，包括痛觉过敏（机械和热）、超敏运动反应、感觉减退和交感神经系统紊乱。有强有力的证据表明，动态关节松动术具有减轻疼痛和刺激交感神经系统的神经生理学能力。对于痛觉过敏，动态关节松动术似乎对机械痛觉过敏的疗效更好，而不是热痛觉过敏，其还可以调节增强的运动反应。这表明，动态关节松动术可以在调节肌肉骨骼疼痛的共同特征（疼痛处理机制增强）方面发挥重要作用，并改善症状。动态关节松动术可能对广泛的、弥漫的机械痛觉过敏、热痛觉过敏和冷痛觉过敏作用较小，但这仍需要进一步的深入研究。可能需要额外的或其他的干预来处理这些变化。动态关节松动术对交感神经系统活跃的影响是明显的，但是其对改善患者预后的作用尚不清晰。但随着交感神经系统在肌肉骨骼疼痛治疗领域的作用愈发明显，这也必将成为未来的研究方向之一。

关键点

- 肌肉骨骼疼痛往往表现出机械痛觉过敏、热痛觉过敏、感觉减退等一系列的感觉异常，感觉刺激和交感神经系统功能变化。
- 损伤初期主要是局部组织周围的痛觉感受器过度敏感；而进入长期慢性阶段，其他神经系统的变化则占主导地位（损伤区域以外的广泛异常）。
- 存在冷痛觉过敏的患者往往对手法治疗的反应不佳。
- 动态关节松动术主要适用于机械痛觉过敏患者。

参考文献

［1］ Kent P，Keating JL. Classification in nonspecific low back pain: what methods do primary care clinicians currently use? Spine. 2005 Jun 15;30(12):1433–1440.

［2］ Kent PM，Keating JL，Buchbinder R. Searching for a conceptual framework for nonspecific low back pain. Manual Therapy. 2009 Aug 1;14(4):387–396.

［3］ Kent PM，Keating JL，Taylor NF.Primary care clinicians use variable methods to assess acute nonspecific low back pain and usually focus on impairments. Manual Therapy. 2009 Feb 1;14(1):88–100.

［4］ Kokkonen SM，Kurunlahti M，Tervonen O，Ilkko E，Vanharanta H. Endplate degeneration observed on magnetic resonance imaging of the lumbar spine — Correlation with pain provocation and disc changes observed on computed tomography diskography. Spine. 2002 Oct;27(20):2274–2278.

［5］ Videman T，Battie MC，Gibbons LE，Maravilla K，Manninen H，Kaprio J.Associations between back pain history and lumbar MRI findings. Spine. 2003 Mar;28(6):582–588.

［6］ Max M.Is Mechanism-based pain treatment attainable? Clinical Trial Issues. The Journal of Pain. 2000;1:2–9.

［7］ Jensen TS，Baron R. Translation of symptoms and signs into mechanisms in neuropathic pain.Pain. 2003 Mar;102(1–2):1–8.

［8］ Farrell M，Gibson S，McMeeken J，Helme R. Pain and hyperalgesia in osteoarthritis of the hands. Journal of Rheumatology. 2000;27(2):441–447.

［9］ Giesecke T，Gracely RH，Grant MA，Nachemson A，Petzke F，Williams DA，et al.Evidence of augmented central pain processing in idiopathic chronic low back pain. Arthritis Rheumatology. 2004 Feb;50(2):613–623.

[10] Scott D，Jull G，Sterling M. Widespread sensory hypersensitivity is a feature of chronic whiplash–associated disorder but not chronic idiopathic neck pain.Clinical Journal of Pain.2005 Mar–Apr;21 (2):175–181.

[11] Wright A，Thurnwald P，O'Callaghan J，Smith J，Vicenzino B.Hyperalgesia in tennis elbow patients.Journal of Musculoskeletal Pain. 1994;2(4):83–97.

[12] Rasmussen PV，Sindrup SH，Jensen TS，Bach FW. Symptoms and signs in patients with suspected neuropathic pain. Pain. 2004 Jul;110(1–2):461–469.

[13] Schmid A，Brunner F，Wright A，Bachmann LM. Paradigm shift in manual therapy? Evidence for a central nervous system component in the response to passive cervical joint mobilisation. Manual Therapy. 2008 Oct;13(5):387–396.

[14] Vicenzino B，Paungmali A，Teys P. Mulligan's mobilization with movement，positional faults and pain relief: Current concepts from a critical review of literature. Manual Therapy. 2007;12:98–108.

[15] O'Brien T，Vicenzino B. A study of the effects of Mulligan's mobilization with movement treatment of lateral ankle pain using a case study design. Manual Therapy. 1998;3(2):78–84.

[16] Hall T，Hardt S，Schafer A，Wallin L. Mulligan bent leg raise technique—a preliminary randomized trial of immediate effects after a single intervention. Manual Therapy. 2006 May;11(2):130–135.

[17] Reid SA，Rivett DA，Katekar MG，Callister R. Sustained natural apophyseal glides(SNAGs)are an effective treatment for cervicogenic dizziness. Manual Therapy. 2007 Oct 19:357–366.

[18] Bisset L，Beller E，Jull G，Brooks P，Darnell R，Vicenzino B.Mobilisation with movement and exercise, corticosteroid injection，or wait and see for tennis elbow：randomised trial.British Medical Journal.2006 September 29，2006:bmj.38961. 584653.AE.

[19] Hall T，Chan HT，Christensen L，Odenthal B，Wells C，Robinson K. Efficacy of a C1–C2 self-sustained natural apophyseal glide (SNAG) in the management of cervicogenic headache. Journal of Orthopaedic Sports Physical Therapy.2007

Mar;37(3):100–107.

[20] Paungmali A，O'Leary S，Souvlis T，Vicenzino B. Naloxone fails to antagonise initial hypoalgesic effect of a manual therapy treatment for lateral epicondylalgia. Journal of Manipulative and Physiological Therapeutics. 2004;27(3):180–185.

[21] Teys P，Bisset L，Vicenzino B.The initial effects of a Mulligan's mobilization with movement technique on range of movement and pressure pain threshold in pain-limited shoulders. Manual Therapy. 2008 Oct 25:37–42.

[22] Arendt-Nielsen L，Graven-Nielsen T.Muscle pain: sensory implications and interaction with motor control.Clinical Journal of Pain.2008 May;24(4): 291–298.

[23] Sterling M，Kenardy J. Physical and psychological aspects of whiplash:Important considerations for primary care assessment.Manual Therapy. 2008 May;13(2):93–102.

[24] Sterling M，Jull G，Vicenzino B，Kenardy J.Sensory hypersensitivity occurs soon after whiplash injury and is associated with poor recovery.Pain. 2003 Aug; 104(3):509–517.

[25] Collins N，Teys P，Vicenzino B.The initial effects of a Mulligan's mobilization with movement technique on dorsiflexion and pain in sub-acute ankle sprains. Manual Therapy. 2004 May;9(2):77–82.

[26] Slater H，Arendt-Nielsen L，Wright A，Graven-Nielsen T. Effects of a manual therapy technique in experimental lateral epicondylalgia.Manual Therapy. 2006 May;11(2):107–117.

[27] Ronnen HR，de Korte PJ，Brink PR，van der Bijl HJ，Tonino AJ，Franke CL. Acute whiplash injury: is there a role for MR imaging? — a prospective study of 100 patients. Radiology. 1996 Oct;201(1):93–96.

[28] Coombes BK，Bisset L，Vicenzino B.An integrative model of lateral epicondylalgia. British Journal of Sports Medicine. 2008 Dec 2:252–258.

[29] Sheather-Reid RB，Cohen ML.Psychophysical evidence for a neuropathic component of chronic neck pain. Pain. 1998;75:341–347.

[30] Vicenzino B.Lateral epicondylalgia:a musculoskeletal physiotherapy perspective. Manual Therapy. 2003 May;8(2):66–79.

[31] Curatolo M，Petersen-Felix S，Arendt-Nielsen L，Giani C，Zbinden AM，Radanov BP. Central hypersensitivity in chronic pain after

whiplash injury. Clinical Journal of Pain. 2001 Dec;17(4):306–315.

[32] O'Neill S, Manniche C, Graven-Nielsen T, Arendt-Nielsen L.Generalized deep-tissue hyperalgesia in patients with chronic low-back pain. European Journal of Pain. 2007 May;11(4):415–420.

[33] Peolsson M, Borsbo B, Gerdle B.Generalized pain is associated with more negative consequences than local or regional pain: A study of chronic whiplash-associated disorders.Journal of Rehabilitation Medicine. 2007;39:260–268.

[34] Sterling M, Pedler A, Chan C, Puglisi M, Vuvan V, Vicenzino B.Cervical lateral glide increases nociceptive flexion reflex but not pressure or thermal pain threshold in chronic whiplash associated disorder. Manual Therapy. 2010;15(2):149–153.

[35] Jensen TS, Gottrup H, Sindrup SH, Bach FW. The clinical picture of neuropathic pain. European Journal of Pharmacology.2001 Oct 19;429(1–3):1–11.

[36] Chien A, Eliav E, Sterling M. Whiplash (grade II) and cervical radiculopathy share a similar sensory presentation:an investigation using quantitative sensory testing.Clinical Journal of Pain. 2008d Sep; 24(7):595–603.

[37] Leffler AS, Kosek E, Hansson P. The influence of pain intensity on somatosensory perception in patients suffering from sub-acute/chronic lateral epicondylalgia. European Journal of Pain — London. 2000;4(1):57–71.

[38] Paungmali A, O'Leary S, Souvlis T, Vicenzino B.Hypoalgesic and sympathoexcitatory effects of mobilization with movement for lateral epicondylalgia. Physical Therapy. 2003 Apr;83(4):374–383.

[39] Sterling M, Jull G, Wright A.Cervical mobilisation: concurrent effects on pain, sympathetic nervous system activity and motor activity. Manual Therapy. 2001 May;6(2):72–81.

[40] Vicenzino B.An investigation of the effects of spinal manual therapy on forequarter pressure and thermal pain threshold and sympathetic nervous system activity in asymptomatic subjects: A preliminary report. In: M Shacklock (ed.) Moving in on Pain. Adelaide: Butterworth-Heinemann 1995:185–193.

[41] Vicenzino B, Collins D, Benson H, Wright A. An investigation of the interrelationship between manipulative therapy-induced hypoalgesia and sympathoexcitation.Journal of Manipulative and Physiological Therapeutics. 1998 Sep;21(7):448–453.

[42] George SZ, Bishop MD, Bialosky JE, Zeppieri G, Jr., Robinson ME.Immediate effects of spinal manipulation on thermal pain sensitivity:an experimental study.BMC Musculoskelet Disord. 2006;7:68.

[43] Wasner G, Naleschinski D, Binder A, Schattschneider J, McLachlan EM, Baron R. The effect of menthol on cold allodynia in patients with neuropathic pain. Pain Medicine. 2008 Apr;9(3):354–358.

[44] Moss P, Knight E, Wright A. Subjects with knee osteoarthritis exhibit widespread mechanical and cold, but not heat, hyperalgesia. ISAP 12th World Congress on Pain. Glasgow: ISAP. 2008:PW046.

[45] Terkelsen AJ, Bach FW, Jensen TS. Experimental forearm immobilization in humans induces cold and mechanical hyperalgesia.Anesthesiology.2008 Aug;109(2):297–307.

[46] Sterling M, Jull G, Kenardy J.Physical and psychological factors maintain long-term predictive capacity post-whiplash injury.Pain.2006 May;122(1–2):102–108.

[47] Williams M, Williamson E, Gates S, Lamb S, Cooke M.A systematic literature review of physical prognostic factors for the development of Late Whiplash Syndrome.Spine.2007 Dec 1;32(25):E764–780.

[48] Jull G, Sterling M, Kenardy J, Beller E.Does the presence of sensory hypersensitivity influence outcomes of physical rehabilitation for chronic whiplash? —A preliminary RCT.Pain.2007 May; 129(1–2):28–34.

[49] Sterling M, Pettiford C, Hodkinson E, Curatolo M.Psychological factors are related to some sensory pain thresholds but not nociceptive flexion reflex threshold in chronic whiplash. Clinical Journal of Pain. 2008;24;124–130.

[50] Butler D.Mobilisation of the Nervous System. Melbourne: Churchill Livingstone 1991.

[51] Hall T, Pyne E, Hamer P. Limiting factors of the straight leg raise test. Singer K (ed.) 8th Biennial Conference MPAA Perth: MPAA. 1993:32–39.

[52] Coppieters MW, Stappaerts KH, Wouters LL, Janssens K.The immediate effects of a cervical lateral glide treatment technique in patients with neurogenic cervicobrachial pain.Journal

of Orthopaedic Sports Physical Therapy.2003 Jul;33(7):369–378.

[53] Saranga J, Green A, Lewis J, Worsfold C. Effect of a cervical lateral glide on the upper limb neurodynamic test 1. A blinded placebo-controlled investigation. Physiotherapy. 2003;89(11):678–684.

[54] Emery CF, France CR, Harris J, Norman G, Vanarsdalen C. Effects of progressive muscle relaxation training on nociceptive flexion reflex threshold in healthy young adults: a randomized trial. Pain. 2008 Aug 31;138(2):375–379.

[55] Jensen R, Kvale A, Baerheim A.Is pain in patellofemoral pain syndrome neuropathic?Clinical Journal of Pain. 2008 Jun;24(5):384–394.

[56] Tucker AT, White PD, Kosek E, Pearson RM, Henderson M, Coldrick AR, et al. Comparison of vibration perception thresholds in individuals with diffuse upper limb pain and carpal tunnel syndrome. Pain. 2007 Feb;127(3):263–269.

[57] Chien A, Eliav E, Sterling M.Hypoaesthesia occurs with sensory hypersensitivity in chronic whiplash: further evidence of a neuropathic condition. Manual Therapy. 2009;14(2): 138–146.

[58] Freynhagen R, Rolke R, Baron R, Tolle TR, Rutjes AK, Schu S, et al. Pseudoradicular and radicular low-back pain — a disease continuum rather than different entities? Answers from quantitative sensory testing. Pain. 2008 Mar;135(1–2):65–74.

[59] Chien A, Eliav E, Sterling M.Hypoaesthesia occurs in acute whiplash irrespective of pain and disability levels and the presence of sensory hypersensitivity. Clinical Journal of Pain. 2008a Nov–Dec;24(9):759–766.

[60] Geber C, Magerl W, Fondel R, Fechir M, Rolke R, Vogt T, et al.Numbness in clinical and experimental pain—a cross-sectional study exploring themechanisms of reduced tactile function.Pain. 2008 Sep 30;139 (1):73–81.

[61] Chien A, Sterling M. Hypoaesthesia is a feature of chronic whiplash but not idiopathic neck pain. Manual Therapy. 2010;15(1): 48–53.

[62] Johnston V, Jimmieson N, Jull G, Souvlis T. Quantitative sensory testing measures distinguish office workers with varying levels of neck pain and disability. Pain. 2008;137:257–265.

[63] Passatore M, Roatta S.Influence of sympathetic nervous system on sensorimotor function: whiplash associated disorders (WAD) as a model. European Journal of Applied Physiology. 2006 Nov;98(5):423–449.

[64] Gockel M, Lindholm H, Niemisto L, Hurri H. Perceived disability but not pain is connected with autonomic nervous function among patients with chronic low back pain.Journal of Rehabilitation Medicine. 2008 May;40(5):355–358.

[65] Mani R, Cooper C, Kidd BL, Cole JD, Cawley MI. Use of laser Doppler flowmetry and transcutaneous oxygen tension electrodes to assess local autonomic dysfunction in patients with frozen shoulder. Journal of Royal Society of Medicine. 1989;82(9):536–538.

[66] McLean SA, Williams DA, Clauw DJ. Fibromyalgia after motor vehicle collision: evidence and implications. Traffic Injury Prevention. 2005 Jun;6(2):97–104.

[67] Smith RW, Papadopolous E, Mani R, Cawley MI. Abnormal microvascular responses in a lateral epicondylitis. British Journal of Rheumatology. 1994 Dec;33(12):1166–1168.

[68] McLean SA, Clauw DJ, Abelson JL, Liberzon I. The development of persistent pain and psychological morbidity after motor vehicle collision: integrating the potential role of stress response systems into a biopsychosocial model.Psychosomatic Medicine. 2005a Sep–Oct;67(5):783–790.

[69] Huge V, Lauchart M, Forderreuther S, Kaufhold W, Valet M, Azad SC, et al.Interaction of hyperalgesia and sensory loss in complex regional pain syndrome type I(CRPSI).PLoS ONE. 2008; 3(7):e2742.

[70] Sterling M, Jull G, Vicenzino B, Kenardy J, Darnell R.Physical and psychological factors predict outcome following whiplash injury.Pain. 2005 Mar;114(1–2):141–148.

第七章　动态关节松动术对运动和感觉障碍的影响

Paul Hodges，Bill Vicenzino

概述

运动改变疼痛。越来越多的证据表明，运动康复是症状恢复的重要组成部分。运动是由复杂的系统来协调的，不仅包括被动运动（如结构性骨骼和关节机制，以及肌肉收缩）引导的关节运动学，还涉及身体当前的状态信息（如位置、重力方向等）的感觉系统。无论是维持当前位置还是产生运动，神经系统会先考虑运动或位置的需求，并计划以达到预期目标。当一个人出现肌肉骨骼疼痛时，运动可能在疼痛开始之前就已经发生改变，并对疼痛的发展起到促进作用；运动也可能是适应疼痛和/或损伤的结果。不管发病机制如何，这可能是疼痛和/或损伤复发或持续的一个因素。

物理治疗的目的是通过改变运动来减轻疼痛，防止疼痛的持续或复发。动态关节松动术的目的是促进正常的运动（详见第二章），它是改变运动的潜在的强有力的干预措施。本章旨在讨论运动如何改变疼痛，提出运动改变疼痛的潜在机制的新观点，并假设一系列涉及运动系统的多个组成部分的机制，这可能是动态关节松动术如何减轻疼痛的基础。本章是前面几章关于动态关节松动术潜在作用机制的信息和概念（第四章和第五章），以及有关疼痛和感觉系统损伤的章节（第六章）的补充。

疼痛和受伤时运动变化的机制

运动中疼痛的变化需要考虑时间过程。在急性情况下，运动和疼痛/损伤是密不可分的。如果神经系统确定存在对组织的威胁（热、机械或化学性刺激），则出现运动改变以保护疼痛部位。这些变化发生在神经系统的多个层次上，从简单的屈肌收缩反射到更复杂的运动模式适应。例如，行走时下肢外旋以减少急性踝关节扭伤后对踝关节背屈的需求。

运动适应急性疼痛的理论

已经有几种简单的理论来解释急性疼痛时运动系统的变化。最受关注的是"恶性循环"理论和"疼痛适应"理论。恶性循环理论提出，肌肉活动增加与疼痛/损伤相关，并且由于肌肉收缩相关的局部缺血而引起的代谢物的堆积，促使发生持续疼痛[1]。疼痛适应理论可能会产出更多变化的反应，以降低产生疼痛运动的肌肉（主动肌）的兴奋性，并增加对抗疼痛运动的肌肉（拮抗肌）的兴奋性，从而降低疼痛区域的运动幅度和速度[2]。尽管这些模型对解释伴随急性疼痛/损伤的一些观察结果是有帮助的，但仍存在一些不符合这些模型预测的观察结果。首先，在肌肉中诱发疼痛时，运动神经元既没有统一地抑制也没有统一地兴奋[3]。尽管大量有关全肌肉记录的研究报告了抑制主动肌活动的证据[4，5]，最

99

多只能观察到拮抗肌的变化[6]，而对单个运动单位（运动系统中最小的功能单位，包括其所支配的所有肌纤维的运动神经元）活动的研究给出了不同的解释。

当肌肉诱发疼痛时，参与者需要在疼痛发生前和疼痛中产生相同的力量，而不是均匀地降低该肌肉的活动性，此时存在肌肉内部和肌肉间活动的重新分配[3,7]。这表明神经系统不仅抑制或促进肌肉活动，而且可以建立产生力的新方法。这个方案不但可以满足任务的需要，还可以保护疼痛或受伤的部位。疼痛适应理论的另一个问题是，尽管这一理论对随意运动（即减少产生疼痛运动的肌肉活动，以限制运动的位移和速度）似乎是合理的，但该理论没有预测疼痛对姿势控制的影响。在这种情况下，如果肌肉活动受到抑制，则由内力（如随意运动产生的反应力矩）和外力（如意外施加的负荷引起的扰动）引起的运动/力矩可能导致位移和/或速度的增加。

最后，这两种理论都无法解释许多临床疼痛患者的适应性变化[6,8]。尽管这两种理论都预测了经典的变化，但整个肌肉行为的数据显示了针对疼痛的巨大个体差异。例如，尽管急性背痛与躯干肌肉活动的总体增加有关，但没有两个人以相同的方式做出反应。

急性疼痛的适应需要另一种理论。在急性期，我们假设神经系统可以通过肌肉内部（一块肌肉的各部位之间）和肌肉之间的活动重新分配来保护疼痛或受伤的部分[3,7,8]，但这不是刻意的[8,9]。这种适应改变了机械特性（用于保护疼痛组织）[10]，可能涉及某节段运动的减少或改变，运动的变化减少。尽管这种保护性适应意味着神经系统做出了保护疼痛部位的"决定"，但重要的是要认识到有多种潜在因素会影响运动的结果变化，这可能解释运动和肌肉活动的一些可变性。疼痛和伤害会在运动系统的多个层面上影响运动（图7.1）。

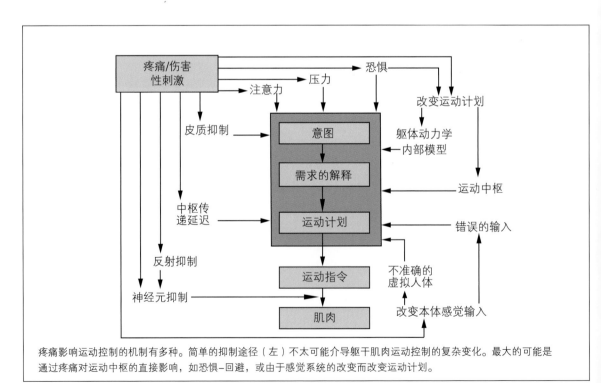

疼痛影响运动控制的机制有多种。简单的抑制途径（左）不太可能介导躯干肌肉运动控制的复杂变化。最大的可能是通过疼痛对运动中枢的直接影响，如恐惧-回避，或由于感觉系统的改变而改变运动计划。

图7.1　疼痛和伤害会在不同层面上影响运动系统。Hodges和Moseley许可引用改编[9]

运动适应疼痛的机制

在感觉方面，损伤会影响肌肉、韧带、关节囊和皮肤中的机械感受器，这些感受器可向神经系统提供有关身体部位的位置或运动信息。对机械感受器的影响可能是机械感受器直接受损或包含机械感受器的结构创伤或炎症所致。这种变化可能是重复刺激的结果[11]，而不是单纯的创伤带来的。也可能是疼痛与感觉信息处理或解读发生了变化。例如，尽管背痛患者的背部肌肉提供了疼痛信息，但这些信息往往被忽略了[12]。在慢性疼痛患者中，感觉运动皮层和重组的程度与疼痛的持续时间有关[13]。任何这些感觉功能的变化都意味着神经系统已经损坏了对感觉信息的输入或解释。这对运动控制有两个主要影响。①身体部位姿势的解释和任何干扰都会被破坏。②神经系统用来解释和计划身体部位的运动建立在错误的运动信息和身体姿势之上。无论哪种情况，运动都是基于对身体姿势和位移的不准确解释，因此并不理想。其结果可能是运动控制不当或神经系统通过采用更为模式化的运动或共同收缩策略来保护组织，从而导致运动适应不良。

在运动方面，变化可以从肌肉到神经系统的高级中枢的多个层面上被识别出来。肌肉可适应由于萎缩和脂肪侵入[14-17]引起的废弃和神经输入的改变，这个适应过程可以迅速启动[17]。在脊髓，关节结构的损伤可以引起反射抑制，特别是伸肌[18, 19]。这会导致运动神经元的抑制，运动神经元是支配肌肉的神经细胞。如前所述，疼痛导致运动神经元的兴奋性增加和降低[3, 20]。在高级运动路径，疼痛可增加和/或减少运动皮质细胞的兴奋性[21, 22（Tsao，未发表的数据）]，运动皮质的组织也发生了变化[23]。因为神经系统的许多部位都参与控制运动，所以其他部位也可能发生变化。此外，如前所述，也有证据表明神经系

统在疼痛期间选择了一种新的策略来保护已受伤和疼痛的部位，或有可能受伤的部位。这些对运动系统的多重影响可以是附加的、竞争的或协同的。

总之，神经系统似乎在急性疼痛时采取了一种保护策略，涉及肌肉内部和肌肉之间活动的重新分配，并导致机械行为的改变（僵硬或改变运动），并由神经系统多个层次的变化来调节。一个关键的问题是，尽管适应在短期内有潜在的好处（对疼痛和/或损伤或潜在的疼痛和/或损伤的保护作用），但如果适应在长期内保持，则有潜在的长期后果。

慢性或复发性骨骼肌疼痛状态下运动适应的复杂性

慢性疾病状态下的运动变化比急性疼痛的适应化更难解释。主要有三种情况。

第一种情况是伤害性信息的外周来源可能仍然与受伤害的感受器有关，外周结构的输入继续向中枢神经系统发送对组织的机械性或化学性刺激信息。伤害性信息的交流也可能通过疼痛系统敏感性增强，如外周的敏感化和脊髓后角的变化（详见第六章）。在这种情况下，需要恢复理想的运动控制，以优化受刺激的外周结构的负荷。虽然最初的适应可能在短期内有利于保护疼痛/损伤的结构，但从长远来看，这可能并不理想（见下文）。

第二种情况是患者从最初的急性疼痛发作中恢复，但继续经历疼痛发作。缓解背痛和其他症状期间的数据表明，运动控制的适应性在缓解期间持续存在[24]。据推测，这种适应性可能使个体更容易复发疼痛/损伤。

第三种情况是神经系统的生物学变化维持着持续的疼痛，而忽略了周围受伤害感受器的输入。重要的是要记住，疼痛是由神经系统对受伤

害的感受器传达的危险信息做出反应而产生的，并由一个人对疼痛的体验和信念来调节。在慢性状态下，中枢神经系统的生物变化和个人对疼痛的观念结合在一起，可能使痛苦的体验永久化[25, 26]。在这种情况下，外周因素可能与疼痛的持续性不太相关，但对运动的适应可能会导致进一步的问题。一个重要的考虑因素是运动控制和心理之间存在相互作用。一个人对疼痛的态度和信念可能会影响适应和改变适应的能力。

运动行为适应的后果

虽然运动行为的适应可能在短期内通过减少运动或通过改变运动、改变负荷而起保护作用，但它可能会产生不良后果，并且可能导致疼痛的持续或复发。这可能是由协同收缩导致的负荷增加，或保护活动增加，或由运动系统某些部分的活动减少导致的不太理想的运动策略——运动减少或改变，或运动变量减少。出于类似的原因，最初的疼痛可能是由任何其他改变运动的因素引起的，如废用、习惯性的不良动作模式和姿势等。

肌肉间和肌肉内的重新分配有几个不太理想的机械后果。第一，增加活动和共同收缩的保护策略增加了关节的负荷。例如，当背痛患者提起重物时，由于肌肉激活策略，脊柱的负荷会更大[27]。尽管有些负荷很好，但持续增加的负荷可能会产生负面影响。第二，共同收缩减少了运动。运动对于减震很重要，特别是对于承重关节。第三，一些肌肉对关节控制的作用降低（如腰痛时的腹横肌和多裂肌），可能导致控制效果不理想[9]。第四，活动的重新分配将改变运动路径或关节的负荷分布。虽然短期内有助于减轻负荷，但长期来看，负荷减少的结构的质量可能会受到影响，且荷载增加或持续载荷的结构可能会

发生变化。

运动的可变性很重要。运动变化太大意味着缺乏控制，但一些变化是重要的。当运动是可变的时，运动的每一个重复都会加载不同的结构，并且载荷分布在关节表面和结构之间。如果运动变化太小，那么每次重复一个任务时，相同的结构会以同样的方式加载[28]。变化对学习很重要。只有通过尝试新的替代方法，神经系统才能识别出新的解决方案，变化对于这一过程是至关重要的。新的非线性分析方法表明，一些临床条件的特点是变异性降低[28]，缺乏变异性与急性疼痛发作后恢复期的适应能力的缺乏相关[29]。

综上所述，尽管适应可能在短期内是有益的，如果骨细胞间结构发生破坏，可能需要一些适应，但如果长期保持这种情况，则可能对疼痛区域的组织产生影响。这可能导致症状的持续、症状的复发，或继发性的改变和症状发展。恢复最佳运动状态需要临床策略。这可能涉及通过减少对某些策略的依赖，增加其他肌肉的活动，调整运动路径，或优化变异，使运动恢复到临床前状态。

动态关节松动术对感觉运动系统的影响：可能的机制

动态关节松动术旨在促进正常运动。通过手法引导关节位置、运动和肌肉收缩，动态关节松动术可能提供一种有效的刺激，提供新的感觉输入、新的肌肉激活策略，并使神经系统接触到新的运动解决方案。这些机制已经被假设，有些已得到初步的实验支持，在下文中将逐条论述。

动态关节松动术对感觉的影响

大直径传入（非伤害性机械感受器）的感觉输入可能对伤害性感觉信息的解释、处理及运动输出产生多重影响。首先，来自皮肤、韧带和关节囊的机械感受器的感觉输入可以改变肌肉活

动。电刺激前交叉韧带导致股四头肌兴奋[30]，电刺激椎间盘环纤维化[31]或棘上韧带的机械拉伸[32]可促进腰椎多裂肌的活动。多裂肌的这种活动与受刺激的椎间盘区域有关[33]。同样，手部皮肤中机械感受器的放电与该区域肌肉活动的调节有关[34]，并且髌骨处皮肤的伸展改变了膝关节相连股肌的活动[35]。后一种方法是根据皮肤拉伸的方向来确定的。综上所述，对关节结构或皮肤施加特定的机械应力（如动态关节松动术中施加的应力）可能会改变关节周围肌肉的活动，这可以改善关节运动学和关节的控制。这一假设需要进一步研究。

其次，一些研究报告了动态关节松动术对感觉功能指标的影响，并暗示了运动感知能力的提高。虽然改善感觉的潜在机制尚不清楚，但改善运动可以通过改善感觉的敏锐度和功能来调节。大多数关于感觉功能的研究都测试了关节复位的误差。有初步证据表明，动态关节松动术可以改善关节位置误差。在一项对23名反复踝关节扭伤伴关节错位4°（标准差为1.3）的患者进行的初步研究中，用踏板角度测量仪[36]评估了负重的动态关节松动术对踝关节背屈（见第五章图5.3）的关节错位的影响。应用动态关节松动术后，关节错位改善了2.4°（标准差为1.5～3.3）。这种改善幅度大于测量的标准误差1.7°（Vicenzino，未发表的数据），因此可被视为临床上有意义的改善。最近的一项牵引直腿抬高的研究，不支持动态关节松动术的效果，参与试验的是23名无症状直腿抬高受限患者［平均44.4°（标准差为11.3）］。尽管本研究表明，动态关节松动术使直腿抬高提高约7°[37]，并证实了其他[38-40]研究结果，但在非负重和负重的位置测试中，髋关节错位没有明显变化（Vicenzino等[41]）。然而，受试者报告在终点处对拉伸的感知和感觉发生了显著的变化（如拉伸感觉减少或感觉到直腿抬高升高）。这些差异可能是由许多因素造成的：①后一项研究评估了没有关节错位，但有直腿抬高受限的受试者的动态关节松动术；②踝关节和直腿抬高动态关节松动术是完全不同的技术。任何一种差异都可能对动态关节松动术产生的治疗效果有明显的影响。

MWM的平衡效应

平衡控制的研究也证明了感觉运动功能的改善。然而，很难弄清楚这些改善是源于感觉或运动功能的改变。平衡是一个复杂的功能，涉及身体状态的感觉信息（关节位置、相对于重力的方向）、关于扰动的感觉信息、感觉信息的解释、运动反应的计划（从脊髓回路介导的简单反射到复杂的全身反应运动的产生）[42]。因此，由于平衡控制的复杂性，很难确定动态关节松动术如何改善平衡，但是这些数据提供了动态关节松动术改变运动的进一步证据。

Merlin等[43]研究了8名近期损伤侧副韧带复合体的患者，在跖屈/翻转运动期间，3组10次的外踝向后部滑动的效果（技术细节见第十九章）。在闭目Rhomberg单腿站立试验中，腓骨滑动动态关节松动术平均改善9.6 s（95%CI：6.27～12.93），负重位置背屈活动范围平均增加1.6 cm（0.53～2.67），但后者没有疼痛。虽然这是一项初步的小规模研究，但这些发现可能表明了动态关节松动术对运动和/或感觉运动系统的直接影响。Merlin等[43]还研究了30名未受伤的受试者（注：我们无法获得该数据以计算疗效的估值），并报告任何测量方法都没有变化，这意味着当有预先存在的损伤时，动态关节松动术可能仅在有目的的临床应用中发挥作用。

Hopper等[44]对20名单侧慢性踝关节不稳定的业余运动员，评估了腓骨贴扎技术（采用Merlin等[43]研究的动态关节松动术）对平衡的影响。他们报告，在休息或疲劳条件下，贴扎技术不会改变静态或动态平衡[44]。尽管这一结果与Merlin等[43]的结果不同，但这可能反映了手动应用的动态关节松动术和贴扎模拟物之间的差异。然而，Hopper等[44]评估的队列有一个功能性踝关节残疾指数（FADI）为84.2%（标准差为±9.4），这表明慢性踝关节不稳定的损伤最小。因此，这一组数据的精准度有限。

Reid等[45]评估了颈侧动态关节松动术（即动态小平面关节松动术）对颈性眩晕的影响：患者安静地站立，眼睛睁开、闭上，颈椎保持伸展，测量四脚力板的摆动模式。17名患者接受了治疗，另外17名患者接受了安慰剂治疗。在治疗12周后，两组间闭眼且颈椎伸展时的摆动模式指数的平均差（90%CI）分别为3.7（0.3~7.1）和2.6（0.1~5.1）[45]。动态小平面关节松动术还降低了头晕和颈椎疼痛的频率，颈椎伸展活动度平均增加8.5°（95%CI：1.4~18.3），大大优于安慰剂治疗组。

如上所述，很难从这些研究中提取出改善平衡功能的潜在机制。Merlin等[43]和Reid等[45]的研究中一个有趣的观察是，两项研究都报告了治疗区域活动度增加。这就增加了感觉运动功能改变与活动度之间存在某种联系的可能性。我们可以推测，动态关节松动术对重点关节产生直接的机械效应，增加了活动度（见下文），从而改善感觉运动功能，这不仅体现在局部治疗运动节段，而且在平衡测试中表现出了更广泛的影响。然而，同样可信的是，来自动态关节松动术的输入会导致疼痛或运动系统的变化，从而也使关节活动度增加。

动态关节松动术的运动效应

动态关节松动术可以改变运动的参数，如关节活动度（详见第三章、第八至第十二章，以及第十四至第十九章）。这些变化的潜在机制可能与感觉相关，正如前面讨论中强调的那样。然而，其他的运动效应也是可能的。一个关键的运动改变可以是通过手动应用动态关节松动术使患者无疼痛地运动。以这种方式，动态关节松动术可以为运动学习提供刺激。运动控制的改变或新运动解决方案的学习依赖多种选择的尝试，这取决于运动的可变性。一个健康的神经系统总有一些变异性，这种变异的主要好处是体验不同的运动选择。如前所述，疼痛通常与运动变化减少有关[29, 46]，这不仅可能导致关节结构重复增加负荷，而且也限制了一个人尝试新的解决方案的潜力。动态关节松动术的应用提供了可能，患者可反复学习新的无痛运动解决方案。这个新的解决方案可能涉及肌肉间活动平衡的改变，或者改变肌肉内运动单位之间活动的分布。

另一个观察是伴随动态关节松动术而增加的力量。几项研究表明，外上髁痛患者肘关节动态关节松动术后的握力有所改善（详见第十三章）[47, 48]。Slater等[49]认为，运动后易化现象可能是动态关节松动术增强力量的一种方式。Merton等[50]报告了在肌肉主动等长收缩后，对运动皮质的经颅磁刺激所诱发的肌肉反应的大小增加，并称这种效应为"运动后易化"。这种易化效果在先前的肌肉收缩停止后仍然存在[51]。Slater等[49]假设，作为动态关节松动术一部分的重复等长肌肉收缩，如用于外上髁痛的肌肉收缩（详见第十三章），可以充分促进动态关节松动术后肌肉收缩的改善，从而使肌肉收缩持续。通过这种机制，动态关节松动术产生了有益的效果。尽管所证明的运动促进和力量生成之间存在固有的差异，但迄今为止的证据并不支持这种假设机制。运动后易化作用并不局限于疼痛患者，如果这一作用是动态关节松动术后肌力改善的基础，那么在将一种技术应用于非疼痛部分之后，也可以达到预期的效果。然而，Abbott

等[47]和Vicenzino等[48]在应用侧滑动态关节松动术对单侧外上髁痛患者的自然屈曲进行治疗期间或之后并没有发现握力增加。相反，在未受影响的肘部动态关节松动术后，显示出轻微的下降，随着动态关节松动术的增加，力量输出略有下降（约5%）；在受影响的肘关节上，力量输出明显下降，约为动态关节松动术前基线的20%~50%。此外，Slater等[49]无法证明相同的动态关节松动术对实验诱导的肘关节外侧疼痛有任何影响。动态关节松动术后力量增加的原因也可解释为肌肉内活动分布的改变（疼痛时因肌肉内活动的重新分布而导致力量方向的改变被认为低效率），疼痛减轻的效果（如抑制减少），以及恐惧或对疼痛的敏感性降低。

一个重要的观察是，运动效应不局限于治疗关节。Abbott[52]在一项对23例外上髁痛患者进行的研究中描述了侧滑动态关节松动术的影响，报告称，肘关节动态关节松动术不仅提高了患肢的握力，而且显著增加了患肢肩部的内旋活动力度，患侧为16.7°（95%CI：7.4~26.0），健侧为11.1°（95%CI：1.9~20.4）。作者还报告使用单尾t试验，患侧外旋改善7.4°，而健侧改善3.9°。作者推测，未接受治疗的关节出现双侧效应可能是由于神经生理效应改变了肩部肌肉张力所致。这也说明动态关节松动术可能对运动系统产生广泛的影响。

总结

正如前面的讨论所强调的，动态关节松动术在改善功能和减轻疼痛方面有多种机制。这些机制可能涉及运动和感觉两方面，很可能是两者的结合。疼痛和损伤对运动系统有很强的影响，动态关节松动术可在多个层面上发生。虽然需要进一步的工作来阐明潜在的机制，但越来越多的证据表明动态关节松动术改变了运动。进一步阐明其机制可能有助于技术的更新，并有助于识别此技术最适合的患者。

关键点

- 疼痛出现时，运动会受到影响，基本机制似乎与时间有关（时间依赖性）；也就是说，受伤或疼痛发生后早期与慢性疼痛的发生机制不同。
- 经典的"恶性循环"和"疼痛适应"理论不能令人满意地解释疼痛患者运动改变的可能机制。
- 最近的证据表明，在多个层面上，神经系统在急性疼痛中采取了保护策略，包括肌肉内部和肌肉之间的活动重新分配。
- 慢性肌肉骨骼疼痛的运动适应是复杂的。
- 对于慢性肌肉骨骼疼痛，肌肉内部和肌肉之间的活动发生了改变，导致运动控制受损，关节结构负荷分布发生变化。
- 动态关节松动术可微调特定的滑动方向，很可能是肌肉内部和肌肉之间不平衡活动和关节负荷不平衡的适当调节器。
- 有初步证据表明，动态关节松动术可能直接影响感觉–运动神经系统，从而改善运动。
- 需要进一步研究，动态关节松动术是如何改善运动的。

参考文献

[1] Roland M. A critical review of the evidence for a pain–spasm–pain cycle in spinal disorders. Clinical Biomechanics. 1986；1:102–109.

[2] Lund JP，Donga R，Widmer CG，Stohler CS. The pain-adaptation model:a discussion of the relationship between chronic musculoskeletal pain and motor activity.Canadian Journal of Physiology and Pharmacology.1991；69(5):683–694.

[3] Tucker K，Butler J，Graven-Nielsen T，Riek S，Hodges P.Motor unit recruitment strategies are altered during deep-tissue pain.Journal of Neuroscience. 2009 Sep 2；29(35):10820–10826.

[4] Arendt-Nielsen L，Graven-Nielsen T，Svarrer H，Svensson P. The influence of low back pain on muscle activity and coordination during gait:a clinical and

experimental study. Pain. 1996；64(2):231–240.

［5］Farina D，Arendt-Nielsen L，Merletti R，Graven-Nielsen T. Effect of experimental muscle pain on motor unit firing rate and conduction velocity. Journal of Neurophysiology. 2004 Mar；91(3):1250–1259.

［6］van Dieen JH，Selen LP，Cholewicki J.Trunk muscle activation in low-back pain patients，an analysis of the literature. Journal of Electromyography and Kinesiology.2003 Aug;13(4):333–351.

［7］Tucker KJ，Hodges PW. Motoneuron recruitment is altered with pain induced in non-muscular tissue. Pain. 2009 Jan；141(1–2):151–155.

［8］Hodges PW，Moseley GL，Gabrielsson A，Gandevia SC.Experimental muscle pain changes feedforward postural responses of the trunk muscles. Experimental Brain Research. 2003 Jul;151(2):262–271.

［9］Hodges PW，Moseley GL.Pain and motor control of the lumbopelvic region:effect and possible mechanisms. Journal of Electromyography and Kinesiology. 2003 Aug；13(4):361–370.

［10］Hodges P，van den Hoorn W，Dawson A，Cholewicki J.Changes in the mechanical properties of the trunk in low back pain may be associated with recurrence. Journal Biomechanics. 2009 Jan 5；42(1):61–66.

［11］Solomonow M，Zhou BH，Baratta RV，Lu Y，Harris M.Biomechanics of increased exposure to lumbar injury caused by cyclic loading: Part 1. Loss of reflexive muscular stabilization.Spine. 1999；24(23):2426–2434.

［12］Brumagne S，Cordo P，Verschueren S. Proprioceptive weighting changes in persons with low back pain and elderly persons during upright standing. Neuroscience Letters. 2004 Aug 5；366(1):63–66.

［13］Flor H，Braun C，Elbert T，Birbaumer N.Extensive reorganization of primary somatosensory cortex in chronic back pain patients. Neuroscience Letters. 1997;224(1):5–8.

［14］Herbison GJ，Jaweed MM，Ditunno JF. Muscle atrophy in rats following denervation，casting，inflammation，and tenotomy. Archives of Physical Medicine and Rehabilitation. 1979 Sep;60(9):401–404.

［15］Hides JA，Stokes MJ，Saide M，Jull GA，Cooper DH.Evidence of lumbar multifidus muscle wasting ipsilateral to symptoms in patients with acute/subacute low back pain.Spine. 1994;19(2):165–177.

［16］Hodges PW，Galea MP，Holm S，Holm AK. Corticomotor excitability of back muscles is affected by intervertebral disc lesion in pigs. European Journal of Neuroscience. 2009 Apr;29(7):1490–1500.

［17］Hodges PW，KaigleHolm A，Hansson T，Holm S. Rapid atrophy of the lumbar multifidus follows experimental disc or nerve root injury.Spine.2006; 31(25):2926–2933.

［18］Spencer JD，Hayes KC，Alexander IJ. Knee joint effusion and quadriceps reflex inhibition in man. Archives of Physical Medicine and Rehabilitation. 1984;65:171–177.

［19］Stokes M，Young A. The contribution of reflex inhibition to arthrogenous muscle weakness.Clinical Science. 1984;67:7–14.

［20］Le Pera D，Graven-Nielsen T，Valeriani M，Oliviero A，Di Lazzaro V，Tonali PA，et al. Inhibition of motor system excitability at cortical and spinal level by tonic muscle pain. Clinical Neurophysiology. 2001 Sep;112(9):1633–1641.

［21］Martin PG，Weerakkody N，Gandevia SC，Taylor JL.Group III and IV muscle afferents differentially affect the motor cortex and motoneurons in humans. Journal of Physiology. 2008 Mar 1;586(5):1277–1289.

［22］Valeriani M，Restuccia D，Di Lazzaro V，Oliviero A，Profice P，Le Pera D，et al. Inhibition of the human primary motor area by painful heat stimulation of the skin.Clinical Neurophysiology.1999;110(8): 1475–1480.

［23］Tsao H，Galea MP，Hodges PW. Reorganization of the motor cortex is associated with postural control deficits in recurrent low back pain. Brain. 2008 Aug;131(Pt 8):2161–2171.

［24］Richardson C，Hodges P，Hides J. Therapeutic Exercise for Lumbopelvic Stabilization (2nd edn). Edinburgh；New York:Churchill Livingstone 2004.

［25］Foster N. Beliefs and preferences: do they help determine the outcome of musculoskeletal problems? Physical Therapy Reviews. 2007;12(3):199–206.

［26］Leeuw M，Goossens M，Linton S，Crombez G，Boersma K，Vlaeyen J. The fear-avoidance model of musculoskeletal pain: current state of scientific evidence. Journal of Behavioral Medicine. 2007;30(1):77–94.

［27］Marras WS，Ferguson SA，Burr D，Davis KG，Gupta P. Spine loading in patients with low back pain during asymmetric lifting exertions. The Spine Journal. 2004;4:64–75.

［28］Hamill J，van Emmerik RE，Heiderscheit BC，Li L. A dynamical systems approach to lower extremity running injuries. Clinical Biomechanics (Bristol，Avon). 1999 Jun 1;14(5):297–308.

［29］Moseley GL，Hodges PW. Reduced variability of postural strategy prevents normalisation of motor changes induced by back pain — a risk factor for chronic trouble? Behavioral Neuroscience. 2006;120(2):474–476.

［30］Miyatsu M，Atsuta Y，Watakabe M.The physiology of mechanoreceptors in the anterior cruciate ligament.An experimental study in decerebrate-spinalised animals.Journal of Bone Joint Surgery，Br. 1993 Jul;75(4):653–657.

［31］Indahl A，Kaigle A，Reikeras O，Holm S. Electromyographic response of the porcine multifidus musculature after nerve stimulation.Spine. 1995;20 (24):2652–2658.

［32］Solomonow M，Zhou BH，Harris M，Lu Y，Baratta RV. The ligamento-muscular stabilizing system of the spine. Spine. 1998;23(23):2552–2562.

［33］Holm S，Indahl A，Solomonow M. Sensorimotor control of the spine. Journal of Electromyography Kinesiology. 2002;12(3):219–234.

［34］McNulty PA，Macefield VG.Modulation of ongoing EMG by different classes of low-threshold mechanoreceptors in the human hand. Journal of Physiology. 2001;537(Pt 3):1021–1032.

［35］Macgregor K，Gerlach S，Mellor R，Hodges PW.Cutaneous stimulation from patella tape causes a differential increase in vasti muscle activity in people with patellofemoral pain.Journal of Orthopaedic Research. 2005 Mar;23(2):351–358.

［36］Boyle J，Negus V. Joint position sense in the recurrently sprained ankle. Australian Journal of Physiotherapy. 1998;44(3):159–163.

［37］Vicenzino B，unpublished data.

［38］Hall T，Anuar K，Darlow B，Gurumoorthy P，Ryder M. The effect of Mulligan Traction Straight Leg Raise in participants with short hamstrings. Annals of the Academy of Medicine. 2003 Jan 1.

［39］Hall T，Beherlein C，Hansson U，Teck Lim H，Odermark M，Sainsbury D. Mulligan Traction SLR: a pilot study to investigate effects on range of motion in patients with low back pain. Journal of Manual and Manipulative Therapy. 2006 Jul 22;14(2):95–100.

［40］Hall T，Cacho A，McNee C，Riches J，Walsh J. Effects of the Mulligan Traction Straight Leg Raise Technique on Range of Movement. Journal of Manual and Manipulative Therapy. 2001 Jan 2;9(3):128–133.

［41］Vicenzino B，unpublished data.

［42］Shumway-Cooke A，Woollacott MH.Motor Control. Baltimore: Williams and Wilkins 1995.

［43］Merlin D，McEwan I，Thom J.Mulligan's mobilisation with movement technique for lateral ankle pain and the use of magnetic resonance imaging to evaluate the 'positional fault' hypothesis. Isokenetic: Education Research Department. 2005. Online.Available:www.isokinetic.com/index.cfm? page=centro_studi/congressi/congresso_2005 (accessed 20 May 2010).

［44］Hopper D，Samsson K，Hulenik T，Ng C，Hall T，Robinson K. The influence of Mulligan ankle taping during balance performance in subjects with unilateral chronic ankle instability. Physical Therapy in Sport. 2009;10(4): 125–130.

［45］Reid S，Rivett D，Katekar M，Callister R. Sustained natural apophyseal glides (SNAGs) are an effective treatment for cervicogenic dizziness. Manual Therapy. 2008;13(4): 357–366.

［46］Madeleine P，Mathiassen SE，Arendt-Nielsen L.Changes in the degree of motor variability associated with experimental and chronic neck-shoulder pain during a standardised repetitive arm movement.Experimental Brain Research.2008 Mar;185(4):689–698.

［47］Abbott JH，Patla CE，Jensen RH.The initial effects of an elbow mobilization with movement technique on grip strength in subjects with lateral epicondylalgia. Manual Therapy. 2001;6(3):163–169.

[48] Vicenzino B, Paungmali A, Buratowski S, Wright A. Specific manipulative therapy treatment for chronic lateral epicondylalgia produces uniquely characteristic hypoalgesia. Manual Therapy. 2001 Nov; 6(4): 205–212.

[49] Slater H, Arendt-Nielsen L, Wright A, Graven-Nielsen T. Effects of a manual therapy technique in experimental lateral epicondylalgia. Manual Therapy. 2006 May 1;11(2):107–117.

[50] Merton P, Morton H, Hill D, Marsden C. Scope of a technique for electrical stimulation of human brain, spinal cord, and muscle. The Lancet. 1982; 320(8298):597–600.

[51] Nørgaard P, Feldbæk Nielsen J, Andersen H. Post-exercise facilitation of compound muscle action potentials evoked by transcranial magnetic stimulation in healthy subjects. Experimental Brain Research. 2000;132(4):517–522.

[52] Abbott JH. Mobilization with movement applied to the elbow affects shoulder range of movement in subjects with lateral epicondylalgia. Manual Therapy. 2001 Aug 1;6(3):170–177.

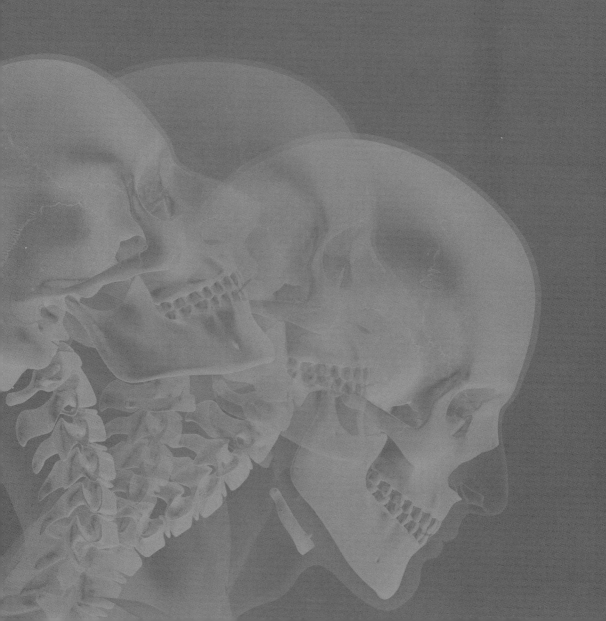

第四部分
病例分析

病例分析概述

本部分包括12个经验丰富的治疗师应用动态关节松动术的真实临床病例。治疗师是根据国际临床声誉及他们在Mulligan概念领域的教学和出版记录挑选的。

本书将花费大部分篇幅来专门谈论这些病例。具体来说，讨论这些病例研究的目的是：

1.向读者展示动态关节松动术如何能够无缝地融入现有的现代神经肌肉骨骼临床实践中，既是评估的一部分，更是一种治疗手段。大多数身体部位的各种机械性疾病应用动态关节松动术后的改善说明了这种技术的实用性和适应性。

2.在缺乏全面的、更高水平的有效经验证据（详见第三章）和已建立的临床预测规则或循证指南的情况下，为如何选择、应用和评价动态关节松动术提供指导。虽然动态关节松动术的证据基础正在迅速增长，但这些病例表明，临床医生仍然需要使用先进的临床推理技能（详见第二章）来做出适当的临床决策。

3.培养读者的临床思维能力，让他们在临床诊断逐步展开时，将自己的思维与病例贡献者的思维进行比较。临床推理是使动态关节松动术（第四章至第七章）的科学证据能够应用于任何特定患者的独特情况和个体表现的过程。

4.为动态关节松动术治疗各种肌肉骨骼问题的有效性提供低水平的依据。开展试验研究（如随机对照试验）的理论基础主要来自记录当代临床实践的病例研究。

在每一个病例研究中，临床医生的思维过程都是通过间歇性地使用回顾性刺激问题来揭示的，旨在突出他们的临床推理和所选择的动态关节松动术的基础证据的应用。读者应该对每个问题提出自己的答案，然后再与本书病例进行比较。在病例研究的结尾处，作者会给出评论，以便读者能够了解其他人在遇到相似情况时的观点，便于读者比较学习。有时，与Mulligan的总体思路一致，评论会试图促进并超越对于传统界限的思考。重要的是，它还将治疗师的临床推理与第一章建立的临床推理框架联系起来。

各种病例研究中的临床推理以Sackett等的"循证实践"[1]为范例进行了讨论，如第一章和第三章所述。第三章到第六章为治疗师回答作者提出的问题时讨论的临床推理，以及作者在每个病例结束时对治疗师推理的评论提供了基础。鉴于临床推理应以科学证据为依据而不是口述，因此使用了"循证临床推理"一词。病例研究的总体目标与Sackett等的一致；也就是说，最佳的研究证据与临床专业知识和患者的价值观及偏好相结合[1]。

读者应该意识到，病例研究的目的并不是详细说明给定患者的每一项可能的临床数据。毫无疑问，根据患者的病史和其他可以进行的体格检查还可以提出别的问题，但是在这些病例研究中所呈现的是专家在实际工作中的相关发现。病例研究是临床实践的真实例子，所提供的信息反映了临床的可用时间和实际背景（如物理测量设备的可获得性），以及临床专家独特的临床方法和个人推理过程。因此，虽然病例之间在结构上有广泛的相似之处，但有不同的表现形式。本书保留这些表现形式就是为了帮助读者理解每个治疗师的常规做法。

我们鼓励读者以开放而批判的心态来探索每一个病例。希望本书可以帮助读者从概念和理论基础上理解动态关节松动术，并将其简明的理论基础转化为实际的临床应用。同时也希望能够帮助读者将动态关节松动术的证据基础整合到现有的整体临床推理方法中。

参考文献

[1] Sackett DL. Evidence based medicine: what it is and what it isn't. BMJ, 1996;312:71–72.

第八章　头痛不仅仅是颈部疼痛

Toby Hall，Kim Robinson

病史

Norm是一名38岁的教师，有20年的头痛史。他是一个相当活跃的健康人，喜欢游泳，每周至少3次。头痛并没有限制他的工作或体育活动，但他会因为头痛的频率、强度和持续时间去医院就诊。当被问及他认为是什么导致的头痛时，他表示"可能是我的脖子出了问题"。当被问及他对手法治疗的看法时，他会建议："我可以做一些运动来帮助我的脖子。"

现病史

Norm描述，头痛开始时主要是颈部僵硬和不适感，主要在颈部右侧，然后扩散到枕部、头顶和右眼（图8.1）。疼痛主要发生在右侧，但有部分扩散到整个头部。在头痛发作前没有任何警告或先兆。Norm还描述，在剧痛时有恶心和右眼流泪的感觉。在头痛发作期间，头痛程度没有减轻，也没有呕吐。

据描述，Norm头痛的频率为平均每周2次，每次持续1~2天，症状持续的时间部分取决于当时头痛的强度。头痛强度根据特定的活动变化而变化，但在视觉模拟评分中，最严重程度可以达到8/10。Norm报告，上肢没有任何症状。

在过去的18个月里，Norm的工作习惯发生了变化，导致头痛加剧。他把工作从久坐改成了现在的工作，包括在全班学生面前在白板上写字。他发现，将手臂抬高，颈部伸展和旋转会加

重头痛。Norm的医生把他介绍到神经科医生那里征求专科意见，神经科医生诊断为偏头痛并给他开了消炎药，但是因为没有什么明显的效果，他已经停止服用了。

Norm主动向针灸师和按摩师寻求帮助，这两种治疗都暂时缓解了一些症状，但头痛还是反复发作。如果手法治疗不成功，他将去看疼痛专家。

既往史

Norm想不起20年前与头痛开始发作相关的具体事件。从那以后，头痛的频率逐渐增至约每周1次，18个月前频率又进一步增加。在过去的20年里，他的头痛时好时坏，但似乎没有任何特定的活动与头痛相关。Norm曾尝试过各种形式的治疗，从执业医师的治疗到药物治疗，再到健康专业人士的治疗，都没有成功解决问题。

症状表现

加重头痛的活动和姿势有在电脑前工作一个多小时，以俯卧的姿势睡觉，在白板上连续书写20 min。一般来说，如果他能避免刺激性的活动，头痛通常在24小时内减轻。从躺着或从向前弯腰到站起来并不能引起Norm头痛。

避免使用电脑和白板，以及颈部的任何不利姿势可以帮助Norm放松。例如，在椅子上睡觉时，头部没有支撑，或长时间将颈部保持在中立位（如从一个角度看电影或电视）。Norm还发

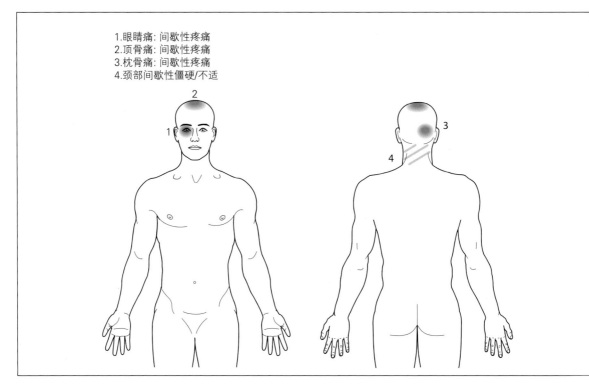

1.眼睛痛：间歇性疼痛
2.顶骨痛：间歇性疼痛
3.枕骨痛：间歇性疼痛
4.颈部间歇性僵硬/不适

图8.1　描绘患者症状部位的身体图示

现，安静地躺在床上休息，就像症状出现时服用阿司匹林一样，会让他感觉好受一些。Norm没有睡眠问题，但如果他一直俯卧着睡，或者如果他的头在枕头上的位置不佳，早上醒来时会出现头痛。在一个典型的24小时内，他的疼痛似乎没有模式，除非他进行了所描述的挑战性活动。

头痛障碍量表（HDI）是一种易于管理、内部有效、可靠和稳定的工具，用于评估与头痛有关的自我感觉障碍[1, 2]。HDI评分有25个项目，评估头痛对日常生活的功能和情感影响。每项活动的评分从0到4，满分100，最低分为0分。得分越高，由疼痛引起的伤害就越大。Norm在情感方面的得分为36/52，在功能方面的得分为28/48，综合得分为64/100。虽然没有公布Norm的参考数据，这些分数确实可以作为重新评估的基线。试验变化的95%CI为29分，这意味着需要±29分的变化才能反映头痛影响的真正变

化[2]。目前虽然还没有发布基础的相关参考数据，但这些数据确实可以作为有用的重新评估的基准，重新测试的95%CI为29分，这意味着需要29分的变化反映头痛影响的真实变化。

病史和检查

没有证据表明Norm存在其他健康问题，包括椎基底动脉供血不足。Norm的总体健康状况良好，最近没有体重减轻。影像学显示C5~C6椎间盘轻度狭窄。医生建议他做一次脑部CT，CT结果正常。

循证临床推理

1.在了解病史之后，你对Norm头痛的病因有什么想法或设想？

治疗师的回答

目前的证据表明，手法治疗只对某些形式的头痛有效。Bronfort等[3]回顾了无创物理治疗多

种类型头痛——偏头痛、紧张性头痛、颈源性头痛（CGH）、混合型头痛（偏头痛和紧张性头痛）及创伤后头痛的证据。他们发现，手法治疗对颈源性头痛有效。相比之下，他们的综述不支持使用手法治疗来长期管理其他形式的头痛。因此，正确判断患者的头痛类型非常重要，以便能够给予适当的治疗。

国际头痛协会（IHS）将头痛分为14类[4]。颈源性头痛是这14种分类中的一种，占所有头痛的18%，患病率为4.5%[5]。由于偏头痛、紧张性头痛和日常头痛的症状相似，所以常被误诊。研究表明，超过50%的病例可能出现不正确的头痛诊断[7]。很多头痛的临床表现类似[9]，增加了诊断的难度；但是那些有独特特点的头痛，比较容易识别。对于有颈源性头痛、偏头痛、紧张性头痛或其他形式头痛症状的患者，诊断尤其困难。

最近的一项研究揭示了相对单纯性颈源性头痛和偏头痛之间的差异[6, 10]，这或许对诊断有帮助。偏头痛患者多为女性，她们更容易出现恶心、畏光、畏声和搏动性痛等。此外，偏头痛发生于头的前部，很少是由机械性刺激引起的（如持续保持不良的颈部位置），但空间位置的改变（如从卧位站起或从前屈位到直立位）会加剧这种情况[10]。

Norm似乎患有颈源性头痛。诊断的挑战在于如何区分颈源性头痛和偏头痛[11]。Norm的病史支持颈源性头痛假说，因为Norm是男性，没有畏光或畏声的主诉，也没有搏动性痛的主诉。此外，他的疼痛从后颈部开始，扩散到头部，是由身体活动和头部位置不佳引起的，而不是由空间位置的改变引起的。总的来说，病史支持Norm的头痛发病机制可能涉及颈椎。现在需要进行体格检查来验证颈源性头痛假说并确定诊断。

2.在早期阶段，你是否有任何治疗假设？如果是这样，根据你的经验和科学依据，患者的病史中有哪些因素支持你的治疗假设？

治疗师的回答

在早期阶段，虽然在病史中可能有支持颈源性头痛的诊断依据，但仍然是不确定的，需要进行体格检查以确定诊断。此外，颈源性头痛可能由关节、神经和肌筋膜系统功能障碍引起[12]。因此，任何关于治疗的假设都是非常初步的。然而，Norm提供了一些信息，这些信息可能有助于确定潜在的治疗方法。例如，他认为他的脖子出了问题（尽管这个想法可能已经被以前的治疗医生所限制），他愿意进行运动来纠正这方面的功能障碍。此外，Norm也接受过脊椎指压治疗（颈部推拿），但只有短期疗效，这可能提示头痛继发于运动控制不良的关节紊乱。对头痛的短期改善和运动的迅速消失可能表明颅颈肌功能低下，但也可能表明存在其他头痛的形式。颅颈肌力量和耐力的损伤似乎是颈源性头痛的主要特征之一[13]。这是他之前的治疗中没有提到的一个方面，可能是一个潜在的治疗途径。当然，根据Norm的说法，在以前的治疗中，没有任何形式的运动是预先规定的。

体格检查

姿势

在站立时，Norm"背部下凹"，他的骨盆相对于上肢带骨（肩带者）前倾。脊柱后凸时胸椎曲度增大，头前倾，下巴前倾。肩胛被拉长、下沉并内旋。坐着时，Norm的骨盆向后倾斜，有明显的腰椎和胸椎后凸、下巴前倾。可以在坐位和站位纠正他的骨盆姿势，改善整体姿势。

主动和被动生理性运动

坐位下，颈椎活动度轻度受限，但在右旋和

屈曲时并不疼痛，伸展范围不受限制，但控制不佳，尤其是上颈椎伸展。右侧过度旋转在颈部右侧产生轻微的疼痛，与头痛症状通常产生的区域相同。固定C2椎体，C2椎体以上旋转时，左右被动旋转有明显差异；右旋严重受限，只有约5°的活动度且活动时有中度疼痛。下颈椎保持中立位，主动上颈椎屈曲受限50%，并在超压时引起轻度上颈部疼痛。

神经组织激发试验

针对上颈椎活动受限进行观察，对上颈椎神经组织机械敏感性进行筛查试验。包括久坐时被动上颈椎屈曲，仰卧时两肩外展至90°时被动颈椎屈曲与伸展[14, 15]。两种神经组织敏化手法操作均未检测到上颈椎屈曲范围的差异，因此未进行神经组织致敏性的进一步测试。

被动关节活动试验

被动的生理性椎间运动测试显示，在C1~C2运动节段存在较大的右旋受限。后–前（PA）压力作用于C2椎体右侧，较小的压力作用于C1，引起颈部疼痛，压痛明显。当颈椎向右旋转45°时，C2右侧单侧后–前压力明显加重，但C1椎体对压力的反应没有改变。

在旋转试验中右旋明显受限（图8.2），C1~C2关节功能障碍程度远大于32°的临界值[16]。在这个测试中，患者仰卧位，颈椎被动屈曲至屈曲范围的最大值。然后治疗师将患者头部左右旋转。颈椎屈曲被认为可以阻止除了C1~C2以外的所有水平的运动，由于C1~C2独特的解剖结构，它们可以在任何颈椎姿势下旋转。由于其他节段的颈椎运动受这个末端位置的限制，运动被局限在C1~C2节段。Norm在屈曲时右转只有5°，左转轻微受限。试验时，颈部小心地保持在最大屈曲位，以避免假阴性结果。

肌肉功能

有证据表明，在坐位和站位时姿势控制不良。此外，双侧胸锁乳突肌有明显的前伸。颈椎主动伸展的控制较差，大部分运动发生在高位颈椎区域。在触诊和肌肉长度测试时枕下肌紧绷。颈深屈肌功能测试显示颅颈部屈曲功能障碍显著。在没有胸锁乳突肌过度活动的情况下，Norm无法弯曲上颈椎[13]。Norm只能使上颈椎屈曲几度，保持5 s，无颈部浅表肌肉活动。除了颈部肌肉功能障碍外，还有肩胛控制不良的证据。

其他测试

没有证据表明椎基底动脉供血不足，其他检查均为阴性。

循证临床推理

1.体格检查后，颈源性头痛的假设是否得到证实？什么样的临床表现与这个决定最相关？

治疗师的回答

除了在鉴别诊断中排除外，大多数头痛类型与手法治疗没有直接关系。由于每一种头痛的病理基础不同，错误的鉴别诊断极有可能导致治疗失败。这对于徒手治疗干预尤其重要，因为它们

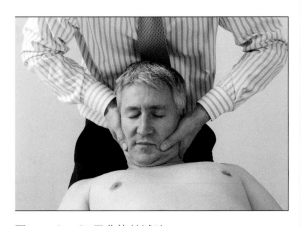

图8.2　C1~C2屈曲旋转试验

不太可能对大多数头痛形式有效。还应注意，不同形式的头痛可能同时存在[17]，这对鉴别诊断和治疗提出了更大的挑战。

颈源性头痛国际研究组提出的颈源性头痛特征[8, 18]见表8.1。Vincent和Luna[19]检查了这些诊断标准在混合型头痛患者中的有效性。颈源性头痛患者明显比紧张性头痛或偏头痛患者符合更多的标准。然而，30%的颈源性头痛患者符合IHS的偏头痛标准，而只有3%的颈源性头痛患者符合紧张性头痛的标准，而其余2/3的患者无法分类。Antonaci等[11]报告，诊断颈源性头痛必须至少使用5个颈源性头痛国际研究组的诊断标准。此外，Vincent[20]已经表明，如果符合所有的标准，那么颈源性头痛可以从偏头痛和紧张性头痛中区分出来。

Norm的脊柱姿势不良，头前倾的姿势和颈椎疾病之间的联系仍然存在争议[21]。一些研究表明两者之间存在显著的关系[22-24]，而有些人不这么认为[15, 25-27]。尽管如此，头前倾的姿势可能表明上颈椎的异常，涉及颈深屈肌控制紊乱、关节或神经功能障碍，这都需要进一步的检查。

颈部活动受限被认为是颈源性头痛的关键诊断标准之一[18]。一些[15, 28, 29]但不是所有[25, 30]研究报道，颈源性头痛患者的颈椎活动度减小，主要原因是矢状面活动受限，尤其是伸展受限是主要的障碍。Norm的颈椎存在屈曲和旋转受限，特别是上颈椎区域的右旋转，这与颈源性头痛国际研究组提出的颈源性头痛标准一致[8]。

颈源性头痛被认为主要是由上三节颈椎的功能障碍引起的[31]。Zito等[15]报道，手法检查确定的上颈椎关节功能障碍的存在是鉴别颈源性头痛最关键的标准。最近Jull等[28]将颈源性头痛的徒手检查简化为仅包括触诊检查。识别疼痛

表 8.1 颈源性头痛国际研究组诊断标准	
主要标准	1. 颈部受累的症状和体征 （1）出现如下类似症状： 　　1）颈部运动和 / 或持续保持固定位置不佳 　　2）外部压力超过上颈部或枕区 （2）颈部活动范围受限 （3）同侧颈部、肩部或手臂疼痛 2. 诊断性麻醉阻滞 3. 头部单侧疼痛
头痛的特点	4. 中度或重度的颈部搏动性痛 持续时间不同或波动性发作
其他一些重要的特征	5. 吲哚美辛只有一些轻微的作用 （1）麦角胺和舒马曲坦作用不明显 （2）女性 （3）多见于头部或间接颈部外伤，通常为中度以上
其他不太重要的特征	6. 各种与发作相关的症状偶尔出现，和/或在出现时表现为中度 （1）恶心 （2）畏声和畏光 （3）头晕 （4）同侧视力模糊 （5）吞咽困难 （6）同侧水肿，主要发生在眼周

反应，而不是关节过度活动或低活动，简化了对颈椎功能障碍的识别，降低了所需的技能。然而，这些信息本身不足以提供足够的灵敏度和特异性来鉴别颈源性头痛；还需要其他形式的评估。在Norm的病例中，有证据表明，在触诊C2椎体时，有明显的疼痛刺激，需要手动检查上颈椎关节功能障碍。

颈椎屈曲旋转测试（图8.2）是Mulligan概念中用于辅助颈源性头痛患者鉴别C1~C2关节功能障碍的一种简化的徒手检查形式[32]。通常，屈曲旋转测试的旋转范围为每侧40°~44°[30, 33]。C1~C2关节活动受限的患者活动范围明显减少[16, 30, 34, 35]，活动范围≤32°可被视为阳性[16]。经验丰富的治疗师使用这个具有很高敏感性（91%）和特异性（90%）的测试区分颈源性头痛患者与无症状对照组或有先兆偏头痛患者[34]。

在更具有特异性的标本（包括C1~C2以外水平的颈源性头痛患者）中评估屈曲旋转试验时，报告了相似值（诊断准确率=89%，kappa=0.85，阳性临界值=33°）[35]。虽然没有经验的检查者在屈曲旋转试验中记录了更大的运动范围，但敏感性（>83%）和一致性（kappa>0.67）仍然是可以接受的。旋转灵活度测试的另一个优点是其不受其他因素的影响，包括睡眠姿势、年龄、性别、手主导的运动（包括重复使用身体一侧的活动）或职业[36]。因此，无论患者的年龄、性别或生活方式如何，该测试都是有效的。

在Norm这个病例中观察到屈曲旋转测试中旋转的受限比发表的研究报道中的结果要大，旋转范围仅为5°，远小于Hall和Robinson[30]报道的28°，以及Ogince等[37]报告的20°。与无头痛患者相比，Norm的活动范围也明显受限，每个方向约44°[30, 38]。这一范围与偏头痛患者的记录40°相似[37]。虽然在评估时诱发头痛以证

实头痛是颈源性的是理想的，但遗憾的是，这不可能是常见的临床评估头痛的方式。

在Norm这个病例中，很明显除了诊断性麻醉阻滞的确凿证据外，符合所有颈源性头痛国际研究组的标准。这样的方法更适合头痛的研究，而不是一般的临床实践。此外，Jull等[28]的研究表明，上颈椎关节触诊证实的疼痛相关颈椎活动共同受限与颅颈屈曲试验证实的颈深屈肌损伤在诊断颈源性头痛方面的敏感性为100%，特异性为94%。在此基础上，Norm的头痛在本质上几乎完全是颈源性的，没有偏头痛或紧张性头痛的特征。

2.你对治疗和疼痛管理的主要假设是什么？是否符合Mulligan概念，如果是，为什么？

治疗师的回答

这种疾病是慢性的、静态的，患者的医生、神经科医生和其他卫生专业人员之前的一系列干预措施都没有帮助。部分原因可能是错误诊断为偏头痛。能够严格地将这种疾病归类为一种相对"单纯"的颈源性头痛，这表明针对特定功能障碍进行适当的手法干预可能是有效的。以前的研究支持使用手法治疗颈源性头痛[39, 40]，但不支持使用手法治疗偏头痛或其他形式的头痛[41]。假设是一种慢性但稳定的C1~C2运动障碍，与颅颈肌功能低下有关。由于颈源性头痛的慢性本质，相对独立的C1~C2功能障碍，屈伸旋转试验活动受限，以及过去手法治疗长期效果不佳，只能短期缓解，所以Mulligan C1~C2自我旋转动态小平面关节松动术被确定为首选的治疗方法。之所以选择这项技术，是因为它可以使C1~C2有效移动，可以很容易地在家进行自我松动，从而确保足够的治疗量。自我治疗似乎是先前干预中缺失的部分。手法治疗未能带来长期缓解，其中一个原因可能是随访不充分或治疗量不充足，而自我松动可以补充。类似头痛患者特征和检查结果

显示，这种包括短期和长期良好效果的自我治疗（详见第三章）的动态松动反应非常好[42]。

颅颈肌功能障碍的存在提示，长期的治疗还包括改善颈深屈肌功能的干预措施。对高质量的颈源性头痛物理治疗的随机对照试验表明，结合运动来重新锻炼颈肌和肩胛肌功能，以及手法治疗关节功能障碍，可以获得长期的最佳结果[39]。

治疗和管理

第一次治疗

在第一次就诊时，选择C1~C2的自我动态小平面关节松动术[40]进行治疗。该技术可用于临床，也可作为一种自我治疗方法（应用详情见表8.2）。这是一种潜在的积极的动态技术。因此，认真遵守应用指南至关重要。对于Norm来说，第一次使用时，只在右旋方向进行了2次，活动方向由旋转试验来确定，坐位动态小平面关节松动术收到了立竿见影的旋转效果，即可以全范围旋转，左右对称。此外，治疗后，重新进行旋转测试时，右旋的活动范围已经达到正常范围的50%左右。临床常见的情况是获得全范围的主动旋转，但仍然发现在屈曲旋转测试时范围明显减少。虽然在腰背痛的整体结果中，物理损伤测量值的变化低于疼痛和残疾测量值[43]，但疼痛

表8.2　旋转动态小平面关节松动术应用于旋转受限的 C1~C2		
症状	屈曲 – 旋转试验显示颈痛或颈源性头痛伴 C1~C2 活动受限	
定位	患者	患者坐在椅子上，躯干靠着椅背，治疗带绕过患者颈后部，每只手握住治疗带的一端，头痛侧手在上方并握住治疗带环绕C1节段，另一侧手握住治疗带横跨胸部
	治疗部位	颈椎中立位
	治疗师	站在患者身后并用手指轻轻按压治疗带，使其保持原位，直至开始移动；还要确保治疗带保持正确的角度，以便患者用治疗带向正确的方向施力
	治疗师的手	由于本质上这项技术是患者的自我治疗，治疗师的手只是用来帮助患者保持治疗带处于正确的角度和位置。一旦患者学会如何安全、正确地自我治疗，建议患者在家使用该技术
应用指导	• 确保通过治疗带施加的力稳定而不过大，过大的力可能导致颈部不适或疼痛 • 通过治疗带产生的力必须沿关节突关节面方向运动，关节突关节面在上颈椎处于水平方向，颈部为中立位，为了保证滑动力正确，患者应确保治疗带上端始终保持水平位置，不高于颧弓 • 一旦设置成功，患者直接用治疗带的上端向上施加一个牢固的力，保持治疗带的下端跨过胸部的反作用力 • 任何阶段都不应出现疼痛或其他症状，如果患者有任何疼痛或其他症状，应停止和调整 • 患者用治疗带保持水平力，缓慢旋转头部，使其朝向疼痛和/或受限的方向，在这个过程中，治疗带的上端位于脸的前面 • 如果是这项技术的适应证，患者能够在疼痛侧做无痛全范围旋转 • 如果出现疼痛或其他症状，则暂停，以便治疗师能确保颈椎在矢状面上处于中立位，力的方向是水平的；如有必要进行调整，使治疗过程无痛 • 如果调整后疼痛仍然持续，应停止动态小平面关节松动术 • 一旦实现无痛活动，只可重复2次动作 • 如果患者能够实现全范围无痛旋转，治疗师会对患者施加轻柔的被动旋转1~2 s，这个过程也应该是无痛的 • 随后重新评估会发现无痛关节活动范围得到改善 • 如果初次治疗后患者的关节活动范围得到改善，疼痛有所减轻，建议该患者将此技术作为家庭治疗 • 患者应重复进行自我动态小平面关节松动术，每天2次，每次2组		
注意事项	• 小心确保力的方向与治疗带的放置位置 • 在整个过程中，保证力的稳定性，直到患者回到初始位置 • 重点是鼓励患者达到关节最大活动范围		

和关节活动度的变化已证明手法治疗有积极的效果[44]。

Norm被要求重复2次自我治疗，每天2次使用颈椎治疗带（图8.3）。在接下来的3天里，要求Norm记录头痛症状的任何变化。这一阶段不增加任何其他形式的干预，以便能够确定居家自我治疗的效果。治疗师建议患者避免俯卧睡姿，而他之前并没有得到这样的建议。

第二次治疗

Norm 3天后回来复查治疗。在第一次治疗后的晚上，他主诉有轻微的头痛。第二天，Norm也头痛了，但不像平常那么严重，而且持续的时间也不长。体格检查时发现，活动范围左右对称，而且向右旋转加压不再是痛苦的。上颈椎的关节活动度也得到了大范围的改善，在压力过大时不再疼痛。在C2椎体固定时，向右旋转幅度增加到约10°，屈曲旋转试验显示右旋大约为30°。乍一看，这些结果似乎不一致，但根据临床观察，正常范围的坐姿C1~C2旋转，试验范围为15°~20°。因此，两种测试都显示了C1~C2旋转范围超过50%，但仍有一定的受限。再次测试颈深屈肌显示一些功能得到了改善。Norm能够屈曲脖子5°，可以在没有表层肌肉的活动

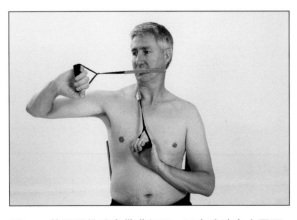

图8.3 使用颈椎治疗带进行C1~C2自我动态小平面关节松动术

下，持续3组，每组10 s，保持稳定的姿势。这种改善的部分原因可能是上颈椎屈曲的有效范围增加，从而导致枕下颈肌的可伸长性增加，这是在轻度松动的C1~C2节段后发生的。

鉴于第一次治疗的积极持续反应，再次进行了C1~C2的自我动态小平面关节松动术。此外，还对Norm进行了颈深屈肌健康教育。Norm被指导在不过度激活颈浅屈肌的情况下进行上颈椎外固定术。他只能用这种方法进行一个非常小的上颈椎屈曲活动，所以要求他每天2次，每次5遍，每遍10 s，进行这个低水平的激活。在第二次治疗结束时，灵活旋转测试只是轻度受限，现在右旋为40°。鉴于头痛的间断性质，安排了一次为期1周的随访，以便明确头痛频率的变化。

第三次治疗

Norm报告他的头痛症状明显减轻。他在上周只经历了1次头痛，而且只持续了3个小时。当时正处于学生放假期间，这意味着Norm花在白板上的时间少了，而花在电脑上的时间多了。有一次在电脑前坐了4个小时后Norm开始出现了头痛。

在右转40°时，屈曲旋转测试仍然轻度受限，而且自上一阶段以来没有变化。在检查Norm的自我松动时，很明显，他并没有像第一次治疗时那样，让另一个人（诊所里的治疗师或家里的妻子）来帮助他加压，然后在加压下重复C1~C2自我松动，并在屈伸旋转试验中完成全范围右转。治疗师强烈鼓励Norm请他的妻子在C1~C2自我松动时施加旋转压力，因为这显然是这项技术的一个非常重要的部分。

颈深屈肌功能得到了改善。Norm现在可以达到正常上颈椎屈曲幅度的50%而不会使胸锁乳突肌过度活动。颈深屈肌锻炼在一定范围内进行，重复的次数逐渐增加，每隔1天重复10次。

此外，还开始了肩胛和脊柱姿势的健康教育。

第四次治疗

2周后，Norm报告病情有了进一步的改善。头痛频率大约是每周1次，而且头痛程度轻得多（视觉模拟评分法：2/10），只持续了约3小时，尽管他还在继续使用白板工作。

在体格检查中，右颈屈曲旋转测试的范围约为45°且无痛。颈深屈肌的功能进一步得到了改善，Norm可以在不过度活动胸锁乳突肌的情况下保持上颈椎屈肌50%的活动范围持续10 s，并重复10次。

鉴于头痛症状的显著改善，治疗师要求Norm继续他目前的锻炼计划。为了保持机动性，C1~C2的自我松动每天只进行1次。颈深屈肌锻炼逐渐进行，上颈椎屈肌的活动范围逐渐增大。此外，还开展了一项改善颈椎伸展动态控制的练习。这是为了改善他在白板上写字对上颈椎伸展时的控制。

第五次治疗

4周后，Norm报告，他在过去2周内没有感到任何头痛。他按照指示继续锻炼，包括进行姿势控制和颈深屈肌锻炼。经重新评估，颈椎屈曲旋转测试可达无痛全范围运动。颈深屈肌功能好转，上颈椎屈曲范围可达正常的3/4。

鉴于明显的实质性改善，Norm停止了治疗。4个月后，与Norm通过电话取得了联系，他报告大约每月只有一次轻微的头痛，这似乎与他在电脑前的持续工作有关。使用头痛障碍量表重新评估显示改善了44分，这比检测头痛影响的真正变化所需的分数要高[2]。

作者的动态关节松动术评论

C1~C2自我动态小平面关节松动术成功处理了这个特殊的颈源性头痛患者。疼痛、关节活动度和功能障碍的改善都是干预的直接结果。

用于治疗Norm的自我动态小平面关节松动术在颈源性头痛的管理中是有效的[45]，其中屈曲旋转试验的阳性发现是主要的标准。在该研究中，32例颈源性头痛患者在屈曲旋转试验中呈阳性，他们要么接受C1~C2自我动态小平面关节松动术治疗，要么接受安慰剂运动治疗。这两项治疗每天进行2次。随访评估头痛症状，根据头痛频率，强度和持续时间[46]，分别于4周和1年进行随访。C1~C2自我动态小平面关节松动术组在屈曲旋转试验中，活动范围在第1天增加了15°（$p < 0.001$）。这显著高于安慰剂组的增加了5°（$p < 0.001$），也高于报道的6°（最低检测变化）[47]。此外，与安慰剂组相比，自我动态小平面关节松动术组在4周（$p<0.001$）和12个月（$p<0.001$）时头痛指数得分显著降低，自我动态小平面关节松动术组总体下降54%。Norm的头痛症状有更显著的改善，这在一定程度上可以通过增加运动可改善运动控制功能障碍来解释。运动控制功能障碍是颈源性头痛患者的一个重要病因。此外，研究还表明，为改善运动控制而设计的运动对颈源性头痛患者有显著的积极影响[41]。事实上，运动控制再训练和手法治疗相结合，在患者长期预后方面比单独使用这些干预措施时要好10%[41]。

这个病例说明一个简单的无痛物理治疗技术可以对减少颈源性头痛患者的疼痛和改善功能障碍方面起到积极的作用。许多研究表明，手法治疗对颈源性头痛是有效的[41, 48-52]，但这是第一个说明在治疗中将动态小平面关节松动术与运动控制练习相结合的病例。本病例证明了一个有效的自我管理计划，为颈源性头痛患者提供了最低限度的有效的自我治疗程序。在一个成本驱动的社会，自我治疗必须被视为一个理想的目标，这个病例在这方面提供了依据。

C1~C2旋转自我动态小平面关节松动术减轻头痛症状的可能机制在其他章节（如第四至第七章）中有论述。众所周知，运动神经代偿可改变脊髓运动神经元的静息兴奋性（产生促进和抑制作用）[53]。C1~C2肌张力的变化可以解释在屈曲旋转试验中缺乏旋转范围，以及随后使用C1~C2自我动态小平面关节松动术的快速反应。

也许一个不太合理的解释是，在屈曲旋转试验中，颈椎旋转范围的增加是因为C1~C2的自我动态小平面关节松动术降低了关节的紧张度。在某些情况下，运动被认为可以缓解粘连并拉伸周围组织。旋转范围的改善是立竿见影的，随后的进一步进展是逐渐发生的，这表明C1~C2自我动态小平面关节松动术的效果主要与疼痛调节和节段性肌肉张力的神经生理学变化有关，对关节僵硬的影响可能较小。这种运动神经的其他机械性效果包括改变椎体的小关节紊乱、纠正[42]错位追踪问题[54-56]，以及改变脊柱功能单位的运动轴[57]。目前还不清楚这些被提出的影响中是否有一个是 C1~C2自我动态小平面关节松动术改善的基础，目前还没有对此进行专门的研究。显然，需要进行专门的研究来确定C1~C2自我动态小平面关节松动术的运动机制。

参考文献

[1] Jacobson GP，Ramadan NM，Aggarwal SK，Newman CW.The Henry Ford Hospital Headache Disability Inventory (HDI). Neurology. 1994 May;44(5):837–842.

[2] Jacobson GP，Ramadan NM，Norris L，Newman CW. Headache disability inventory (HDI): short-term test-retest reliability and spouse perceptions. Headache. 1995 Oct;35(9):534–539.

[3] Bronfort G，Nilsson N，Haas M，Evans R，Goldsmith CH，Assendelft WJ，et al.Non-invasive physical treatments for chronic/recurrent headache. Cochrane Database Syst Rev. 2004(3):CD001878.

[4] International Headache Society.The International Classification of Headache Disorders(2nd edn). Cephalalgia. 2004;24 Suppl 1:9–160.

[5] Nilsson N. The prevalence of cervicogenic headache in a random population sample of 20–59 year olds. Spine. 1995;20:1884–1888.

[6] Sjaastad O，Bakketeig LS.Prevalence of cervicogenic headache:Vaga study of headache epidemiology. Acta Neurologica Scandinavica. 2007 Nov 20.

[7] Pfaffenrath V，Kaube H.Diagnostics of cervicogenic headache. Functional Neurology. 1990 Apr–Jun;5(2):159–164.

[8] Sjaastad O，Fredriksen TA，Pfaffenrath V. Cervicogenic headache:diagnostic criteria.The Cervicogenic Headache International Study Group.Headache. 1998 Jun;38(6):442–445.

[9] Nicholson GG，Gaston J.Cervical headache. Journal of Orthopaedic & Sports Physical Therapy. 2001 Apr;31(4):184–193.

[10] Sjaastad O，Bakketeig LS. Migraine without aura: comparison with cervicogenic headache.Vaga study of headache epidemiology. Acta Neurologica Scandinavica. 2007 Nov 20.

[11] Antonaci F，Ghirmai S，Bono G，Sandrini G，Nappi G. Cervicogenic headache: evaluation of the original diagnostic criteria. Cephalalgia. 2001 Jun;21(5):573–583.

[12] Hall TM，Briffa K，Hopper D. Clinical evaluation of cervicogenic headache. Journal of Manual and Manipulative Therapy. 2008;16(2):73–80.

[13] Jull G，Barrett C，Magee R，Ho P. Further clinical clarification of the muscle dysfunction in cervical headache.Cephalalgia. 1999 Apr;19(3):179–185.

[14] Hall TM，Elvey RL.Management of mechano-sensitivity of the nervous system in spinal pain syndromes.In:Boyling G，Jull G(eds)Grieves Modern Manual Therapy(3rd edn).Edinburgh: Churchill Livingstone 2005:413–431.

[15] Zito G，Jull G，Story I.Clinical tests of musculoskeletal dysfunction in the diagnosis of cervicogenic headache. Manual Therapy. 2006;11(2):118–129.

[16] Ogince M，Hall T，Robinson K，Blackmore AM. The diagnostic validity of the cervical flexion-rotation test in C1/2-related cervicogenic headache. Manual Therapy. 2007 Aug;12(3):256–262.

［17］Fishbain DA，Cutler R，Cole B，Rosomoff HL，Rosomoff RS.International Headache Society headache diagnostic patterns in pain facility patients. Clinical Journal of Pain. 2001 Mar;17(1):78–93.

［18］Sjaastad O，Fredriksen TA，Pfaffenrath V. Cervicogenic headache:diagnostic criteria.Headache. 1990 Nov;30(11):725–726.

［19］Vincent MB，Luna RA. Cervicogenic headache: a comparison with migraine and tension-type headache. Cephalalgia. 1999 Dec;19 Suppl 25:11–16.

［20］Vincent M. Validation of criteria for cervicogenic headache.Functional Neurology.1998 Jan–Mar;13(1):74–75.

［21］Jull G，Niere K. The cervical spine and headache. In:Boyling G，Jull G(eds).Grieves Modern Manual Therapy (3rd edn). Edinburgh: Churchill Livingstone 2005:291–309.

［22］Griegel-Morris P，Larson K，Mueller-Klaus K，Oatis CA.Incidence of common postural abnormalities in the cervical，shoulder，and thoracic regions and their association with pain in two age groups of healthy subjects. Physical Therapy. 1992 Jun;72(6): 425–431.

［23］Watson D，Trott P.Cervical headache:an investigation of natura head posture and upper cervical flexor muscle performance. Cephalalgia. 1993:2782–2784.

［24］Yip CH，Chiu TT，Poon AT.The relationship between head posture and severity and disability of patients with neck pain. Manual Therapy. 2007 Mar 14.

［25］Dumas JP，Arsenault AB，Boudreau G，Magnoux E，Lepage Y，Bellavance A，et al.Physical impairments in cervicogenic headache: traumatic vs. nontraumatic onset.Cephalalgia. 2001 Nov;21(9):884–893.

［26］Hanten WP，Olson SL，Russell JL，Lucio RM，Campbell AH. Total head excursion and resting head posture: normal and patient comparisons. Archives of Physical Medicine and Rehabilitation.2000 Jan; 81(1):62–66.

［27］Treleaven J，Jull G，Atkinson L.Cervical musculoskeletal dysfunction in post-concussional headache. Cephalalgia.1994 Aug;14(4):273–279；discussion 57.

［28］Jull G，Amiri M，Bullock-Saxton J，Darnell R，Lander C.Cervical musculoskeletal impairment in frequent intermittent headache. Part 1: Subjects with single headaches. Cephalalgia. 2007 Jul;27(7):793–802.

［29］Zwart JA.Neck mobility in different headache disorders. Headache. 1997 Jan;37(1):6–11.

［30］Hall T，Robinson K.The flexion-rotation test and active cervical mobility—a comparative measurement study in cervicogenic headache.Manual Therapy. 2004 Nov;9(4):197–202.

［31］Bogduk N. Headache and the neck. In: Goadsby P，Silberstein S(eds).Headache(17th edn). Melbourne: Butterworth-Heinemann 1997:369–381.

［32］Dvorak J，Herdmann J，Janssen B，Theiler R，Grob D.Motor-evoked potentials in patients with cervical spine disorders.Spine.1990 Oct;15(10):1013–1016.

［33］Amiri M，Jull G，Bullock-Saxton J.Measuring range of active cervical rotation in a position of full head flexion using the 3D Fastrak measurement system:an intratester reliability study.Manual Therapy. 2003;8(3):176–179.

［34］Ogince M，Hall T，Robinson K. The diagnostic validity of the cervical flexion-rotation test in C1/2 related cervicogenic headache. Manual Therapy. 2007;12:256–262.

［35］Hall T，Robinson K，Fujinawa O，Kiyokazu A.Inter-tester reliability and diagnostic validity of the cervical flexion-rotation test in cervicogenic headache. Journal of Manipulative & Physiological Therapeutics. 2008;31:293–300.

［36］Smith K，Hall T，Robinson K. The influence of age，gender，lifestyle factors and sub-clinical neck pain on cervical range of motion. Manual Therapy. 2008；13:552–559.

［37］Ogince M，Hall T，Robinson K. The diagnostic validity of the cervical flexion-rotation test in C1/2 related cervicogenic headache.Manual Therapy. 2007;12(3):256–262.

［38］Dvorak J，Antinnes JA，Panjabi M，Loustalot D，Bonomo M. Age and gender related normal motion of the cervical spine. Spine. 1992 Oct;17 Suppl 10:S393–S398.

［39］Jull G，Trott P，Potter H，Zito G，Niere K，Shirley D，et al.A randomized controlled trial of exercise and manipulative therapy for cervicogenic headache. Spine. 2002;27(17):1835–4183.

［40］Mulligan BR.Manual Therapy:'NAGS', 'SNAGS', 'MWMS'etc.(5th edn).Wellington, New Zealand: Plane View Services 2004.

［41］Bronfort G，Haas M，Evans RL，Bouter LM. Efficacy of spinal manipulation and mobilization for low back pain and neck pain:a systematic review and best evidence synthesis.Spine. 2004;4(3): 335–356.

［42］Hall T， Ho Tak Chan B， Christensen L， Odenthal B， Wells C， Robinson K.Efficacy of a C1/2 self-SNAG(sustained natural apophyseal glide) in the management of cervicogenic headache. Journal of Orthopaedic & Sports Physical Therapy. 2007;37(3):100–107.

［43］Pengel LH， Refshauge KM， Maher CG. Responsiveness of pain， disability， and physical impairment outcomes in patients with low back pain. Spine. 2004 Apr 15;29(8):879–883.

［44］Tuttle N.Do changes within a manual therapy treatment session predict between-session changes for patients with cervical spine pain? Australian Journal of Physiotherapy. 2005;51(1):43–48.

［45］Hall TM， Chan H， Christensen L， Odenthal B， Wells C， Robinson K. Efficacy of a C1-2 Self-sustained natural apophyseal glide (SNAG) in the management of cervicogenic headache.Journal of Orthopaedic and Sports Physical Therapy. 2007;37(3):100–107.

［46］Niere K， Robinson P.Determination of manipulative physiotherapy treatment outcome in headache patients. Manual Therapy. 1997;2(4):199–205.

［47］Hall TM， Briffa K， Hopper D， Robinson KW.Intratester reliability and minimal detectable change of the cervical flexion-rotation test.Journal of Orthopadic & Sports Physical Therapy. 2010;40

(4):225–229.

［48］Jensen O， Nielsen F， Vosmar L.An open study comparing manual therapy with the use of cold packs in the treatment of post concussional headache. Cephalalgia. 1990;10:241–249.

［49］Li C， Zhang XL， Ding H， Tao YQ， Zhan HS. Comparative study on effects of manipulation treatment and transcutaneous electrical nerve stimulation on patients with cervicogenic headache. Zhong Xi Yi Jie He Xue Bao. 2007 Jul;5(4):403–406.

［50］Nilsson N， Christensen H， Hartvigsen J.The effect of spinal manipulation in the treatment of cervicogenic headache. Journal of Manipulative & Physiological Therapeutics. 1997;20(5):326–330.

［51］Schoensee H， Jensen G， Nicholson G， Gossman M， Katholi C.The effect of mobilisation on cervical headaches.Journal of Orthopaedic and Sports Physical Therapy. 1995;21:181–196.

［52］Whorton R， Kegerreis S.The use of manual therapy and exercise in the treatment of chronic cervicogenic headache.Journal of Manual & Manipulative Therapy. 2000;8:193–203.

［53］Dishman JD， Ball KA， Burke J.First Prize: Central motor excitability changes after spinal man ipulation: a transcranial magnetic stimulation study. Journal of Manipulative & Physiological Therapeutics. 2002 Jan;25(1):1–9.

［54］Mulligan B.Extremity joint mobilisations combined with movements.The New Zealand Journal of Physiotherapy. 1992;20:28–29.

［55］Petty N， Moore A.Neuromusculoskeletal Examination and Assessment:A Handbook for Therapists. London: Churchill Livingstone 1998.

［56］Wilson E.Mobilisation with movement and adverse neural tension: an exploration of possible links. Manipulative Physiotherapist. 1995;27:40–46.

［57］Hearn A， Rivett D.Cervical SNAGS:a biomechanical analysis.Manual Therapy. 2002;7 (2):71–79.

第九章　头晕的诊断困境

Sue Reid，Darren Rivett

病史

Howard被一位神经科医生介绍去做物理治疗，他曾因长期头晕的问题咨询过这个神经科医生。Howard是一位71岁的退休店长，业余爱好是修剪花园。除了照顾自己的花园，他还帮忙照顾邻居的大花园和附近的两个正规花园，只收取很少的费用。Howard也是一名游泳爱好者，但由于头晕已经18个月不能游泳了。Howard的妻子于6年前去世，他们成年的儿子和他住在一起。

症状

目前Howard每天都会出现中度头晕。他把他的头晕描述为感觉不稳定或平衡不好。虽然他没有摔倒过，但他常常觉得自己可能会摔倒。在初次评估时，Howard表示，头晕并不是一种旋转的感觉，也没有出现过躺在床上眩晕，但当头晕比较明显时，他确实感到恶心。他还主诉颈部僵硬、后上颈部疼痛和间歇性枕部痛（图9.1）。Howard经常感到右耳充盈，有时耳鸣，并有鼻窦充盈的感觉，以右侧为重。上肢、胸椎或腰椎没有疼痛或其他症状，也没有任何提示椎基底动脉供血不足（VBI）的症状。

自我评定量表

Howard被要求填写3份自我评定量表。第一份是眩晕障碍量表（DHI），用来评估眩晕对日常生活的功能、情绪和身体方面的影响[1]。最高分为100分，表示为严重的自我感知障碍。在评估中，Howard的分数是34分，这表明他有一定的障碍[2]。第二份是视觉模拟评分法，是一条10 cm长的线段，线段的一端写着"无眩晕症状"，另一端写着"严重眩晕"；他给了5.2分（满分10分）。最后一份是针对颈部疼痛和头痛的视觉模拟评分法，也是一条10 cm长的线段，线段的一端写着"没有疼痛"，另一端写着"严重疼痛"；他给了3.4分（满分10分）。这些数据都是基于前几天的平均结果。

引发症状的原因

引起Howard眩晕的主要活动是把洗好的衣服晾在晾衣绳上。如果他抬头看晾衣绳，就会失去平衡，并做出恢复平衡的动作。他通常用手摸晾衣线，凭感觉把衣服挂好，避免抬头看。如果Howard长时间修剪花园里的树木，也会感到头晕并且站不稳。此外，他再也不能换灯泡了，不得不让他的儿子换，因为他现在需要避免抬头，也不敢爬梯子。同样，如果去购物，他也不能把货架上部的东西拿下来，不得不请人帮忙。去年，Howard发现自己独立倒车越来越难了。在过去的6个月里，他的头晕变得更严重了，短途驾驶即会令他感到焦虑。他已经到了不愿开车去商店的地步，除非他的儿子跟他一起去。缓解眩晕和疼痛的方法是俯卧，颈部保持中立位；或仰卧，颈部枕在2个枕头上。他一天的症状没有特

A. 间歇性疼痛（4/10）
B. 间歇性头痛
C. 落枕
D. 间歇性耳朵异物感
E. 间歇性面部异物感R> L

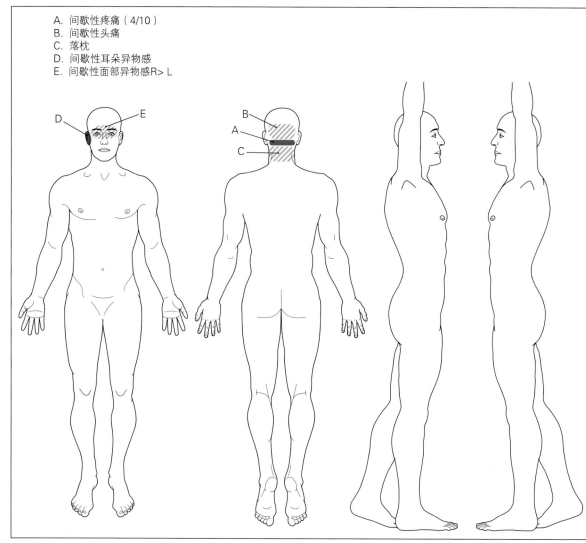

图9.1 描绘患者症状部位的身体图示

别的规律，症状的表现只与活动有关。

现病史

Howard已经接受了几个月的超声波和激光模式的物理治疗，但没有明显缓解。他并没有接受手法治疗。神经内科医生排除了引起Howard头晕的中枢神经系统、心脏、前庭和精神方面的原因。评估包括记录病史和体格检查。体格检查包括前庭脊柱功能测试、前庭眼系统和不平衡测试，如步态和平衡测试，眼球运动测试，Dix-Hallpike检查和冷热试验（冷热试验可评估前庭系统是否正常；内耳用温水和冷水刺激，监测

眼球震颤）。因为这些测试的结果都正常，而Howard的颈部僵硬并伴有疼痛，同样的动作也引起了他的头晕，神经科医生认为他的头晕是颈椎引起的，并指导他转诊进行手法治疗。

既往史

Howard第一次注意到自己头晕是3年前的一个周日早上，当时他正在游泳。当他自由泳整体向右偏移时感觉轻微头晕，游泳结束后首次感到强烈头晕。大约在这个时候，他还找了一份夜间的工作，负责包装食品杂货货架。他发现把货物放在较高的货架上特别困难，并伴有头晕。

40年前，Howard在一次车祸中受伤。事故发生后，他经历了颈部疼痛和僵硬。X线片显示上颈椎退行性改变。除此之外，Howard的整体身体健康状况良好，没有服用任何药物。

循证临床推理

1.关于Howard头晕的原因你最初的想法是什么？病史上哪些发现支持或不支持你的假设？

治疗师的回答

颈源性头晕是一种不平衡或不平衡的感觉（而不是旋转的感觉或眩晕），通常是由颈部的位置或运动引起[3-6]。它通常与颈部疼痛、僵硬或头痛同时发生。根据现有的研究和临床经验，Howard的病史中有几个特点与颈椎引起的头晕一致。第一，头晕被描述为"平衡性差"，而没有旋转的感觉（这意味着眩晕，通常是前庭系统的问题）。第二，当被问及在床上翻身时是否会有头晕时，他的回答是否定的。这通常是良性阵发性位置性眩晕（BPPV）的症状，BPPV是一种常见的内耳疾病[6]。2~3年来，Howard的头晕每天都在发生，而BPPV往往是偶发性的。第三，头晕伴随颈部僵硬、疼痛。第四，最初的头晕是在颈椎伸展（包装超市货架的高处）和右旋（自由泳）之后。同样，当前的诱发活动有颈椎伸展运动或体位变化，如换灯泡、晾衣绳上晾衣服及转头（如倒车）。

有趣的是，Howard的颈椎问题始于40年前的一次车祸。据报道，车祸后头晕的发生率为20%~58%[7]，40%~80%[8]，80%~90%[9-11]，然而，很可能X线片上显示的上颈椎退行性改变与该事故有关，也可能与眩晕（延迟）发作有关。

相反，目前还不清楚耳鸣与生理性颈椎问题之间的关系。然而，也有关于耳胀、恶心、视力模糊、出汗和耳鸣与颈源性眩晕有关的报道[12, 13]。

2.您认为VBI是引起头晕的可能原因吗？

治疗师的回答

颈椎的运动和位置引起Howard头晕，这与VBI的位置激发相一致（即颈部的旋转或伸展减少椎动脉血流导致VBI）[14, 15]，其他眩晕原因之前已被神经科医生排除。颈源性头晕基本上是排除性的诊断。也就是说，在诊断颈源性眩晕之前，必须先根据病史、体格检查和前庭功能检查[5, 7]排除其他眩晕原因。此外，没有明确的神经血管症状或体征，VBI通常与眩晕感有关[15]。

另一方面，上颈椎的退行性改变可能会撞击椎动脉，阻碍血液流向后脑，尽管普通X线片不足以确定这一点。但是恶心和耳鸣是VBI常见的报告，尽管它们是非特异性症状[15, 16]。与椎动脉解剖有关的上颈椎和枕部的疼痛通常是单侧的，且具有强烈、尖锐和急性的性质，患者以前没有经历过，并且这种疼痛的持续时间比患者经历的短（即几天而不是几年）[17]。

总而言之，VBI是一个极不可能的原因。

查体

观察

Howard采取头前倾的"懒散"坐姿。

颈椎主动运动

Howard在休息时没有感到疼痛或头晕，但他的右耳感觉"堵塞"，他的脸感觉"饱胀"。

使用颈椎活动度（CROM）测量仪评估和测量颈椎的总活动度：

屈曲：40°，无症状。

后伸：40°，轻微头晕。

左旋：70°，无症状。

右旋：50°，有一些右侧颈部疼痛和一般的僵硬感。

左侧屈曲：40°，无症状。

右侧屈曲：40°，无症状。

被动关节运动

在应用于C2和较小活动度C3的中央后-前辅助运动中发现具有局部中度疼痛并伴有活动受限。在右侧活动时C2~C3出现一些疼痛，右侧C3~C4关节突关节疼痛程度较轻。被动生理性椎间运动表明C2和C3之间伸展和右旋的运动减少。

Dix-Hallpike机制

为了消除BPPV（最常见的头晕原因）引起的头晕，进行了Dix-Hallpike检查。Dix-Hallpike检查是对位置性眼球震颤的测试，更具体的是对后半规管BPPV的测试[18]。眼球震颤是由患者从直立的长坐位迅速转移引起的，进入左侧或右侧颈椎旋转（45°），然后仰卧头悬吊（检查台下方30°）引起的[7, 19]。两侧都要进行测试。

阵发性体位性眼球震颤通常为旋转性眼球震颤，频率高，潜伏期3~10 s，但在30~60 s内消失。它有扭转和线性成分，当患者回到坐姿时发生在相反的方向。它也具有疲劳性；也就是说，随着反复定位，眩晕和眼球震颤迅速消失[18, 20]。对于颈源性头晕，该试验可能引起颈椎运动的头晕，但不会引起眼球震颤。当对Howard进行测试，头部转向右侧时，他主诉有轻微的头晕，但没有明显的眼球震颤。

平衡测试

通过观察Howard前后站姿（一只脚站在另一只脚前面），睁眼，闭眼，伸展颈部来评估平衡。在伸展过程中，Howard闭上眼睛，感到非常不稳定，保持前后站姿的时间不超过10 s。

循证临床推理

1.查体的结果是否与既往史的预期一致？

治疗师的回答

颈源性眩晕通常与上颈椎（枕骨至C3）机械功能障碍有关。在Howard病例中，从体格检查中得到了许多支持这一假设的证据。最值得注意的是，颈部的主动伸展和右旋，以及主要在C2~C3处的被动运动有明显的活动受限与上颈椎段的运动损伤一致（Tousignant等[21]，使用CROM进行颈椎活动度评估）。此外，Howard所展示的头向前的姿势，是因为他将上颈椎关节向末端延伸，颈部屈肌拉伸，可能使得它们在控制颈椎运动方面不太有效。

Dix-Hallpike检查阴性提示BPPV不太可能是头晕的原因。总的来说，这些发现与既往史的预期一致，并且肯定与颈源性眩晕一致。

2.在临床阶段，首选的治疗假设是什么？为什么？

治疗师的回答

在体格检查结束时，医生决定使用持续的动态小平面关节松动术治疗Howard，Brian Mulligan曾描述并提倡使用该方法治疗颈源性眩晕[22]。Reid等的一项随机对照试验提供了证据证明动态小平面关节松动术是一种治疗颈源性头晕和相关颈部疼痛的有效手法（详见第三章）[23]。本研究显示动态小平面关节松动术具有临床和统计学显著的即时和持续（12周）效果，并可减轻头晕，颈部疼痛和颈椎功能障碍引起的功能障碍。考虑到其他针对颈源性眩晕干预措施[24]的研究很少，以及动态小平面关节松动术的益处的个人临床经验，这种方法疗效最为明显。另一个考虑因素是动态小平面关节松动术涉及主动和被动运动，因此可以直接改善关节和肌肉功能障碍。此外，如果在临床中发现有效，患者乐意进行家庭锻炼，潜在地增强和扩大了治疗师的手法治疗效果（详见第二章）。

治疗和管理

根据Reid等的研究中描述的治疗方案，Howard每周接受1次动态小平面关节松动术治疗，持续4周[23]。

第一次治疗

对于颈源性眩晕的病因，Howard得到了一个通俗的解释。据解释，他的颈部变得僵硬，这种僵硬刺激了关节和肌肉中的受体，并将异常信息传送给大脑。大脑将这些异常信息视为头晕。治疗师进一步解释，动态小平面关节松动术对颈部关节和肌肉功能产生直接的积极影响，因此有助于恢复大脑的正常信号并减少头晕的感觉。

从病史来看，颈椎伸展被认为是一种不适的运动（即主要在日常活动中引起眩晕的运动，如晾晒衣服），因此用于确定动态小平面关节松动术的治疗方向。当Howard处于直立（负重）坐姿时，在C2棘突侧叶向前施加持续的被动辅助运动（滑动），同时通过他的颈部主动伸展到其可伸展的生理活动范围内（表9.1，图9.2）。这一动作重复了6次，要求Howard在治疗过程中报告任何头晕或其他症状。如果患者主诉任何头晕或颈部疼痛，减少主动运动范围（在症状即将出现之前），滑动角度稍微改变或改变施力点以确保治疗没有其他症状发生。随着重复进行动态小平面关节松动术的伸展动作，Howard每次移动的范围都有增加。

治疗后，Howard主诉他的右耳"通畅"了。重新评估主动颈椎伸展度，为50°且无不适。

第二次治疗（1周后）

Howard对治疗效果很满意，主述症状减轻，过去的1周内没有出现头痛，这对他来说是

表 9.1	动态小平面关节松动术治疗颈源性头晕	
迹象	由颈部的运动或位置引起的不平衡或不稳定，包括伸展引起的眩晕	
定位	患者	舒适的直立坐姿
	治疗部位	颈椎中立静止位
	治疗师	站在患者身后
	治疗师的手	将一个拇指远端指骨的掌侧面置于C2棘突上。用另一只拇指施加力
应用指导	• 治疗师用拇指向前推C2的棘突 • 当治疗师维持C2的向前滑动并保持恒定的角度（相对于关节平面）时，患者慢慢地将其颈部延伸至最大伸展范围的末端。至关重要的是，当颈部伸展时，治疗师保持滑动角度恒定 • 如果没有不适，患者用一只手在额头上施加轻微的伸展压力并保持几秒 • 拇指向前的压力持续到患者将颈部恢复到起始位置 • 重复动态小平面关节松动术6次	
注意事项	• 操作过程中应没有任何不适 • 如果出现不适，请尝试稍微改变滑行方向或拇指接触部位	
变化	• 使用颈椎治疗带（或毛巾的边）的自我动态小平面关节松动术：将颈椎治疗带放在C2棘突上并指导患者向前拉颈椎治疗带的两端。当颈部伸展时，患者必须保持颈椎治疗带与上颌齐平，以保持滑动角度恒定。该运动过程中不应有任何不适，应重复6~10次 • 对于右旋引起的头晕，右手拇指的掌侧面放置在C1的右侧横突上，由另一个拇指固定。同时施加向前的力，患者慢慢将头部向右转时治疗师保持向前的力不变，以保持滑动角度恒定。患者用左手在左颧弓上施加轻微的旋转压力并保持几秒。这一操作与上述应用于伸展问题的操作不同。如果该技术不成功，可尝试滑动对侧横突 • 通过将颈椎治疗带放在C1上并用另一只手抓住治疗带的另一端，可以使用颈椎治疗带（或毛巾）进行自我右旋动态小平面关节松动术。当左手保持静止（左肘可以挂在椅背后面）时，右手拉动治疗带的左端并在颈部旋转时保持恒定的向前滑动。操作正确不会引起任何不适，并且只能重复2~5次，因为这是一项强大的技术	

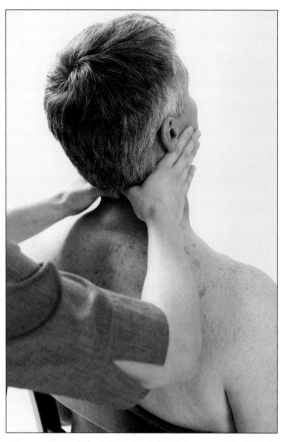

图9.2 伸展动态小平面关节松动术用于颈部伸展产生的颈源性眩晕

不寻常的。他的耳朵和脸部感觉更加清晰。头晕次数也减少了，他能够把衣服晾在晾衣绳上了，抬头看晾衣绳，并没有感觉失去平衡。

再次对Howard进行视觉模拟评估。使用头晕视觉模拟评分法，他现在的评分是1.5分（满分10分）。至于颈部疼痛和头痛的视觉模拟评分法，他现在的评分是0.6分（满分10分）。

检查时，颈椎伸展保持在50°时仍然没有症状。右旋55°，有一些右侧颈部疼痛。本次评估后进行了治疗，伸展动态小平面关节松动术的重复次数从6次增加到10次。治疗后，颈部伸展增至55°且无不适症状。Howard还学习了如何在坐着时进行颈部回缩运动[25]，以努力扭转其头前倾姿势的影响。治疗师还指导他以正常的腰椎前凸中立姿势坐着，并讨论了使用腰部支撑以延长坐姿。Howard每天都会记录一整天做了几次颈部回缩运动。为保证他这样做，治疗师建议他每次坐下时都要重复5次颈部回缩运动。

第三次治疗（1周后）

Howard主诉感觉好多了。自从上次治疗以来，他只出现了1次头晕，并在1小时后头晕就消失了，当时他在大篷车下工作，仰面躺着，脖子成拱形。他没有任何颈部疼痛、头痛、恶心、耳朵或面部充盈感。晾晒衣服也不觉得不稳，而且能够对高大的灌木进行照顾，没有任何问题。在头晕视觉模拟评分中，Howard现在的评分为0.5分，在颈痛和头痛的视觉模拟评分中，他的评分为0分。

体格检查主动颈椎伸侧展65°无不适症状。这比2周前的首次检查结果改善了25°。右旋保持不变。

因为Howard曾主诉持续的颈椎伸展（如换灯泡或在他的大篷车下工作）会使他头晕，所以动态小平面关节松动术是在持续10 s的最大伸展的情况下进行的，并给予适当的压力。Howard还进行了颈椎治疗带自我动态小平面关节松动术，并学习了如何进行自我动态小平面关节松动术伸展练习[22]（图9.3）。医生建议他温和地进行锻炼，并强调进行自我动态小平面关节松动术应该没有任何不适症状。Howard收到了书面指示，并被要求每隔1天重复10次。治疗师检查了颈椎回缩运动，并建议他继续这样做。

第四次治疗（1周后）

Howard在上次治疗后的1周内没有出现任何不平衡或头晕的症状。他能够独自洗衣服和单独购物，并且对开车感到更加自信。这些活动中没有出现任何颈部疼痛、头痛、耳朵或面部症状。Howard表示，他觉得自己能够"再次活下去"，并且他正在使用颈椎治疗带进行自我动态小平面关节松动术练习。

眩晕和疼痛的视觉模拟评分被评为0分。DHI现在得分为12分，表示有轻微的障碍[2]。

主动运动记录如下：

屈曲：45°。

伸展：65°。

左旋：70°。

右旋：55°。

左侧屈曲：40°。

右侧屈曲：40°；所有动作均无不适症状。

除了在上次治疗中应用的伸展动态小平面关节松动术之外，还添加了右旋动态小平面关节松动术锻炼，因为与左侧的活动范围相比，右侧的移动范围仍然较小。右旋动态小平面关节松动术是通过向C1右侧横突施加向前的力来进行的，而Howard慢慢地将其颈部尽可能地向右旋转（图9.4），然后施加压力。重复10次，无任何不适症状。向右侧横突施加向前的压力是因为这使Howard可在无症状的情况下向右旋转。在重新评估时，右旋角度为65°。

Howard学习了使用颈椎治疗带进行右旋自我动态关节松动术（图9.5）。他被告知他可能只需要重复10次这样的练习，每隔一天巩固最大范围的右旋，并防止症状再次出现。他被要求继续进行伸展动态关节松动术和回缩练习。

干预的结果

在结束治疗6周后，我们联系了Howard，他

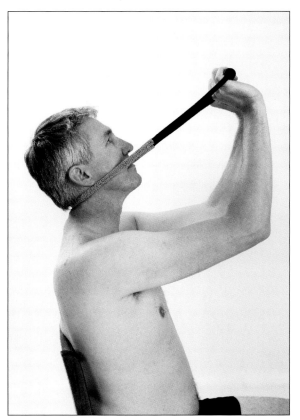

图9.3 应用颈椎治疗带进行自我动态小平面关节松动术治疗颈部伸展产生的颈源性眩晕

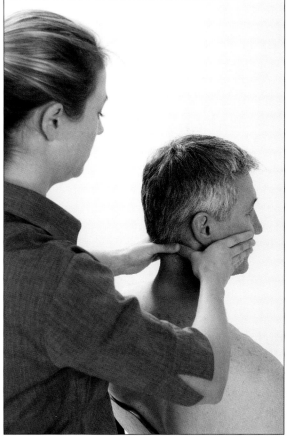

图9.4 旋转动态小平面关节松动术用于颈部旋转产生的颈源性眩晕

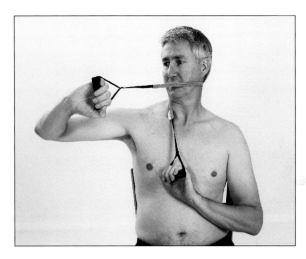

图9.5 旋转自我动态关节松动术用于颈部旋转产生的颈源性眩晕

没有再出现头晕的症状，使用视觉模拟评分法评估他的头晕和疼痛，得分都是0分。Howard在DHI上的评分为6分（轻度障碍）。

循证临床推理

1.根据临床发现和科学证据，您认为Howard为什么会出现颈源性眩晕？

治疗师的回答

有证据表明，颈源性眩晕是上颈椎感觉传入信息受到干扰的结果[3, 26]。事实上，已有实验表明，I型颈椎关节机械感受器失去正常的输入会导致头晕和失衡。此外，研究表明，在颈椎关节突关节囊中存在机械感受性和伤害性神经末梢，这意味着来自这些关节的神经输入对本体感觉和疼痛感较为重要[10, 27, 28]。因此，发生颈源性头晕的患者也经常出现上颈椎疼痛和头痛[23]。

在Howard病例中，眩晕（和相关疼痛）的发作与夜间工作包装杂货架和游泳事件（只在向右转时呼吸）之间的短暂联系，强烈暗示这些活动可能已经损伤了关节结构。上颈椎导致异常传入关节机械感受器，因此导致头晕。颈椎伸展和

右转受限性，以及异常被动辅助运动与该假设一致。

在车祸伤后的几年中，人们常常出现颈源性眩晕。一些学者[10, 29]提出，对颈部的肌肉、韧带、关节囊、感觉神经和其他软组织的创伤可能会通过损害本体感受器导致患者出现颈源性眩晕。在上颈椎关节囊和韧带撕裂或明显拉伸后，也可能出现坚硬的纤维化，导致关节慢性不稳定[30]。有人提出关节不稳定可能导致疼痛，从而进一步减少运动[31, 32]，因此影响机械感受器的刺激，并可能引起头晕[32]。车祸伤的病史可能是Howard病例中的诱发因素，尽管相当长的时间间隔使得这种情况不太可能发生。在第一次治疗中，重复6次动态关节松动术（一种相对温和的手法治疗）的即刻和显著反应也表明，与车祸创伤相关的慢性纤维化变化是导致Howard症状的原因。

影像诊断提示，Howard眩晕发展的另一个影响因素可能是上颈椎与年龄相关的退行性变化。有趣的是，Wyke[27]报道，随着年龄的增长，体内所有组织中机械性受体传入活动均逐渐退化。

2.你认为Howard的长期预后怎样？哪些因素支持或反驳你的假设？

治疗师的回答

Howard的X线片上显示上颈椎的退行性变化，并且他表现出长达3年的头晕病史，以及自40年前车祸伤以来更长时间的颈部疼痛史。他的头前屈姿势也是导致上颈椎功能障碍的可能因素。但从长远来看，Howard的预后总体上是好的。他对动态小平面关节松动术治疗反应较好，并且在最后一次治疗后6周没有任何退化迹象。此外，他对自我管理依从性好，并且积极锻炼。

这在很大程度上取决于他的活动，以及他是

否听取相关建议（如在自由泳呼吸时，要对称呼吸，而不是单侧呼吸）。Howard现在有能力在第一次出现头晕的时候控制自己的状态。

作者的动态关节松动术评论

如果患者是颈源性头晕，那么临床经验和实证研究都表明，手法治疗如应用于上颈椎的动态小平面关节松动术有明显的疗效[23, 24]。3~4次这样的治疗后没有反应表明眩晕可能是其他原因造成的[15, 33]。Howard第一次动态小平面关节松动术治疗后疼痛和头晕明显减轻，可以推断上颈椎机械性功能障碍可能是其问题的根源，并且颈源性眩晕的假设可能是正确的[8, 26, 34, 35]。它还表明动态小平面关节松动术积极地解决了这种功能障碍。

包括Mulligan在内的一些临床作者认为，一旦恢复正常的关节辅助运动，就会促进无症状的自主的生理运动，从而促使症状的消退和正常功能的恢复[31, 36, 37]。Howard的治疗效果也支持这一假设。在将动态小平面关节松动术应用于上颈椎后，其运动范围，疼痛和头晕均得到改善。

颈椎的伸展是引起Howard头晕的最明显的动作，因此也是最初用于动态小平面关节松动术的运动方向。Mulligan[38]报告，伸展是最常见的与颈源性眩晕有关的运动。Reid等[23]的研究支持这一说法，其中发现颈椎伸展是59%的患者的诱发运动。治疗后Howard颈椎伸展范围增加。由于他的头晕和伸展范围同时改善，这可能表明反向关系。

有证据支持在这种疾病中使用动态小平面关节松动术，能恢复颈椎的关节运动，并使关节和肌肉中的机械感受器和本体感受器的传入正常化，可减轻颈源性头晕的症状。最值得注意的是由Reid等[23]进行的随机对照试验（详见第三章），该试验证明这种技术对Howard的症状直接而显著的改善在慢性病例中并不寻常。然而，效果的持续可能需要某种形式的维持计划[39]。改善平衡的益处也可能降低老年人跌倒的风险，尽管这仍有待证明。

参考文献

［1］Jacobsen GP，Newman CW. The development of the dizziness handicap inventory. Archives Otolaryngology Head Neck Surgery. 1990;116:424–427.

［2］Treleaven J. Dizziness Handicap Inventory (DHI). Australian Journal of Physiotherapy. 2006;52(1):67.

［3］de Jong PTVM，de Jong JMBV，Bernard C，Jongkees LBW. Ataxia and nystagmus induced by injection of local anaesthetics in the neck. Annals of Neurology. 1977;1:240–246.

［4］Furman J，and Cass，S. Balance Disorders: A Case-study Approach. Philadelphia: FA Davis Co 1996.

［5］Heikkila H.Cervical vertigo.In:Boyling JD，Jull GA(eds).Grieves'Modern Manual Therapy，the Vertebral Column. Edinburgh，UK: Elsevier Churchill Livingstone 2004.

［6］Hain T. Benign Paroxysmal Positional 2004. Online. Available: www.dizziness-and-balance.com/disorders/bppv/bppv.html (accessed 3 November 2009).

［7］Wrisley D，Sparto P，Whitney S，Furman J.Cervicogeni dizziness:a review of diagnosis and treatment.Journal of Orthopaedic and Sports Physical Therapy. 2000; 30(12):755–766.

［8］Oostendorp RAB，van Eupen AAJM，Van Erp J，Elvers H. Dizziness following whiplash injury: a neuro-otological study in manual therapy practice and therapeutic implication. The Journal of Manual and Manipulative Therapy. 1999;7(3):123–130.

［9］Heikkila H，Johansson，M，Wenngren B I.Effects of acupuncture，cervical manipulation and NSAID therapy on dizziness and impaired head repositioning of suspected cervical origin:a pilot study.Manual Therapy. 2000;5(3):151–157.

［10］Hinoki M.Vertigo due to whiplash injury:a neurotological approach.Acta Otolaryngologica (Stockholm) Supplementum. 1985;419:9–29.

［11］Humphries B，Bloton J，Peterson C，Wood A. A crosssectional study of the association between pain and disability in neck pain patients with dizziness of suspected cervical origin. Journal of Whiplash and Related Disorders. 2002;1(2):63–73.

［12］Ryan GMS，Cope，S. Cervical vertigo. Lancet. 1955;31:1355–1358.

［13］Wing L，Hargrave-Wilson，W. Cervical vertigo. Australian and New Zealand Journal of Surgery. 1974;44:275–277.

［14］Bogduk N.Cervical causes of headache and dizziness. In: Grieve GP (ed.) Modern Manual Therapy of the Vertebral Column. New York: Churchill Livingstone 1986:289–302.

［15］Magarey M，Rebbeck T，Coughlan B，Grimmer K，Rivett DA，Refshauge K. Pre-manipulative testing of the cervical spine review，revision and new clinical guidelines.Manual Therapy. 2004;9:95–108.

［16］Rivett DA. The vertebral artery and vertebrobasilar insufficiency.In:Boyling JD，Jull GA(eds). Grieves'Modern Manual Therapy of the Vertebral Column(3rd edn).Edinburgh:Churchill Livingstone 2004:257–273.

［17］Rivett DA，Shirley D，Magarey M，Refshauge K.Clinical Guidelines for Assessing Vertebrobasilar Insufficiency in the Management of Cervical Spine Disorders. Melbourne:Australian Physiotherapy Association 2006.

［18］Baloh R，Honrubia V. Clinical Neurophysiology of the Vestibular System (2nd edn). Philadelphia: FA Davis Company 1990.

［19］Bronstein A.Vestibular reflexes and positional manoeuvres.Journal of Neurology，Neurosurgery and Psychiatry. 2003;74:289–293.

［20］Froehling D，Silverstein M，Mohr D，Beatty C.Does this dizzy patient have a serious from of vertigo? Journal of American Medical Association. 1994;271(5):385–389.

［21］Tousignant M，Smeesters C，Breton AM，Breton E，Corriveau H.Criterion validity study of the cervical range of motion(CROM)device for rotational range of motion on healthy adults.Journal of Orthopaedic Sports Physical Therapy. 2006;36(4): 242–248.

［22］Mulligan BR.Manual therapy'NAGS'，'SNAGS'，'MWMS'etc.(5th edn). Wellington: Plane View Services 2004.

［23］Reid S，Rivett DA，Katekar MG，Callister R. Sustained natural apophyseal glides(SNAGs)are an effective treatment for cervicogenic dizziness. Manual Therapy. 2008;13:357–366.

［24］Reid S，Rivett DA.Manual therapy treatment of cervicogenic dizziness:a systematic review. Manual Therapy. 2005;10:4–13.

［25］McKenzie R，May S. The Lumbar Spine Mechanical Diagnosis and Therapy(2nd edn).New Zealand: Spinal Publications 2003.

［26］Brandt T，Bronstein AM. Cervical vertigo. Journal of Neurology，Neurosurgery and Psychiatry. 2001;71(1):8–12.

［27］Wyke B. Cervical articular contributions to posture and gait: their relation to senile disequilibrium. Age and Ageing. 1979;8:251–258.

［28］Hulse M.Disequilibrium caused by a functional disturbance of the upper cervical spine，clinical aspects and functional diagnosis. Manual Medicine. 1983;1(1):18–23.

［29］Fitz-Ritson D.Assessment of cervicogenic vertigo. Journal of Manipulative and Physiological Therapies. 1991;14(3):193–198.

［30］Grieve GP.Common Vertebral Joint Problems. Edinburgh: Churchill Livingstone 1981.

［31］Kaltenborn FM，Evjenth O. Manual Mobilization of the Extremity Joints (4th edn). Oslo，Norway: Olaf Noris Bokhandel 1989.

［32］Oostendorp R，van Eupen AAJM，Elvers JWH，Bernards J. Effects of restrained cervical mobility on involuntary eye movements.The Journal of Manual and Manipulative Therapy. 1993;1(4):148–153.

［33］Mulligan BR. Vertigo … Manual therapy may be needed. Manipulative Physiotherapists Association of Australia 7th Biennial Conference，Blue Mountains，Australia，1991.

［34］Karlberg M，Johansson M，Magnussen M，Frannson P.Dizziness of suspected origin distinguished by posturographic assessment of human postural dynamics.Journal of Vestibular

Research. 1996;6(1):37–47.

［35］Tjell C.Cervicogenic vertigo:with special emphasis on whiplash-associated disorder.In: Vernon H，(ed.) The Cranio-cervical Syndrome. Toronto，Canada: Butterworth-Heinemann 2001.

［36］Maitland G.Vertibral Manipulation (5th edn). London，Butterworth Heineman 1986.

［37］Mulligan BR. SNAGS: Mobilisations of the spine with active movement. In: Boyling J，Palastanga N，(eds) Grieves Modern Manual Therapy，the Vertebral Column (2nd edn). Edinburgh: Churchill Livingstone 1994，pp 733–743.

［38］Mulligan BR.Manual therapy‘NAGS’，‘SNAGS’，‘MWMS’etc.(4th edn). Wellington，New Zealand: Plane View Services 1999.

［39］Malmström E，Karlberg M，Melander A，Magnusson M，Moritz U.Cervicogenic dizziness-musculoskeletal findings before and after treatment and long-term outcome. Disability Rehabilitation. 2007;29(15):1193–1205.

第十章　颞下颌关节功能障碍病例

Mark Oliver

病史

　　Catherine，33岁，女性。25岁之前是一名芭蕾舞演员，现在是一家工厂的生产经营者，有一个年幼的孩子，久坐不动。

　　一位耳鼻喉科医生在Catherine的转诊信中提到："她的问题已经很严重了，但我认为在接受关节镜检查和手术治疗之前，潜在的原因需要得到控制。"牙医已拔掉引起她疼痛的牙齿。

现病史

　　Catherine现在主要的症状是剧烈的左侧颞下颌关节（temporomandibular joint，TMJ）疼痛，疼痛有时是尖锐的，颞区左侧的疼痛呈持续性，且性质多样，上颌骨和下颌骨疼痛，双侧枕下疼痛伴间歇性前额头痛，以及颈椎僵硬（图10.1）。Catherine的右侧TMJ有间歇性的"咔嗒"声，但这对她没有影响且已持续很多年了。

　　在过去的12个月里，Catherine出现了严重的左侧TMJ疼痛，原因不明。医生给她开了氢溴酸西酞普兰——一种5-羟色胺选择性重摄取抑制剂，通常用于治疗抑郁症。

既往史

　　Catherine最近作为东欧移民来到澳大利亚，在那里她接受了多次牙科手术，左、右上颌第一和第三磨牙缺失，她也种植了多个牙冠，这是必要的，因为她的牙齿因咬牙和磨牙而出现了断裂。

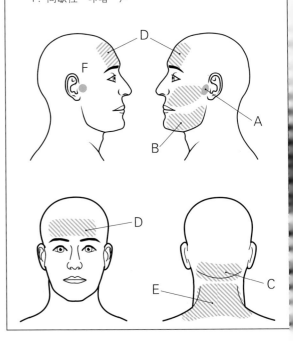

A. 间歇性剧烈的深部疼痛，有时尖锐
B. 持续的可变的疼痛
C. 持续的可变的深部疼痛
D. 间歇性轻微疼痛
E. 可变的僵硬
F. 间歇性"咔嗒"声

图10.1　描绘患者症状部位的身体图示

　　Catherine有很长一段时间的间歇性左侧TMJ锁定和张口疼痛，她意识到自己晚上有咬牙和磨牙。她曾配了一个咬合板，但是多年前已经停止使用。Catherine认为她晚上不再是闷闷不乐了。

24小时症状表现

　　即使是非常轻微的咬紧，左侧TMJ也会产生剧烈疼痛，Catherine为了避免咀嚼不得不吃软的食物和混合性食物。这种情况已经持续12个月了，令她非常痛苦。张口时也有剧烈的左侧TMJ疼痛，并且活动因疼痛而受限。因此，她不能够把正常大小的食物放进嘴里，而且打哈欠也会让她感到很疼。

左颞区、上颌骨和下颌骨有左侧TMJ的辐射痛，并表现为轻度持续性疼痛，当咬紧或者运动触发了TMJ尖锐的疼痛时，轻度疼痛会变为剧痛。所有部位的症状呈现为早晨轻，白天重。工作中长时间地弯曲头颈部会加重双侧枕下疼痛和颈部僵硬。

影像学诊断

螺旋计算机轴向断层成像（computerised axial tomography，CAT）利用多探测器计算机断层扫描，分别在闭口位和张口位对TMJ进行三维重建。这些扫描可以很好地显示TMJ和周围组织的状态。右侧TMJ的CAT显示，闭口位关节盘前外侧中度移位，其中下颌髁突位于下颌窝的后方。随着张口，髁突移位被严格限制，无关节盘运动，仅有轻微的关节盘复位。随着下颌骨髁的早期骨关节炎，上外侧位的关节间隙变窄。下颌窝正常，并且关节隆起明显（放射科医生将其描述为"正常变异"）。放射科医生给出的结论是"可能存在关节内粘连"。

左侧TMJ的CAT扫描显示，在闭口位时有中度到明显的关节盘前移位。开放时髁突移位受限，关节盘未复位。

关节盘皱褶变形，上、下关节间隙之间有液体/滑膜炎并有较少的伸展。有证据表明以前的髁突侵蚀留下了一个不规则的关节面和皮质下硬化。

循证临床推理

1.你认为是什么原因导致了目前TMJ疼痛发作性症状的持续?

治疗师的回答

虽然Catherine有既往咬牙和磨牙史，但她认为现在已经没有这种情况了。晨起时疼痛轻，白天疼痛重，支持她的想法。如果她仍然有咬牙和磨牙的情况，则很可能是在白天发生的。当TMJ韧带结构的传入活动随着组织的恶化而减少，同时受体减少时，与咬牙和磨牙相关的肌肉活动往往会减弱[1]。这或许可解释为什么现在咬牙不像过去那么明显。

Catherine有很大的压力——刚从东欧移民过来，需要照顾一个年幼的孩子，在一个她不喜欢的环境中工作。由于咀嚼疼痛，她改变了饮食习惯，因此不能够保持良好的营养，从而对她的身体健康也有影响。

体格检查

对脊柱、肩带和骨盆进行了全面的检查，但检查结论只局限在TMJ呈现的部分，并且还有明显的不确定性。

姿势与观察

脊柱姿势不良，头前倾和肩带延长。

左、右上颌第一和第三磨牙在6~7年前已经拔除。遗留的牙齿和牙冠严重磨损。嘴的垂直高度似乎下降了，并且Catherine坚信她嘴周围的形状与10年前拍摄的照片相比发生了变化。

主动运动

因为疼痛，下颌主动张开限制在25 mm，下颌骨在最后1/3的运动中明显偏左。左侧TMJ疼痛在最大活动度时明显加重，右侧TMJ在下颌张开和闭合时能听到"咔嗒"声并能有相应的触感。CAT检查显示下颌髁在张口时前移，触诊证实前移时明显双侧受阻。

轻微的咬紧即可使左侧TMJ产生剧烈的疼痛，在左侧尖牙出现了最初的牙齿接触，然后下颌骨向右侧滑动，咬合不佳（上颌和下颌牙齿在功能接触时的关系）[1]。Catherine 确定她能感觉到这种运动的发生，她意识到她的咬合发生了明显的变化。尽管有牙齿缺失和牙齿磨损，Catherine仍确信，在12个月前急性左侧TMJ疼痛发作前，咬合相对良好。在牙齿之间的不同位置使用压舌板可以减少20%~30%的咬紧疼痛。通过使用防止牙齿咬合的隔离器，咬合时的疼痛有时可显著减轻[1]。

下颌骨主动左侧移位可使左侧TMJ 侧边和后部的疼痛中度加重。而右侧移位可引起了严重的左侧TMJ疼痛。在出现明显的疼痛之前，每个方向的侧移均可能小于5 mm。左侧TMJ不能主动复位，被动复位疼痛，尤其是在向后偏左运动时。当患者恢复到下颌生理息止位时（下颌骨的习惯性位置——患者采取舒适的直立位，髁突在关节窝处于无张力的中立位；下颌肌肉处于最小张力收缩状态）前突轻微受限伴轻微又左偏，左侧TMJ疼痛加重，右侧TMJ有明显的"咔嗒"声[2]。

触诊

左侧TMJ关节囊、外侧韧带、关节盘后组织触诊时非常柔软，右侧关节触诊时柔软程度明显低于左侧。触诊左侧关节盘后区域会引起非常剧烈的疼痛，这种疼痛会辐射到耳郭、下颌和颞部。

虽然CAT显示右下颌头位于下颌窝的后方，但触诊时并不明显。同样地，虽然右关节盘在前外侧移位，但触诊时，下颌头相当对称地位于关节窝内。

被动辅助运动测试

轻微被动旋转下颌骨，虽然减轻了咬紧时的左侧TMJ疼痛，但咬合的感觉更差。右侧咬紧时，轻微地将下颌骨向左旋转导致左侧TMJ严重疼痛。TMJ右侧横向移位有轻微受限，但没有明显的症状。左侧平移相对来说比较灵活，并且无痛。

在获得运动感或末端感觉之前左侧TMJ后平移产生剧烈的剧痛。左侧TMJ前移位向下方倾斜，与关节隆起平面平行，中度受限，疼痛较剧烈，但疼痛没有后平移严重。右侧TMJ后平移不明显，而与正常情况相比，前下平移可能轻中度受限。由于两个关节的关节盘髁突关系受到不同程度的干扰，所以相对运动和平移的末端感觉难以与正常水平和从左到右进行比较。

肌肉功能

口腔肌肉强度和耐力测试因疼痛受限，但鉴于长期的严重症状，预计目前的咀嚼肌明显无力。吞咽导致左侧TMJ的疼痛轻微增加，发生在牙齿咬合在一起时，但是吞咽机制似乎正常。使用Buman等[3]和von Piekartz[4]描述的检查程序，确定舌骨上肌和舌骨下肌活动相对正常且左右对称。

触诊时，痛点位于咬肌和翼外肌（触诊口腔和外部），左侧明显比右侧差。在双侧触诊时，颞肌的前部和中部也有疼痛。

脊柱

颈椎左旋轻中度受限，在最大流动度处左中上颈椎有疼痛，但是其他颈椎运动无明显症状。Dvorak等[5]采用屈曲旋转方法对C1~C2进行节段运动测试。触诊左侧C1~C2关节突关节发现，左侧旋转中度受限并有明显的压痛。触诊颈背交界处僵硬，触诊C4和C5左、右侧前结节有明显的局部压痛。双侧触诊枕下肌紧绷且有压痛，双侧上、下颈线均有压痛。

颈部及肩带区姿势肌张力较差。研究表明，头部位置和咬合之间有明确的关系[6-9]，但在本病例中，头部、颈部和肩部的位置改变并没有导致嘴张开或闭合时疼痛的显著变化，也没有改变咬合。

循证临床推理

1.体格检查后的诊断是什么?

治疗师的回答

在Catherine的病例中,左侧TMJ的CAT清楚地显示,关节盘皱缩变形,阻断髁突的前下平移,构成永久性的关节盘移位。下颌骨后移会引起严重的疼痛,而关节盘后组织触诊时疼痛加剧。关节盘后组织高度受神经支配,并有血管经过[1]。下颌骨髁突后移对关节盘后组织施加的应力可引起炎症反应,表现为广泛的肿胀、滑膜囊内的炎性液体向外渗出和疼痛,尤其是当最大尖牙咬合时,髁突压迫肿胀的组织。尽管严重的疼痛已经持续了12个月,但Catherine看起来像是"急性"错颌畸形。她的CAT检查也显示在左侧上、下关节处有液体/滑膜炎,这种肿胀也可能是导致错颌畸形和下颌运动受限的原因。

TMJ损伤引起的疼痛可改变肌肉功能[10]导致错位咬合,下颌运动受限。这通常表现为咀嚼肌的保护性共同收缩[11-13],因为炎症和疼痛已经存在了很长一段时间,可能引起继发性中枢神经兴奋性作用,包括牵涉痛和继发性肌肉症状,如咀嚼肌压痛和共同收缩[14]。

引起面部肌肉反应改变和疼痛的部分原因可能是C1、C2水平和上颈椎肌肉组织受累[15]。上颈椎脊神经的感觉纤维(第1颈神经、第2颈神经和第3颈神经)汇聚于脑干,进入与三叉神经核相连的灰质柱。这个灰质区域可以被合理地看作是一个单一的核或复合核(三叉神经核[16])。三叉神经核接收来自三叉神经的三大感觉神经分支,支配面部和下颌区域。上颈椎组织损伤或压力传入神经,刺激三叉神经核,可引起神经冲动传递到丘脑和皮质。持续的传入伤害性活动可以刺激邻近的三叉神经的中间神经元,使患者感到脸部疼痛。如果中枢兴奋效应累及三叉神经传出(运动)中间神经元,可能导致口腔肌肉活动的改变[14]。

2.如何依据诊断制订管理计划?

治疗师的回答

在治疗长期颞下颌关节功能障碍(temporomandibular dysfunction,TMD)的TMJ部分时,准确的诊断和适当的影像学检查至关重要。要区分因可复位椎间盘移位引起的疼痛性运动损失和因永久性关节盘移位引起的疼痛性运动损失。如果关节盘移位不能自行恢复,则应开始治疗,目的是使用适当的动员技术以减少紊乱。对可复位关节盘移位的TMJ应用不适当的动态关节松动术可能会对关节造成十分严重的损伤,导致永久的关节盘移位(图10.2)。在完全张开时,上板(上层)后的弹性纤维被充分拉伸,对关节盘产生轻微的后收缩力。它是唯一能做到这一点的结构,如果损坏,它不能恢复弹性,会永久干扰下颌骨髁突与关节盘的关系[1]。

Catherine的疼痛非常严重,所以初期的治疗需要针对消除或控制导致TMJ疼痛的外部因素,以及TMJ、口腔肌肉组织和颈椎的疼痛诱发因素。还需要注意TMJ运动和咬合的机械干扰,需要使用动态关节松动术。对Catherine来说,没有机会恢复正常的关节盘和下颌髁突之间的解剖关系,所以没有必要担心使用拉伸技术会对关节造成不可逆的损伤。

其他需要解决的因素有压力、营养和运动水平。

耳鼻喉科医生并没有预料到严重的症状会通过保守治疗得到缓解,并且已经考虑选择外科治疗,如果症状和体征能够得到控制,有可能转诊给修复牙的医生进行牙齿评估。如果疼痛无法控制,建议转诊临床心理科或疼痛科。由于经济拮

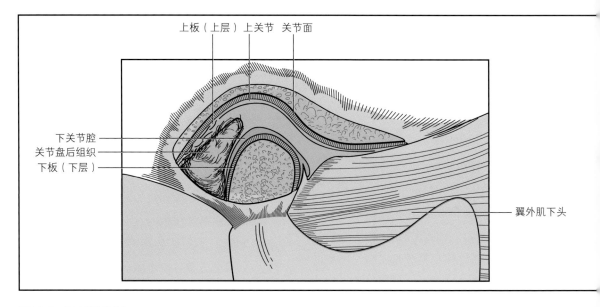

图10.2 TMJ侧位图

（来源：Okeson 2005，Fig 1.14，p10，courtesy Dr Julio Turell，University of Montivideo，Uruguay）

据，因此可能需要使用自我处理技术。Catherine非常热衷于做任何她能做的事，她有出色的运动技能、理解力和积极性。

治疗和管理

为了有效地应用TMJ 动态关节松动术，治疗师需对TMJ和口面部解剖有充足的认识。个体间关节隆起的坡度存在显著差异。下颌张开时，坡度越陡，髁突在向前运动时被迫下移得越多。隆突平直的个体，在张口时髁突上的关节盘有最小的后旋转量。髁突向前平移时[17]，随着坡度的增加，关节盘与髁突之间需要更多的旋转运动。

TMJ上关节的治疗平面平行于关节隆起的坡度（图10.3）。为了确定关节隆起的坡度，可以改变前后滑动的应用角度，以产生最大的平移。产生最大平移范围的角度与关节隆起的坡度平行，形成上关节的治疗平面。更多关于治疗平面、运动和施加的力的细节，请参阅第二章。

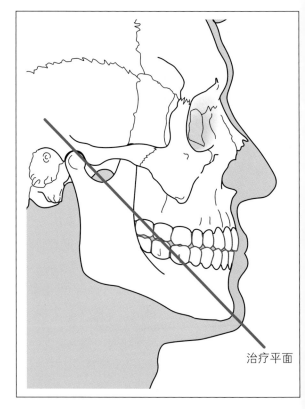

治疗平面

图10.3 TMJ上关节的治疗平面平行于关节隆起的坡度，下关节的治疗平面位于关节盘的凹下表面

第一次治疗

第一次治疗包括对Catherine进行舌和下颌的最佳放松位置的健康教育，并结合简单的脊柱姿势矫正练习。因为TMJ白天疼痛更严重，所以控制白天的咬合很重要。治疗师向Catherine解释了长时间上下牙齿接触的重要性，并告诉她有意识地采用矫正后的下颌放松姿势让上、下牙齿接触（配合脊柱姿势矫正），保持正常呼吸3次。从治疗后第二天开始，要求Catherine每小时进行5次矫正。

治疗师进一步指导Catherine练习用舌头的前半部分轻轻地放在硬腭上开口，以便在开口的第一阶段重新建立对称的旋转，并每天重复6组，每组6次。治疗师要求Catherine把这个练习和姿势矫正练习结合起来。

咬肌和翼外肌采用触发点释放技术[18]，但没有采用拉伸技术以避免加重症状。从C7~T3进行轻微的反向动态小平面关节松动术。

Catherine晚上似乎没有咬牙或磨牙，尽管症状在早晨有所改善，治疗师仍给予了修正枕头高度、睡眠姿势和避免手接触下巴的指导。

第二次治疗（1周后）

Catherine不确定她舌头和牙齿的习惯位置，治疗师要求她在当前和之前的预约中评估这一点。她说，舌头在下颌前牙后面向前推，上、下牙齿经常接触，这种接触产生疼痛。按照第一次治疗的指导，她逐渐为舌头和牙齿建立了保护性休息姿势。

Catherine双侧额头疼痛，可能比治疗前还严重。下颌的症状没有改变。

在节段性运动测试中，左侧C1~C2关节的左侧旋转受限仍然明显。

对左侧C1~C2关节进行了左旋的动态小平面关节松动术。进行松动时，Catherine可以全范围无痛地把颈部转到左边。如第二章所述，在适当的位置进行松动并有持续的改善时，可以进一步重复。两组6次运动，随后进行最大活动范围处加压和恢复无疼痛的全范围左侧颈椎旋转。

加强肩胛间肌和颈深肌的锻炼。

重复翼外肌和咬肌触发点释放技术（不拉伸）。

第三次治疗（2周后）

Catherine在第二次和第三次治疗期间出现了明显的情绪压力，这让她意识到，压力增加会加重她的咬牙，还会加重进食时头部疼痛和下颌疼痛。她开始意识到，采用矫正后的下颌和脊柱姿势，可以显著缓解头痛和颈部僵硬。尽管出现了压力相关症状，但颈部疼痛、僵硬和头痛的程度要轻得多，而且很少发生。Catherine的力量训练做得很好。

在体格检查中，颈椎主动生理性左旋无痛范围得到维持，在节段性运动测试中，C1~C2左右移动范围相同。C4和C5水平触诊时疼痛较少，但仍然轻微僵硬。张口范围和疼痛没有改变，咬紧牙关仍然疼痛。左TMJ下颌髁突前下平移阻力较小，但后平移仍增加左侧TMJ疼痛。在触诊翼外肌和咬肌时，疼痛明显减轻。高度异常的咀嚼肌张力使TMJ动态关节松动术难以施行，但随着咀嚼肌保护性的共同收缩张力减小，此时被认为是使用动态关节松动术的理想时间。

选择用于最大咬合接触的TMJ动态关节松动术（表10.1和图10.4）。为了避免关节盘后组织的压痛，下颌骨被重新定位。咬紧时，用足够的力量阻止左下颌头在下颌窝后部移动。如果下颌头的位置正确，咬紧时没有疼痛。Catherine被要求主动张开嘴约10 mm，然后再闭上嘴，产生轻微的咬紧。在整个运动过程中，治疗师对左侧下颌保持足够的前下压力，以保持左右髁突运动

表 10.1	TMJ 动态关节松动术用于下颌闭合痛	
指征	口闭合疼痛伴或不伴急性错位咬合。该技术适用于肌肉功能障碍或 TMD 引起的急性错位咬合，但不适用于牙错列不齐引起的错位咬合	
定位	患者	仰卧或对着镜子坐姿
	治疗部位	TMJ 处于放松位置
	治疗师	如果患者仰卧，则站在治疗台的顶部；如果患者坐着，则坐在患者的椅子后面
	治疗师的手	双手手掌放在患者头部两侧，手指放在患者下颌处，指尖朝下，第四指放在下颌支后面
应用指导	• 指南是为本病例研究描述所特别提供的 • 治疗师用手掌固定患者头部，用手指近端定位下颌骨，以在患者咬紧时恢复舒适的下颌闭合 • 上、下TMJ的治疗平面是进行松动的方向 • 左手指用来移动左下颌头于下颌窝处略向前（小于1 mm）。当患者缓慢闭合下颌时给予足够的压力用来防止下颌头后移进入疼痛的关节盘后组织 • 可以对下颌头进行任何方向的细微改变，直到找到无痛的运动位置 • 应用和维持松动的力量时，要求患者更稳固地闭合下颌 • 如果患者可以进行正常且无痛的咬合，要求患者轻轻咬紧，再进行有效的末端加压 • 作为一项试验治疗，重复2组，每组3次，然后重新评估下颌闭合。如果试验治疗成功，再重复2~3组，每组6次	
注意事项	• 如果下颌闭合疼痛与急性错位咬合相关，疼痛缓解的位置应与恢复正常的舒适咬合一致 • 这种技术需要最小的压力 • 如果咬合不良或牙齿疼痛，可以借用压舌板或咬合板让患者咬合，但重要的是要注意，有时单独使用咬合板或压舌板（不进行动态关节松动术）也会使运动无痛 • 如果对侧关节有症状，可能有必要施加温和的向前的力，以防止下颌头进入疼痛的关节后部	
变化	• 可以尝试向任何方向移动疼痛关节的下颌头，以找到无痛的下颌闭合位置，恢复舒适的咬合。这可能包括内平移或外平移，前平移或后平移，以及内旋或外旋 • 该技术可以作为一种自我治疗（图10.5）。患者双手置于两侧下颌骨处，拇指远端指骨放于下颌支后方，指骨间关节位于鱼际和小鱼际之间的下颌角和下颌骨下缘。然后，手指指向后上方向，以便示指穿过TMJ。患者用左手在左侧稍微向前和向下移动下颌，同时用右手防止右下颌髁突在右关节窝向后移动。为了使下颌闭合无痛，指导患者遵循治疗师使用的原则执行该技术。如果试验治疗成功，患者可以把自我动态关节松动术作为家庭练习。如果症状是急性的，最初的自我动态关节松动术可以每天进行6组，每组6次，随着病情的改善，逐渐降低频率。在慢性情况下，自我动态关节松动术可作为一种维持技术，每周3~4组。如果在进食时感到下颌闭合疼痛，应在每顿饭前进行1组（6次）自我动态关节松动术。如果在进食时感到疼痛，也可以在咀嚼时对下颌支施加并保持温和的向前或向外侧的压力	

的对称性。在2组每组3次运动后的再测试中，闭合咬紧时疼痛明显减轻，下颌张开时的疼痛也有轻微减轻。

然后指导患者进行自我动态关节松动术（图10.5）。在第一次尝试这项技术时，Catherine在操作过程中释放了前下压力，并经历了剧烈的左侧TMJ痛，但是当她在整个操作过程中保持正确

的力量时，她可以在无痛的情况下不断地闭合和咬紧。治疗师要求Catherine每天重复这项技术6组，每组6次。无论是仰卧还是坐着，她都能成功地进行这项技术。

治疗师还对Catherine进行了颈椎中立位下C4和C5前结节[19]最大活动范围的前后单侧关节松动术。

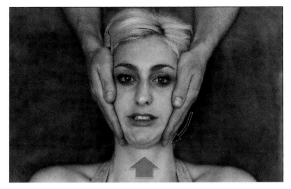

图10.4　TMJ 动态关节松动术治疗急性咬合不良和下颌闭合痛

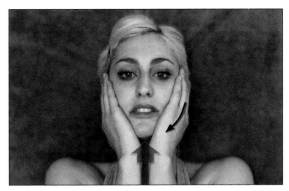

图10.5　TMJ自我动态关节松动术治疗急性咬合不良和下颌闭合痛

　　7天后，Catherine打来电话，报告说她的下颌活动度有了显著的改善，而且开合下颌时的疼痛也明显减轻了。治疗师要求她继续练习。

第四次治疗（5周后）

　　这一次预约是5周后，治疗师已经不跟随练习。自上次咨询后，Catherine一直定期重复自我动态关节松动术。她现在吃东西和咬紧牙已经不那么痛了，但张嘴仍然因疼痛而受限。自从上次复诊后，她就没再使用药物。

　　检查时，Catherine下颌闭合和咬紧都没有疼痛感，她说，感觉牙齿可以正常地咬合。下颌张开不超过30 mm，有轻微的左偏，在最大张口时左侧TMJ周围有轻中度疼痛，疼痛随加压而加重。左侧TMJ闭合不痛，但应用末端加压可引起

轻度疼痛。应用末端加压后，右侧TMJ轻度受限，左侧TMJ轻度疼痛。

　　使用TMJ 动态关节松动术进行口腔张开试验（表10.2和图10.6）。左侧移位没有疼痛，而且无痛张口范围也较大。进行1组6次的最大范围加压治疗后张口可达35 mm，有轻微左偏，左侧TMJ疼痛明显减轻。

　　然后Catherine尝试了自我TMJ动态关节松动术（图10.7）。选择的特殊技术是"尖叫拉伸"，因为它最适合达到最大活动范围拉伸，而且对患者来说很容易执行。使用自我动态关节松动术，Catherine能够获得比使用治疗师手法治疗更多的范围。Catherine在监督下进行了6次自我TMJ动态关节松动术尖叫拉伸，嘴张开的范围进

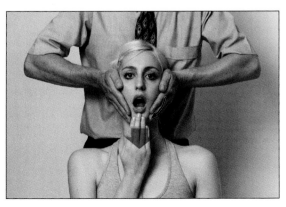

图10.6　TMJ 动态关节松动术治疗下颌凹陷的疼痛性活动受限

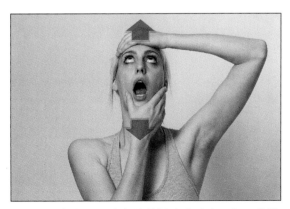

图10.7　自我TMJ动态关节松动术治疗下颌凹陷缺失（尖叫拉伸）

表 10.2	自我 TMJ 动态关节松动术治疗下颌凹陷的疼痛性活动受限（图 10.6）	
指征	伴或不伴偏斜的下颌凹陷疼痛性或非疼痛活动受限	
评论	受限可能： •由轻微的TMJ内部紊乱引起，无复位 •在自行恢复或治疗师复位后仍存在中到重度的紊乱 •由关节囊和/或关节内粘连，或咀嚼肌功能障碍引起 •如果运动受限是由中至重度可复位关节紊乱引起的，则应使用适当的动态关节松动术或Okeson[1]所述的另一种复位技术来治疗。如果受限的原因不明，首先需要进行完整的牙科和放射学检查 所述技术用于比本病例更复杂的情况： •当下颌张开时，左侧TMJ活动范围受限且出现疼痛，下颌骨向左偏 •下颌张开及辅助运动测试中，左下颌头向前滑动受限，右下颌头向前滑动过多 •左下颌头略位于下颌窝后 •下颌头向左侧横移，触诊时，左侧下颌头在下颌窝外侧突出，右侧下颌头居中位于右侧下颌窝	
定位	患者	面对镜子坐姿
	治疗部位	TMJ处于放松位置
	治疗师	站在患者身后
	治疗师的手	双手放在颞肌处，手指向下，大拇指放在颧弓处。双手和拇指用来固定患者头部。左手示指与下颌骨后缘平行并位于其前方，穿过TMJ。左手第三和第四指放在患者下颌角上方的下颌支后缘的后面。右手手指可以和左手一样放置，或者示指和中指放在下颌骨的侧面，咬肌的前边缘
应用指导	•该技术的目的是在患者完全张口时保持TMJ的中线位置，并维持正确（或者在关节永久紊乱的情况下保持最佳状态）的解剖关系 •这是通过将下颌骨侧向移动来纠正下颌头的任何横向移位，在向前滑动受限侧施加向前的滑动力，并控制不受限的一侧，从而防止过度向前滑动来实现的 •如果闭口没有问题，要求患者轻轻咬紧并放松下巴几次，以减轻肌肉紧张 •左手示指掌侧轻轻向右滑动下颌骨，以纠正下颌头的横向移位 •在保持该位置的同时，要求患者张开下颌，同时左手的第三和第四指向左侧TMJ施加前向（沿上关节治疗平面前下方向）平移力，右手的手指防止右侧TMJ过度向前滑动。张口时合力保持在下颌骨中线 •在最大张口范围，患者一只手放在下巴上，在凹陷处施加压力。不可出现侧移。当患者释放压力并闭合下颌时，中线位置保持不变 •患者通过位于下巴上方的手帮助控制偏离中线，并施加较大的压力 •最初松动3次，然后重新评估。治疗2~3组，每组重复6次，在没有辅助运动时，往往会产生明显的变化	
注意事项	•如果意识不到存在可复位的紊乱，应用不适当的技术可能对关节造成永久性损伤 •可动性减少的关节可能有拉伸的感觉，但与所有的动态关节松动术一样，这个过程中不应该出现疼痛 •动态关节松动术保护正常或可动性增加的关节，同时允许受限关节有相当强的松动 •重要的是使用足够的力量来控制相反的正常或可动性增加的TMJ运动，因为如果使用过多的向后的力，治疗时可能会很痛苦，尤其是关节盘后组织很敏感的话 •如果在可动性增加的关节或可动性减少的关节中存在"咔嗒"声，那么在应用该技术时，"咔嗒"声往往会显著减少或消失，而且可能会长期减少 •如果咀嚼肌的肌肉力量太大而无法控制，那么在应用动态关节松动术之前，可能需要使用可以减少肌肉过度活动的技术 •镜子对于治疗师和患者监控下颌骨的运动非常有用。它还可以帮助患者进行家庭练习 •如果无法保持正确的运动路径，动态关节松动术的范围必须限制在可以控制的范围内	

指征	伴或不伴偏斜的下颌凹陷疼痛性或非疼痛性活动受限
变化	• 另一种治疗师的手部姿势是将下颌骨夹在两只手之间，以控制运动 • 该技术可用于其他方向运动出现的疼痛受限，尤其是迟发性运动 • 一旦达到良好的范围和对称性，因为只需要最小的压力，患者可以在镜子前用自己的手操作这项技术 • 如果有必要，该技术可以整合到下颌肌肉的再学习和抗阻等长收缩中，减少相应疼痛 • 如果使用这种技术无法完全恢复下颌凹陷，可以使用一种叫作"尖叫拉伸"的自我动态关节松动术（图10.7）。患者面对镜子坐着，一只手放在下颌骨上，这样虎口的最深部分就位于下颌骨的中线，在下巴的正上方，示指的外侧缘在一侧下颌骨边缘的正上方，而拇指的内侧面在另一个侧边缘的正上方。另一只手水平地放于前额。嘴尽量主动张开，舌的前半部分与上腭保持接触。张口不超过20 mm。当到达这个点时，舌头放低，下颌在舒适的范围内张开。下巴周围的手用来纠正任何偏离中线的偏差。如果不能保持在中线上移动，不要进行动态关节松动术的下一阶段。当下颌凹陷达到最大范围时，用手将下颌骨固定在下颌上方的位置。然后患者抬头，尽力伸展上颈椎，使下颌进一步张开。如果没有痛感，同时运动可以保持在中线上，则用位于前额的手施加轻微的超压，使颈部伸展。这种伸展持续2~3 s，然后患者低头闭合下颌。当头部降至起始位置时，患者解除下巴上的固定，完全闭合嘴巴。伸展重复3~4次。如果关节内粘连限制下颌张口，可以每天重复伸展2~3组，每组3~6次。如果存在颈椎问题，必须在使用这项技术之前进行治疗

一步得到改善，从中线向左偏移很小。牙齿最大范围接触时仍保持无痛。

Catherine已经证明，她可以轻松地学会和执行自我动态关节松动术，并一直在努力操作。由于自我治疗技术可以在家里进行，这使得更频繁的治疗成为可能，也减轻了患者的经济压力。治疗师要求Catherine在接下来的1周内每天进行1~2次自我TMJ动态关节松动术，如果活动范围和疼痛持续改善，则减少到每2天进行1次。她还要继续其他训练。最后，再次在颈背交界处进行小平面关节松动术，在C4和C5水平上进行向前松动。

第五次治疗（4周后）

Catherine现在只是偶尔感到左侧TMJ刺痛。她咀嚼时感到很舒服，但还是尽量避免吃硬的食物。

体格检查，张口时只有轻微的左偏，活动范围也有很大改善（40 mm）。咬合时没有疼痛，咬合的效果可能和牙齿的预期状况一样好。左、右节段性旋转保持对称，无症状。

Catherine的自我TMJ动态关节松动术掌握得很好，不需要调整。本次治疗重复了第四次治疗的颈椎松动技术。

最终效果（12周后）

12周后进行随访。Catherine没有出现明显的疼痛，现在吃东西很舒服，食物也有了更多的选择。考虑到关节的病理状况，治疗师建议她继续食用较软的食物，避免撕咬食物。

下颌的活动范围是足够的。TMJ的运动质量得到了改善，两个关节都有合适的活动范围。触诊时右侧TMJ有"沙质"感觉，但没有明显的"咔嗒"声。

有一次，Catherine中断自我TMJ动态关节松动术3周，发现疼痛开始复发。当她重新开始练习时，疼痛又减轻了。鉴于这一经验和关节病变的严重程度，双方同意每周至少进行3~4天的训练。

考虑到放射学检查的结果及最初症状的严重程度和持续时间，目前的结果令人满意。

Catherine现在有了足够的下颌张开范围和相

对无痛的下颌功能，没有面部疼痛，很少有颈部不适，也没有因为下颌或颈椎而引起的头痛。

治疗师为颈部和下颌的运动设计了一个维护方案。下颌练习每周进行3~4次，持续关注姿势、口腔位置、心血管健康和力量。下颌等长强化训练着重于薄弱的方向。

耳鼻喉医生对Catherine进行了评估，认为没有必要进行外科治疗和关节镜手术。医生制订了修复牙齿的计划，但这取决于患者的经济水平。

作者的动态关节松动术评论

下颌骨的运动模式在直立和仰卧休息位时完全不同[20]，因此，与其他关节的自我TMJ一样，尽可能在直立位置进行TMJ的自我动态关节松动术很重要。

颈部运动和下颌运动之间有着明显的联系[21-24]，但是到目前为止，TMJ的锻炼尚不包括颈椎对TMJ运动的影响。假设，颈部和下颌运动之间耦合的一个可能的功能意义是扩大下颌间隙，颈椎伸展可以通过减少下颌张开肌肉的张力和重新调整这些肌肉的方向，使它们获得更有利于下颌开放的位置，从而获得更大的下颌间隙[25]。"尖叫拉伸"是实现全范围下颌张开的唯一方法。它还可通过让患者抬头产生眼神经反射，从而促进上颈部伸肌和屈肌的适当活动。

动态关节松动术的无痛原则可以很容易地整合到现有TMJ计划中[26-28]。加入无痛动态关节松动术，可能可以消除咀嚼肌神经肌肉抑制机制（详见第七章）。一旦减少紊乱，动态关节松动术也可以帮助保持髁突头和关节盘之间正确的解剖关系，同时恢复正常的运动模式。

参考文献

[1] Okeson JP.Management of Temporomandibular Disorders and Occlusion (5th edn). St Louis: Mosby 2003.

[2] Mosby 's Dental Dictionary (2nd edn). Sydney:Elsevier 2008.

[3] Buman A，Lotzmann U，Mah J.TMJ Disorders and Orofacial Pain:the Role of Dentistry in a Multi-disciplinary Diagnostic Approach. Sydney:Elsevier 2002.

[4] von Piekartz H.Craniofacial Pain:Neuromusculoskeletal Assessment，Treatment and Management. Edinburgh:Butterworth-Heinemann 2007.

[5] Dvorak J，Antinnes JA，Panjabi M，et al. Age and gender related normal motion of the cervical spine. Spine. 1992;17(10 Suppl):S393–S398.

[6] Ishii M，Koide K，Ueki M，et al. Influence of body and head posture on deviation of the incisal point undergoing dental treatment. Prosthodontic Research & Practice. 2007;6(4):217–224.

[7] Makofsky HW，Sexton TR，Diamond DZ，et al. The effect of head posture on muscle contact position using the T-Scan system of occlusal analysis. Cranio. 1991;9(4):316–321.

[8] Visscher CM，Huddleston Slater JJ，Lobbezoo F，et al.Kinematics of the human mandible for different head postures. Journal of Oral Rehabilitation. 2000; 27(4):299–305.

[9] Yamada R，Ogawa T，Koyano K.The effect of head posture on direction and stability of mandibular closing movement. Journal of Oral Rehabilitation. 1999;26(6):511–520.

[10] Broton JG，Sessle BJ.Reflex excitation of masticatory muscles induced by algesic chemicals applied to the temporomandibular joint of the cat. Archives of Oral Biology. 1988;33(10):741–747.

[11] Lund JP，Olsen KA. The importance of reflexes and their control during jaw movement. Trends in Neurosciences. 1983;6:458–463.

[12] Smith AM. The coactivation of antagonist muscles. Canadian Journal of Physiology and Pharmacology 1981;59:733–747.

[13] Stohler C，Yamada Y，Ash MM，Jr.Antagonistic

muscle stiffness and associated reflex behaviour in the paindysfunctional state.Schweiz Monatsschr Zahnmed. 1985;95(8):719–726.

[14] Okeson JP.Bell's Orofacial Pains(5th edn). Chicago: Quintessence Publishing 1995.

[15] Hu JW，Yu XM，Vernon H，et al.Excitatory effects on neck and jaw muscle activity of inflammatory irritant applied to cervical paraspinal tissues. Pain. 1993;55(2):243–250.

[16] Bogduk N. Headache and the neck. In: Goadsby PJ，Silberstein SD(eds)Headache.Boston: Butterworth-Heinemann 1997:369–381.

[17] Bell WE. Temporomandibular Disorders (3rd edn). Chicago: Year Book Medical Publishers 1993.

[18] Simons DG, Travell JG, Simons LS. Travell & Simons'Myofascial Pain and Dysfunction:the Trigger Point Manual (vol 1): Upper Half of the Body (2nd edn). Philadelphia: Lippincott Williams and Wilkins 1999.

[19] Snodgrass SJ，Rivett DA，Robertson VJ.Manual forces applied during cervical mobilization.Journal of Manipulative and Physiological Therapeutics. 2007;30(1):17–25.

[20] Tingey EM，Buschang PH，Throckmorton GS. Mandibular rest position:a reliable position influenced by head support and body posture. American Journal of Orthodontics and Dentofacial Orthopedics.2001;120(6):614–622.

[21] Eriksson PO，Haggman-Henrikson B，Nordh E，Zafar H. Co-ordinated mandibular and head-neck movements during rhythmic jaw activities in man. Journal of Dental Research. 2000;79(6):1378–1384.

[22] Eriksson PO，Zafar H，Nordh E.Concomitant mandibular and head-neck movements during jaw opening-closing in man.Journal of Oral Rehabilitation. 1998;25(11):859–870.

[23] Haggman-Henrikson B，Nordh E，Zafar H，Eriksson PO.Head immobilization can impair jaw function. Journal of Dental Research. 2006;85(11):1001–1005.

[24] Yamabe Y，Yamashita R，Fujii H.Head，neck and trunk movements accompanying jaw tapping. Journal of Oral Rehabilitation. 1999;26(11):900–905.

[25] Koolstra JH，van Eijden TM.Functional significance of the coupling between head and jaw movements. Journal of Biomechanics. 2004;37(9):1387–1392.

[26] Kraus SL. Physical therapy management of TMD. In:Kraus SL(ed.)Clinics in Physical Therapy: Temporomandibular Disorders (2nd edn). New York: Churchill Livingstone 1994.

[27] Morrone L，Makofsky HW.TMJ home exercise program. Clinical Management in Physical Therapy 1991;11(2):20–26.

[28] Rocabado M，Iglarsh ZA. Musculoskeletal Approach to Maxillofacial Pain. New York: Lippincott 1991.

第十一章 高尔夫球手的背部问题：解决慢性胸椎疼痛

Stephen Edmondston

病史

David，男，42岁，已婚，有2个年幼的孩子，从事全职行政工作，业余跑步爱好者，曾跑过5次马拉松，每月打2次高尔夫球。曾因慢性单侧胸背痛咨询过一位运动医学医生。

既往史

患者9月前打高尔夫球（右利手），在挥杆过程中突发胸椎中部剧烈疼痛，疼痛部位最初集中于胸椎中部，后逐渐以右侧为主。无法继续比赛，因为任何挥杆动作均可引起剧烈疼痛。伤后1周内，患者疼痛较轻但持续存在，伸展胸椎或转向右侧（如倒车）疼痛加剧。疼痛不影响工作，他不需要请假。

2周后，持续的疼痛减轻了，但仍然存在运动性疼痛。当时他试图重新打高尔夫球和跑步，但发现胸痛立刻加重。David的全科医生给他开了口服消炎药，这是他受伤后第二个月服用的。4个月后，他接受了8次整脊治疗，但症状没有变化，所以没有再继续整脊治疗。在咨询运动医生之前，David没有寻求任何进一步的医疗行为或物理治疗。

现病史

在最初的物理治疗评估中，David主诉右侧胸椎中部持续轻度疼痛（图11.1），一般早上疼痛较轻，但白天会加重，尤其是在坐位工作时（言语疼痛量表评分为5分，总分10分），夜间无疼痛。疼痛区域有僵硬感且晨起时加重。患者日常生活不受影响，大部分活动不加重疼痛，但患者仍较为小心地活动，避免快速运动。

症状

持续坐位疼痛会增至中度，但不影响坐位及工作活动能力。患者无呼吸疼痛或行走疼痛，但跑步会立即诱发疼痛，如继续，疼痛会持续加重。患者仍无法打高尔夫球，因挥杆动作会诱发疼痛。受动作诱发的疼痛会在5 min内减轻到基线强度。同时胸椎屈曲会缓解疼痛，躺下休息15 min疼痛可完全缓解。患者认为其背部需要运动或牵伸的感觉，但其无法做到这一点，因此无法对其胸痛做出长期的改善。

病史和检查

患者目前未服用任何治疗胸痛的药物，也未服用其他处方药。X线片显示胸椎早期弥漫性退行性改变，特别是椎体前凸，以T3~T7之间最为明显。患者目前尚未进行其他医学和放射学检查。患者此前无胸痛病史，但在2年前踢足球时经历过一次急性腰背痛，几个月后疼痛问题才得以最终解决。与胸痛相关的筛查结果均为阴性。

David表示，他寻求进一步治疗的动机是改善他的背部问题。特别是，他的目标是回归跑步和打高尔夫球。

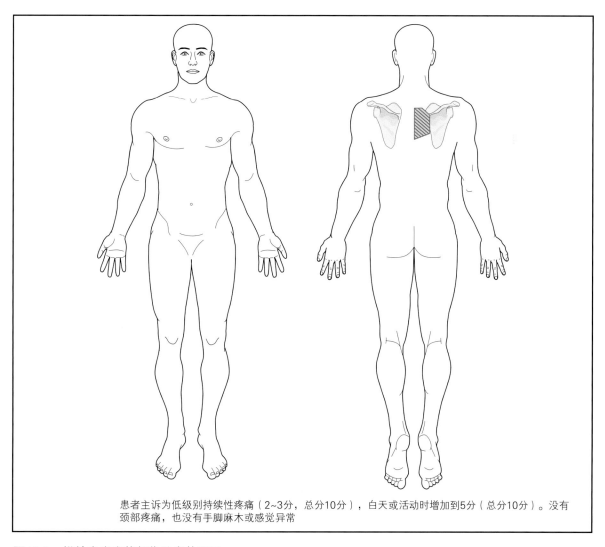

患者主诉为低级别持续性疼痛（2~3分，总分10分），白天或活动时增加到5分（总分10分）。没有颈部疼痛，也没有手脚麻木或感觉异常

图11.1　描绘患者症状部位的身体图示

循证临床推理

1.在此阶段，主要的诊断特征是什么，遵循何种临床模式？

治疗师的回答

主要诊断特征包括：

· 损伤的机制：由于机械过载（高尔夫球挥杆）导致的组织扭伤。高尔夫球挥杆的力学原理可能是造成损伤的一个因素，也可能与损伤复发有关。

· 症状史：提示从急性疼痛中恢复，但未发现异常组织生理学。也就是说，血管扩张导致持续的疼痛和胸部力学的不完全恢复。

· 具有明确定位的单侧疼痛：提示（但不确定）疼痛来自背部[1]。

· 与机械功能相关的症状行为：一些由静态负荷（坐着）引起的疼痛，但更容易由动态负荷（跑步）和运动（打高尔夫球）引起。

· X线诊断：轻度椎间盘退变在这个年龄段的人群中很常见，与症状的相关性较低[2]。然而，椎间盘退变可能影响运动节段的移动性和运动节段对高速率或高负荷（单次或重复）的耐受性[3, 4]。

147

2.你有没有考虑过其他非诊断性的想法?你的想法超出了诊断范围吗?

治疗师的回答

与诊断不直接相关的其他想法包括:

· 患者需要一个合理的解释来说明他持续疼痛和功能受限的原因。其主观康复意愿较强烈。

· 治疗目标已明确由患者提出,且较为合理。

· 对物理治疗(整脊治疗)的不良反应可能对预后有重要影响。目前还没有关于治疗的详细资料,但似乎治疗师没有向David提供任何有关锻炼和自我管理的明确计划。

· 以前腰背痛发作的缓慢恢复可能对本次损伤具有预后指导意义。

体格检查

姿势

站立时,没有明显的冠状面畸形(僵硬或结构性畸形)或不对称的伸肌活动或体积。矢状面显示胸椎中段似乎轻度后凸,但并非为避免疼痛姿势。坐位时,患者有一个习惯性的放松姿势,这个姿势促进了胸腰椎末端的屈曲。患者自觉此姿势较为舒服,治疗师要求患者坐直时,疼痛被轻微激发。坐直疼痛可能与有症状的脊柱节段运动受限有关,或与伸肌收缩相关的负荷增加相关。他的胸腰椎姿势矫正是一个整体性的运动,由竖脊肌驱动。

活动

所有的活动均在坐位进行。胸椎屈曲活动不受限且无痛;伸展疼痛受限,并伴有明显的右胸椎疼痛;右旋疼痛且活动局限在25°左右(观察测量),特征的"S"曲线在中胸部变平[3],手臂完全抬起会加重右旋疼痛和活动受限;左旋约45°,无痛,但患者描述在最大旋转度时有"紧绷感";右侧屈曲可引起轻微的局部疼痛,活动

轻度受限,胸椎中部对活动范围的影响减小。左侧屈曲不受限,但右侧有"紧绷感"。在可伸展范围和右侧旋转结束时吸气会导致胸痛进一步(轻度)加重。

等长肌力测试

在脊柱中立位测试,双向旋转的等长肌力测试产生最小的不适。在最大右旋无痛范围进行测试,发现诱发中等程度右胸痛,但左旋没有。中立位伸展的等长肌力测试也诱发中等程度的右胸痛。

触诊和被动辅助运动试验

触诊时疼痛区域的椎旁肌肉组织有明显的压痛和反应性。与相邻节段相比,T3~T5棘突的压痛增加。右肋横突关节(第3~5肋)对触诊非常敏感,在触诊第3~5右肋后内侧时同样如此。第4右肋及相关肋横突关节较相邻节段更为敏感。

T3~T5椎体因触诊椎旁肌引起压痛,不能进行后–前辅助椎间运动试验。同样,由于局部压痛,后–前方向的力不能作用于第3~5右肋。注意这些肋骨的滑动运动可以在头外侧和尾内侧方向进行测试。关键的发现是,与左肋相比,第4、5肋尾内侧滑动受到较大的限制。

被动生理性运动试验

在主动运动测试中确定受限的方向后进行被动生理运动测试。在T3~T4和T4~T5节段,右旋(侧卧位测试)中度受限。坐位时,右侧屈曲轻度受限,T3~T4至T5~T6各节段伸展运动受限。坐位时被动右胸椎旋转测试中,第4~5右肋的后旋也受限。肋骨旋转的检查是通过在坐着时被动旋转胸腔时触摸肋骨的后部来完成的。

神经激发试验

坐位时颈椎、胸椎全范围屈曲无疼痛。同样,无论是单侧还是双侧伸膝,完全瘫卧位均无

症状。

循证临床推理

1.体格检查的主要结果是什么?如何用这些结果进行诊断推理?

治疗师的回答

体格检查的主要结果包括:

- 疼痛侧运动障碍,尤其是右旋和伸展。屈曲疼痛缓解可能是由于疼痛结构负荷"卸载"(如果持续该模式也可能会引发疼痛,就像持续坐着会引发疼痛一样)。局部疼痛的位置和持续的疼痛/运动模式可能是关节疼痛的来源,最可能累及的是后关节(如关节突关节或肋横突关节)。由于患者症状的激惹性,最初并没有对联合运动进行检查,但与症状相关、一致的运动障碍与单向运动已被确定。

- 坐位时,肩部抬高,躯干旋转使胸椎中部运动更加孤立。本试验可能有助于识别胸椎疼痛相关的运动损伤,因为相关的脊柱伸展限制胸椎下部的运动。

- 与左侧旋转和侧屈相关的紧张可能提示胸部症状区域软组织延展性下降。

- 如果肌肉是重要的疼痛源,那么在中立位进行等长肌力测试时,疼痛就会重现。在疼痛方向关节活动终末端进行等长肌力测试引发疼痛,可能由脊柱负荷增加导致。胸椎伸肌收缩产生相关椎体垂直方向的压缩负荷。

2.你在体格检查结束时的主要假设是什么?这些与你的管理计划有什么关系?

治疗师的回答

对脊柱疼痛障碍来说,确定一种特殊的疼痛(结构)来源是困难的[5]。胸椎的鉴别更加困难,因为它们位于横突的前方,不能直接触摸到肋椎关节或肋横突关节。对肋骨施加压力的被动辅助运动试验会影响2个关节,因此无法根据这些试验确定哪个关节是疼痛源。可通过核医学成像(如骨扫描)辅助检查鉴别。

尽管如此,我们有理由假设David患有慢性扭伤,很可能累及T3~T4到T5~T6节段和/或相关肋骨关节。这是基于一个特定伤害事件的病史、局部症状和体格检查得出的结果。脊柱主要功能障碍是活动障碍,其中疼痛与3个机械连接的运动方向有关,并可通过相反方向的运动得到缓解。引起David疼痛的姿势负荷在解释这种疾病时被认为是次要的,但在整个管理计划中是一个重要的考虑因素。

症状持续存在可能是机体对初始损伤的反应,即组织生理异常的不恢复。由于组织生理学受机械因素的强烈影响[6],患者无法独立恢复正常的脊柱力学,这可能是正在发生的异常组织生理学和相关疼痛的刺激因素。

基于此,通过物理治疗解决功能障碍,缺乏这种性质的症状,将是物理治疗的禁忌证(红旗征)。在David无法自行活动的方向上进行被动或辅助胸椎活动可视为有助于恢复主动活动,进而解决组织生理学异常的积极刺激。虽然胸椎力学异常可能是导致David症状持续存在的关键因素,但让David了解功能受限和自我管理的方法也同样重要。后者在David之前的治疗中可能未受到重视。

治疗和管理

第一次治疗

首先要做的是向David解释诊断结果,并解释为什么他的损伤还没有痊愈。这可为进一步解释治疗方案和如何帮助他奠定基础。特别要强调David在临床治疗之外积极参与管理的重要性。还有人指出,虽然治疗可能会有良好的结果,但鉴于症状持续时间、恢复停滞和对以前物理治疗的不良反应，不一定能实现预期效果。

物理治疗的主要目的是改善胸椎活动障碍。关键应考虑覆盖在活动受限区域软组织的高敏感性。最初的方法是对症状区域椎旁肌肉进行纵向和横向的软组织按摩。在这一部分治疗过程中，David主诉局部压痛逐渐减轻，并且椎旁肌肉有明显的放松。再评估时，胸椎主动左旋时的紧张有所改善，但右旋时无明显变化。

治疗右旋受限的最初方法是手接触第4肋的动态关节松动术（图11.2和表11.1）。动态关节松动术是一个比较舒适的技术，无须直接震动力或直接压力作用于有症状结构。一般认为，在坐位脊柱负重状态，对评估运动限制的改变程度也很重要。选择这种技术的生物力学原理是，施加在肋骨上的力会在运动前改变其起始位置，这将有助于恢复后肋旋转和肋横关节的尾部滑动的正常模式。

在使用动态关节松动术期间，David能够在疼痛发作前达到大约40°的右旋范围。这项技术重复了6次（直到疼痛点），在重新评估动态关节松动术期间所达到的旋转范围时，保持主动运动。然而，在重新评估时，胸椎主动伸展的范围没有改变。David主诉此时静息性疼痛增加，因此在治疗过程中没有进一步的活动。为了保持改善的右旋能力，治疗师对David宣教了可以在家进行的四点跪姿旋转运动训练，每天4组，每组重复6次（图11.3）。

选择此运动方式是因为在运动过程中脊柱的压缩负荷减小，患者可以更容易被动拉伸到运动受限状态。治疗师鼓励患者继续进行日常活动，并注意症状的任何变化。

第二次治疗

4天后，David主诉，在之前的治疗后，他的胸痛略有增加，但第二天就可恢复到正常水平。

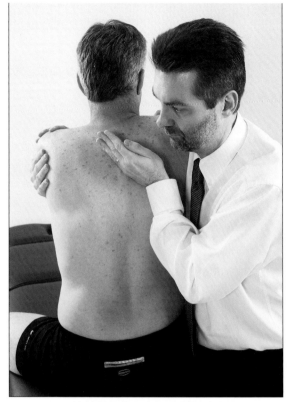

图11.2　手接触第4肋的动态关节松动术

他按照指示进行了旋转运动，随着运动，他感到僵硬和疼痛普遍减轻了。但与久坐有关的疼痛大致相同。

经检查，胸廓右旋现在为40°，在最大右旋处有轻度疼痛，但伸展和疼痛反应没有变化。左胸现在可以实现全范围旋转，在最大范围处没有"紧绷"的感觉。椎旁肌的压痛减轻了，可以在右侧T4和T5横突上施加单侧后-前方向的力。在这种后-前方向的力的作用下（通过手的尺侧缘施加），运动明显少于左侧相同测试的结果。

鉴于胸廓运动障碍的明显改善，此阶段最初治疗是对第4肋重复右旋动态关节松动术。在此期间，David有可能实现全范围的右旋而不感到疼痛。进行2组，每组6次这项技术后，主动右旋已可以全范围无痛运动，但仍有轻微的压痛。与最初的检查相比，胸椎伸展并没有改善，因此进

表 11.1	胸椎动态小平面关节松动术	
指征	胸椎运动时出现疼痛和（或）活动丧失	
定位	患者	背对治疗师，跨坐在治疗台上
	治疗部位	胸椎中心
	治疗师	站在患者有症状一侧的后面
	治疗师的手	稳定的手：前臂放在胸前，大约是和有症状的平面的垂直位置，帮助滑动的手产生垂直力 滑动的手：小鱼际放在肋骨之间，与症状侧的横突相接触
应用指导	• 通过稳定和滑动手产生的力必须沿着垂直方向的关节突关节平面向上引导 • 使用海绵橡胶可以最大限度地减少手部接触引起的触痛 • 要求患者进行疼痛或受限的运动，但在疼痛开始时停止，以避免强迫患者进行痛苦的运动。一个积极的治疗结果是明显能够改善无痛的活动范围 • 作为一种预防措施，刚开始时一定要用轻柔的滑动力，尤其在患病急性期。当胸部运动受到僵硬而非疼痛的限制时，通常需要更强的下滑力。如果患者的运动不是完全没有疼痛，可以使用更强的滑动力 • 如果无法获得无痛旋转，尝试改变力的角度。正常解剖结构的变化可能决定滑动力方向的变化 • 如果在第一次运用时运动没有发生变化，或者变得更糟，则更换操作的胸椎水平 • 如果尝试4次操作仍然无效或不获得无痛运动，应停止使用这项技术，因为如果4次试验都不能减轻疼痛将会适得其反 • 完成无痛动作后，重复该动作6~10次 • 随后的重新评估应该可以发现胸椎无痛活动范围显著改善 • 根据疾病的严重程度、应激性和本质，重复3~5组	
注意事项	• 患者回到起始位置之前，在整个动作中维持滑动力 • 鼓励患者达到最大活动范围，必要时在最大活动范围处加压	
变化	• 滑动的手的接触点可以是横突、棘突或肋骨（图11.2，图11.4） • 一旦在超压下完成全范围的主动运动，这项技术可以在联合或非中立位下进行。例如，在旋转的起始位下进行伸展运动 • 自我治疗技术（图11.5）对于巩固临床上使用的动态小平面关节松动术非常重要。自我动态小平面关节松动术需要使用治疗带或窄布条。患者沿关节突平面向上和向前拉动治疗带，治疗带的目的是代替治疗师的手在相应棘突提供的滑动力。治疗带位于症状平面以下。该项技术最好是在坐着时完成，每天至少进行3组，每组10次（图11.5）	

行了第4肋伸展动态关节松动术。伸展范围仍然没有改善，于是进行了第5肋伸展动态关节松动术，这次患者有了改善。随着椎旁组织压痛的改善，治疗师把手放在T4右侧横突下进行了胸椎动态小平面关节松动术（图11.4）。松动后，患者能够完全伸展且疼痛只在极端范围内出现。重复T4单侧动态小平面关节松动术6次，重新评估主动伸展，维持在治疗期间达到的伸展范围。休息时没有任何疼痛的增加。治疗师向David展示了仰卧局部胸部伸展运动，并要求他每天做2组，每组6次。治疗师仍然建议患者短跑，以观察对这种活动的疼痛反应是否有变化。

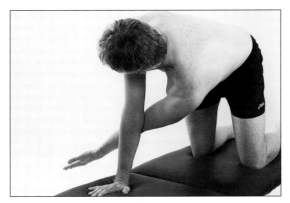

图11.3　四点跪姿胸部旋转家庭练习

第三次治疗

1周后，David主诉治疗后没有出现任何症状的恶化，坐位疼痛也减轻了。他最初在病史中描述的胸部僵硬感稍有改善。患者进行了2次大约5 min的跑步，每次跑步期间或之后都没有感觉到疼痛。患者曾尝试过伸运动，但发现做起来不太舒服，遂停止。胸椎旋转练习继续进行，没有出现任何问题。经检查，患者有轻微的终末端疼痛，右胸旋转充分、左旋无痛。胸椎伸展仍受中度疼痛的限制，但前一次治疗结束时的疼痛范围仍保持不变。

重复右侧T4横突的伸展动态小平面关节松动术，患者能够完全伸展，但在终末端有轻微疼痛。该技术重复6次后，主动伸展范围得到了与应用该技术时相同的程度。另重复6次动态小平面关节松动术解决了末端疼痛，但主动伸展疼痛仍存在。在这个阶段，患者学习了在T4棘突上自我施力的动态小平面关节松动术[7]（图11.5）。使用这项技术，David能够在没有疼痛的情况下最大范围伸展，但在主动运动测试中，重复这项技术后，效果仍然没有保留。

使用这项技术，患者可以伸展到没有疼痛的最大范围，在被动辅助运动测试中，右侧T4横突上方后-前方向的力的运动仍较左侧受限。鉴于对运动的积极反应和运动损伤的规律，本病例为手法闪动技术的适应证[8]，研究表明，手法闪动技术可引起关节体积瞬间的增大，并引起关节活动度的增加[9]。在对该技术进行解释后，仰

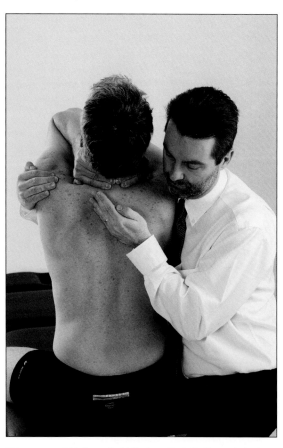

图11.4　手放在T4右侧横突下的胸椎伸展动态小平面关节松动术

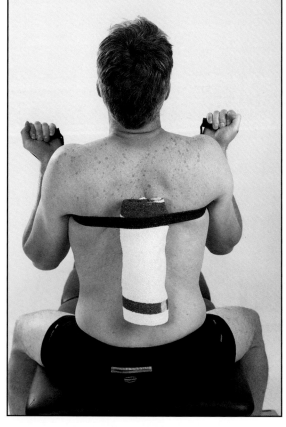

图11.5　使用治疗带在家进行胸椎伸展动态小平面关节松动术

卧位对患者T4~T5节段采用了高速推力[10]。再评估时，终末端疼痛仍然存在，但强度低于操作前。治疗师建议患者在家里重复自我动态小平面关节松动术，每天3次，每次6组。由于患者现在的主要活动限制是体育活动，建议他在体能允许的情况下增加跑步频率和持续时间，以确定症状反应，并建议患者下次复查前不要打高尔夫球。

第四次治疗

患者从2周前的最后一次治疗开始就遵循了自我动态小平面关节松动术治疗的建议，且伸展终末端疼痛逐渐减轻。他坐着和一天结束时的疼痛已经消失，胸椎僵硬感也已经消失。患者每隔一天跑步30min，完全没有感觉到任何疼痛。

在检查中，David在两个方向都做了全范围的旋转，没有疼痛。在剧烈的主动伸展运动中，患者仍有轻微的疼痛。右侧T4横突后–前方向的力的运动反应仍有轻微受限，在活动终末端有抵抗感，但疼痛很小。在要求David伸展之前将胸椎调整为轻微的右位（图11.6）。重复6次轻度右旋伸展动态小平面关节松动术，活动终末端疼痛即得到了减轻。重新评估发现患者可以无痛全范围主动伸展。重复该技术，再评估主动伸展，仍然是全范围且无疼痛的。本次治疗结束时，重复了T4~T5仰卧位的快速松动技术。

治疗师指导了David如何利用自我动态小平面关节松动术改善伸展合并旋转，并要求其在家里重复6次，每天1次。治疗师建议患者进阶跑步，并注意任何疼痛反应。由于David热衷于打高尔夫球，所以建议他先在家尝试一些无球的慢速挥杆练习。如果没有引起任何疼痛，可在训练范围内击球，以确定训练期间和之后的反应。在这样做的基础上，大家同意他可以重新打9洞的社交高尔夫球。

最终效果

3周后，David接受了检查，自上次接受治疗以来，他已经打了2次高尔夫球。据David主诉，他在比赛中没有感到疼痛，但在第一场比赛后，他的伤处出现了一些疼痛，但在第二场比赛后就不那么明显了。David继续进行自我伸展动态小平面关节松动术，但频率有所下降。患者发现这一练习有助于保持他的无痛范围。跑步没有疼痛，在其一天工作结束时也没有疼痛。

体格检查，David所有方向的关节活动度均正常且无痛。检查T4和T5时，右侧肋横突关节仍有触诊疼痛，但在横突和肋骨上后–前方向的力的运动反应与左侧相似。

2个月后，David因急性腰痛回到诊所，他是在推一辆装满沙子的手推车时发病的。虽然

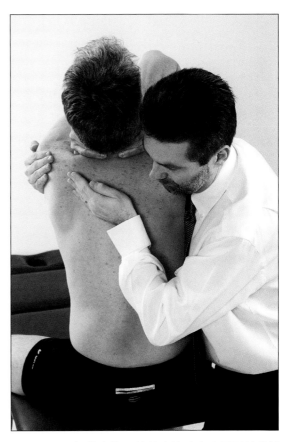

图11.6　从轻微右旋开始的胸椎动态小平面关节松动术

David腰椎很不舒服，但他表示胸椎没有问题。

作者的动态关节松动术评论

David在打高尔夫球时所受的扭伤，可能会导致关节内及相关关节外组织的生理反应（炎症）[11, 12]。虽然这是对损伤的正常反应，但预计这种反应将在2~3周内得到解决[13]。愈合组织功能的机械环境可能是解决异常组织生理及相关症状的重要因素[14, 15]。由于疼痛或组织力学的改变，患者无法自行恢复正常的机械功能，这可能是导致异常组织生理学和相关疼痛无法解决的一个原因（相关信息见第六章和第七章）。

最初选择动态关节松动术是基于患者临床表现中的2个关键问题。首先，疼痛相关的功能受限（如跑步和打高尔夫球）要求在负重条件下进行胸椎运动。其次，在有症状的节段内局部的高水平触痛使得有效的被动运动技术的应用非常困难。动态关节松动术解决了这两个问题，因为它们是在生理负荷条件下使用的，并具有持续的移动力，可尽量减少接触不适。在胸椎应用动态关节松动术的经验表明，在治疗相关的脊柱节段之前，应先处理肋骨活动障碍。但是，也应该考虑到脊柱和肋骨活动的相对受限程度。

据推测，David的治疗中包括的动态关节松动术和动态小平面关节松动术可刺激受损结构恢复正常机械功能，从而解决异常的组织生理学和相关疼痛（更多信息见第五章至第七章）。这一假设是基于目前的组织生物学知识，仍需要在实验室和临床研究中进行相当深入的评估。

参考文献

［1］Dreyfuss P，Tibiletti C，Dreyer S.Thoracic zygapophyseal joint pain patterns. A study in normal volunteers. Spine. 1994;19(7):807–811.

［2］Girard C，Schweitzer M，Morrison W，et al. Thoracic spine disc-related abnormalities：longitudinal MR imaging assessment.Skeletal Radiology 2004;33(4):216–222.

［3］Edmondston S. Clinical biomechanics of the thoracic spine including the ribcage. In: Boyling J，Jull G (eds) Grieve's Modern Manual Therapy (3rd edn). Edinburgh: Churchill Livingstone 2004:55–65.

［4］Lotz J，Hsieh A，Walsh A，et al. Mechanobiology of the intervertebral disc.Biochemical Society Transactions 2002;30(6): 853–858.

［5］Chou R，Qaseem A，Snow V，et al. Diagnosis and treatment of low back pain:a joint clinical practice guideline from the American College of Physicians and the American Pain Society. Annals Internal Medicine. 2007;147(7):478–491.

［6］Adams M，Dolan P. Spine biomechanics. Journal of Biomechanics. 2005;38(10):1972–2193.

［7］Austin G，Benesky W. Thoracic pain in a collegiate runner. Manual Therapy 2002;7(3):168–172.

［8］Hing W，Reid D，Monaghan M. Manipulation of the cervical spine. Manual Therapy 2003;8(1):2–9.

［9］Gibbons P，Tehan P.Manipulation of the spine，thorax and pelvis—an osteopathic perspective(2nd edn). Edinburgh:Churchill-Livingstone. 2005.

［10］Monaghan M. Spinal Manipulation: a Manual for Physiotherapists. Nelson: Aesculapius 2001.

［11］Muto T，Shigeo K，Kanazawa M，et al. Ultrastructural study of synovitis induced by trauma to the rat temporomandibular joint (TMJ). Journal of Oral Pathology and Medicine. 2003;32(1):25–33.

［12］Woo S-Y，Abramowitch S，Kilger RL，et al. Biomechanics of knee ligaments:injury，healing，and repair. Journal of Biomechanics. 2006; 39(1):1–20.

［13］Kannus P，Parkkari J，Jarvinen T，et al. Basic science and clinical studies coincide:active treatment approach is needed after sports injury. Scandinavian Journal of Medicine and Science in Sports. 2003;13:(3)50–54.

［14］Buckwalter J，Grodzinsky A. Loading of healing bone，fibrous tissue，and muscle:implications for orthopaedic practice. Journal of the American Acadamy of Orthopaedic Surgeons. 1999;7(5):291–299.

［15］Pitsillides A，Skerry T，Edwards J.Joint immobilization reduces synovial fluid hyaluronan concentration and is accompanied by changes in the synovial intimal cell populations. Rheumatology. 1999;38(11):1108–1112.

第十二章　动态关节松动术在游泳运动员肩关节管理中的应用

Pamela Teys，Bill Vicenzino

病史

Janet是一位26岁的女性，在恢复每天1500 m游泳1周后，出现了右侧前外侧肩痛，目前已持续6周。自由泳和相关训练占其游泳的主导地位。恢复游泳之前她已经2年没有游泳了。在这6周内，Janet除了停止游泳以外，没有接受任何治疗。

Janet的游泳练习和比赛历史表明，她从16岁起就一直是加拿大国家一级优秀游泳运动员。她从10岁就开始参加游泳比赛，13岁被调到高级班时，她首次出现了肩部疼痛。进入高级班后训练显著增加，每天2次，每天共游10~12 km。训练天数也增加了，并且以自由泳为主。

症状表现

初次到我们的诊所就诊时，患者报告右肩前外侧持续深层疼痛，视觉模拟评分为3/10（图12.1）。任何越过头顶的活动均会使疼痛加剧至9/10。她还主诉，如果右侧卧，右臂会有间断性麻木感和针刺感，这种情况会在改变姿势5 min内消退。

循证临床推理

1.诊断结束时，你对Janet的肩痛有何预判？

治疗师的回答

症状和表现与肩关节不习惯性过度使用损伤，肩峰下间隙内结构，特别是冈上肌腱受到撞击有关。肩袖肌和肩峰下滑囊的空间很小，尤其是当手臂在游泳时处于头顶位置时，在这种情况下，重复运动可能会激惹它们。针刺感是常见症状，通常认为发生于前囊松弛的情况下，由肱骨头向前移动损害臂丛神经导致。

2.根据病情，你的早期治疗计划是什么？你认为患者预后如何？支持你治疗计划和预后判断的依据是什么（包括患者病史、你掌握的知识和你的诊疗经验）？

治疗师的回答

游泳训练涉及上肢肌肉高度重复性地加载负荷，特别是肩袖肌肉。运动医学中一个普遍接受的观点是，先前的受伤会使运动员容易遭受另一种伤害。确切的机制尚不明确，但运动控制和关节周围软组织的改变是常见的疼痛和受伤的后遗症。这可能是之后发生其他问题的因素。

根据我们的经验，精英运动员或高水平运动员在离开运动很长时间后高估（或不考虑）重新运动能力者并不少见。Janet的特点是她不是逐渐恢复至每天游泳1500 m的。虽然这个距离远小于她最后一次练习游泳时的距离，但事实证明，这个距离足够长，足以引发问题。从每天不游泳到每天游1500 m，没有一天的休息时间让身体恢复和适应强加的身体需求，这可能是造成她肩膀问题的部分原因。

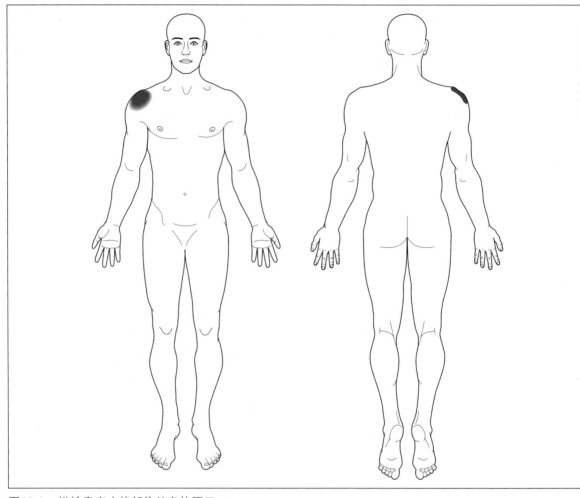

图12.1 描绘患者症状部位的身体图示

体格检查

观察发现，在双侧肩胛骨延长、外展和内旋的基础上，右肱骨头比左肱骨头显得稍微前倾。胸椎中段轻微扁平；也就是说，她呈现出一种相对典型的游泳者肩胸姿势。主动运动范围测试显示，右侧外旋受限（在中立位下进行），疼痛发作为25°，而左侧为65°。肩外展至85°，受限于110°（疼痛评分3/10）；可以全范围屈曲，在最大屈曲度有轻微疼痛。根据手在后背可达到的脊柱节段评估：右侧可达到T6，左侧可达到T2。腕上肌腱和前外侧肩关节的软组织触诊可引起患者疼痛（6/10）。外展肌和内旋肌收缩测试与空罐测试一样重现了疼痛（5/10）。反向测

试呈阴性。肌肉长度测试显示双侧胸小肌肌肉紧张，右背阔肌有些紧张。在外展90°时右侧可以内旋30°，左侧60°。Neer和Hawkins-Kennedy肩峰撞击试验可重现疼痛。在关节盂平面内进行的辅助滑动测试（Hawkins[1, 2]的加载移位试验）显示，与左侧相比，右侧前部过度平移并增加了对后部平移的抵抗力，这似乎与最初对肱骨头的检查相符。当肩胛骨稳定在胸廓上时，水平屈曲被限制在中线，这表明肩关节囊后部紧张。

当治疗师手动将肩胛骨置于更理想的位置时，外展125°时疼痛发作，这也是患者评分为3的疼痛的点。为了将肩胛骨放置在这个位置，治疗师将手放在背部肩胛骨的上方，并在患者开

始抬臂之前施加轻微的内收力，以及向后和向外旋转。当患者进行肩关节外展时，治疗师向上旋转。滑动肩胛骨并鼓励患者向后向外旋转（目的是在患者抬高时复制/促进正常的肩胸运动关系）。这本质上是肩胸联合运动（动态关节松动术）（图12.2和表12.1）。

又进行了2次其他尝试，通过改变治疗师的手的接触位置和作用力方向来使肩胛骨位置正常化，但肩胛骨平面的外展几乎没有改善。为了测试这是否可能是最好的结果，治疗师随后移动到肩关节，并在关节盂上对肱骨头施加向后外侧滑动的力（图12.3，表12.2）。在加压下无痛外展可达180°，效果明显。在外旋中使用相同的松动时，也是如此。也就是说，在保持松动的情况下发生了完全无痛的全范围活动。

在C3~C4处（后–前松动），有全范围的颈椎运动和局部触痛。神经学检查显示在力量、感觉或反射方面均无缺陷。上肢的神经动力学测试并不具有刺激性。肌肉测试显示，右侧的肩胛骨稳定性的强度在左右方向上存在差异，手臂在外展中立位时内旋受限。肩胛骨的内侧缘开始向内和向下旋转。右侧外旋肌肌力（4级）下降。Janet发现在以90°外展角度进行内、外旋时，很难保持肱骨头居中。随着运动速度的提高，这一症状更明显。

循证临床推理

1.体格检查后是否证实了你的预判？哪些临床发现与此相关？

治疗师的回答

Janet 的体格检查支持了肱骨–肩胛骨关系异常进而继发撞击综合征的假设，可能与关节囊前部松弛、后部结构紧张和肩袖肌肉疲劳有关。Janet还有一个运动错误，即她的身体尚未准备好进行这样的训练量（如太多、太快）。然而，

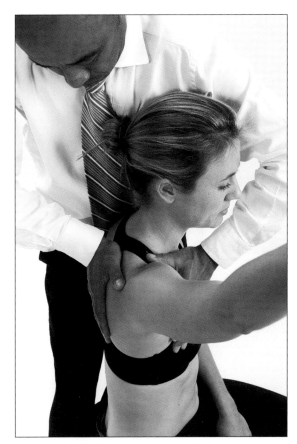

图12.2 肩胸联合运动（动态关节松动术）

疼痛一旦出现就不会单独存在，这在这种过度使用的损伤中并不少见。Magarey和Jones报道[3]，有证据（虽然是间接的）表明疼痛和损伤与肩袖功能的损伤有关，尤其是深部（接近关节）稳定性功能。如果这些肌肉受伤或疲劳，肱骨头可能不会保持居中。众所周知，肩胛下肌在整个自由泳中持续活动容易产生疲劳，而疲劳可产生疼痛和抬高受限[4]。疼痛的原因可能是缺乏肩袖控制的肱骨头无法保持居中位置而出现前移，刺激了穿过肱骨头前部的疼痛敏感组织。有趣的是，Hughes等[5]对临床测试进行了系统回顾，在对肩袖病理学的研究中指出，Hawkins-Kennedy试验阳性并不增加存在肩袖病理学（撞击综合征）的可能性，而阴性试验则增加了不存在此类病征的可能性。他们建议重点从基于病理的系统转移

表 12.1	肩胛胸壁关节动态关节松动术用于治疗肩关节抬高受限（图 12.2）	
指征	外展或屈曲引起的肩关节疼痛或上抬受限	
定位	患者	取良好的放松的坐姿
	治疗部位	手臂放在体侧，前臂旋后，五指伸展，拇指朝向运动方向的侧面
	治疗师	治疗师面对患者站于健侧
	治疗师的手	治疗师将左手掌放在患者右锁骨上，右手放在患者右肩胛骨的内侧，手指在肩胛骨的背面伸展，控制肩胛骨的位置
应用 指导	• 双手施加矫正力以将肩胛骨重新定位到最佳位置。在这种情况下，采用具有后旋和外旋的内收力。对于其他病例，可以基于对患者休息姿势的评估来选择不同的矫正。最终，对动态关节松动术的积极反应是确定肩胛骨重新定位的最重要因素 • 在保持最佳肩胛骨位置的同时，要求患者通过外展使手臂主动抬高至疼痛发作点并回到起点 • 当患者进行外展时，治疗师允许肩胛骨向上旋转，并鼓励后旋和外旋（目的是复制/促进正常的肩肱节律） • 如果是该技术适应证，则患者可进行更大范围的抬高而不会感到疼痛 • 如果存在疼痛，即使考虑修改后也没有改善，不应继续使用该技术 • 如果疼痛持续存在，可进行包括重新定位肩胛骨力量方向的细微改变。进一步的调整包括重新定位肩胛骨，以及在肩关节处重新定位肱骨 • 重复进行6~10次运动，然后重新评估主动运动。重新评估应显示无痛活动范围有显著改善。可以再重复6~10次	
注意 事项	• 确保轻柔而不过度用力地重新定位肩胛骨。过度用力可能会导致不适或疼痛，从而阻止了该技术的应用。对于在该区域可能存在明显局部压痛的急性损伤尤其如此。为避免压痛，可在操作部位垫一块厚的海绵橡胶 • 在松动或主动运动的任何阶段，患者都不应出现疼痛或其他症状。如果出现疼痛，可通过改变肩胛骨的位置来修改该技术	

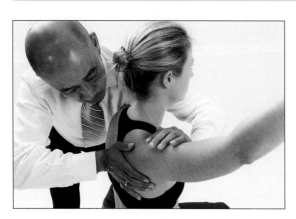

图12.3 肩关节动态关节松动术

到强调体征和症状的分类系统，并从分类系统中排除严重的病理。在Lewis所描述的"肩部症状改变程序"中[6]，在体格检查期间尝试了肩胛骨和肩关节的物理手法治疗（如肩胛骨定位、肱骨头平移），以期在结构上更好地指导治疗方法。这与Mulligan动态关节松动术非常吻合，在该方法中，关节松动是持续的，而先前的疼痛运动可以无痛地重复（详见第二章）。

2.你打算如何治疗？这个病例是否适合应用动态关节松动术？如果是，为什么？

治疗师的回答

临床检查中有证据表明，肩关节周围的软组织失衡，可以合理地预期它适合进行运动疗法。手法治疗通常用作运动疗法的辅助手段，以加速无痛运动和肌肉收缩，从而促进无痛运动[7, 8]。

基于向后滑动的抵抗力，观察到的肱骨头前倾和向后滑动肱骨头显著改善了活动度，很容易推测本病例存在错位。但是，正如错位假说一章（第四章）中所讨论的那样，通过使用动态关节松动术改善肩部抬高并不能构成存在错位的充分

表12.2	肩关节动态关节松动术用于肩关节抬高受限（图12.3）	
指征	外展或弯曲和 / 或外旋引起的肩关节抬高疼痛和 / 或运动受限	
定位	患者	取良好的放松坐姿
	治疗部位	手臂放在体侧，前臂旋后，五指伸展，拇指朝向运动方向的侧面
	治疗师	治疗师面对患者站于健侧
	治疗师的手	治疗师右手鱼际放于肩胛冈处稳定肩胛骨，第2~5指指尖朝下。滑动手掌托住肱骨头的前部，以确保患者舒适。这只手立即位于喙突的侧面
应用指导	• 后外侧力使肱骨头沿关节盂平面滑动。滑动时，应确保肩胛骨足够稳定 • 后外侧滑动的同时，要求患者主动外展抬高手臂至疼痛发作点，然后回到起点 • 确保肩胛骨可正常外旋。简单地固定肩胛骨会破坏正常的肩部生物力学及限制外展范围 • 如果是该技术适应证，患者可获得较大的无痛外展范围 • 如果疼痛仍然存在，即使考虑修改后也没有改善，不应继续使用该技术 • 如果存在疼痛，可改变滑动力和滑动角度。进一步的调整包括重新定位肩胛骨及重新定位肱骨 • 重复6~10次，然后重新评估主动运动。重新评估应显示无痛活动范围有显著改善。可以再重复6~10次	
注意事项	• 确保对肱骨头前部施加轻柔且不过度的力。过度用力可能会导致不适或疼痛，从而影响该技术的应用。对于在该区域可能存在明显局部压痛的急性损伤尤其如此。为避免压痛，可在操作部位垫一块厚的海绵橡胶 • 在松动或主动运动的任何阶段，患者都不应出现疼痛或其他症状。如果出现疼痛，可通过改变作用于肱骨头的力的大小和方向来调整	
变化	• 可将2条肌内效贴［一条可拉伸（低变应原性），另一条不拉伸］彼此叠加使用，以增强松动效果（图12.4）。治疗师要求患者使用治疗带代替治疗师的手在家练习以巩固疗效。治疗师还建议患者直接阅读Mulligan的书，以获取有关此练习和其他变化技术的更多详细信息	

证据。尽管考虑了错位，尤其是肩关节处的错位，但在决策过程中，该患者的反应给了大家高度的自信，即动态关节松动术将有助于管理肩关节问题[6]。

一项随机对照试验初步证明了动态关节松动术的效果[9]，该技术支持在应用中使用动态关节松动术改善肩部抬高。在一项双盲随机对照试验中，仅在一次应用肩部动态关节松动术治疗后，24例肩关节疼痛受限的受试者在肩胛骨平面内的活动度和压痛阈值均有统计学上的显著改善[9]。DeSantis和Hasson[10]报告，对1名患者进行了同样的肩部动态关节松动术加上其他手法治疗技术，12个疗程后，该患者肩关节活动度从95°改善到180°，实现了肩关节的全范围活动；并且外展的数字疼痛评分从7分降至0分（总

分为10）。尽管有这两篇论文，但重要的是要记住，我们的系统评价（第三章）表明，总体而言，该领域的研究质量较低，存在的证据在平衡上仍然模棱两可。在正常的肩关节运动中，肱骨头相对居中（沿前后方向），主要是通过沿关节盂的小平移滑行而实现的[11]。这使上肢能够精确而有力地起作用。根据Magarey和Jones[3]的说法，肩袖起稳定肩关节的作用，并有一些证据表明其破裂会导致疼痛。如果肩袖肌肉受伤或疲劳，肱骨头可能不会保持居中。同样，如果肩袖或部分关节囊紧张[12]，可能会影响肱骨头的居中。可以想象，在这种情况下，游泳者的肩膀承受反复的负荷时，肩关节功能受到损害，然后可能导致肩关节松弛[13]，从而加剧了Janet报告中的疼痛和损伤。

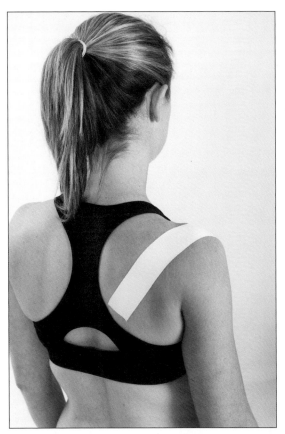

图12.4 肩部应用肌内效贴巩固肩关节的动态关节松动术

自由泳期间，手会从头部前方和外侧，以及肩部内侧入水，该位置与设计和描述为撞击试验（如Neer和Hawkins-Kennedy肩峰撞击试验）的姿势一样。许多作者已经证明，肩峰撞击患者的肱骨头近端平移更大，肩峰下间隙减小，这很可能损伤其内容物（如冈上肌和滑囊）[14, 15]。

治疗和管理

通过动态关节松动术，贴扎和运动相结合的方式对患者进行了7周的治疗，包括6次面对面的物理治疗。

第一次治疗

治疗师应用了向后滑动的动态关节松动术，改善了患者的活动度（完整说明请参见表12.1）。这被施加了6次用于肩外展，包括最大活动范围的外展加压，松动过程中，患者可达到全范围活动。应用动态关节松动术后，对外展重新评估显示，外展的最后30° 有一些轻微的疼痛。肩关节外旋约45° 时疼痛出现。没有要求患者在两个疗程之间进行任何自我治疗，但要求患者监测肩部疼痛并继续避免游泳，以免加重肩部问题。

第二次治疗

3天后，患者回到诊所接受第二次治疗。患者主诉，自上一疗程以来持续性疼痛较轻（1/10），但日常活动仍然有问题（8/10）。经检查，关节活动度与应用动态关节松动术之前的第一次治疗大体相同。治疗师对患者进行了相同的动态关节松动术（带加压），并观察到活动度再次提高。由于第一次治疗后病情没有恶化，也没有持续的改善，因此第一组治疗的重复次数增加到10次。重新评估显示，外展在最后30°（2/10）仍有疼痛。然后进行第二组治疗，同样重复10次，重新评估，肩膀外展的最后10° 内，疼痛减轻（约1/10）。现在，外旋55° 可导致疼痛发作。这些数据可提示本次治疗有效。治疗师决定应用贴扎巩固动态关节松动术的效果。贴扎从前向后贴至右上胸约T10水平处，以维持肱骨头向后滑动。贴扎也使患者可达到无痛的全范围活动度。

第三次治疗

患者在第一次治疗后1周就诊，主诉持续疼痛显著减少（0/10），手臂过头活动疼痛也有改善（3/10）。Janet还表示，她没有再感到针刺感和麻木感。贴扎仍在原位，因此在评估之前治疗师将其除去并清洁了皮肤。体格检查显示，在外展120~140° 处有弧形疼痛，但最大外展处无疼痛。外旋45°，可引起疼痛，手背向体后可触及的脊柱节段与第一次治疗的评估大致相同。触诊肩关节前侧和前外侧软组织仍可引起疼痛（约4/10），但外展和内旋的疼痛减轻（2/10）。在外展90°时肩关节单独内旋仍为30°，在本试验中，患侧肩胛骨有提前离开治疗台的趋势。

本次治疗的重点是确定Janet是否能够以与动态关节松动术大致相同的方式控制肱骨头位置。这是通过将动态关节松动术应用于上肢完全受支撑的坐姿并让她感觉到肱骨头的变化来实现的。治疗师告诉Janet，一旦感到对位移和方向有合理的感觉，应在治疗师的手下尝试相同的动作。Janet具有良好的动作意识，能够在相当短的时间内将肱骨头向关节盂内退回至中央的位置。练习10次后，她保持肱骨头位置，并在肩胛骨平面（至60°）上进行一些主动的内部范围向外旋转，然后进行一些辅助的主动反重力上抬，均进行了6次重复。最后3次外展运动是在没有帮助的情况下进行的。此后，对外展的重新评估显示，疼痛弧有改善，但仍然存在。然后，治疗师进行了3组，每组10次的外展动态关节松动术，治疗后实现了无痛全范围外展。外旋在最后5°时有一点痛。

再次贴上贴扎，重新评估显示外展完全无痛。然后，治疗师要求Janet以3次为1组（1次包括6遍练习）进行肱骨头重新定位锻炼，每次休息间隔不超过60 s。治疗师要求她在接下来的3天内尽可能频繁地进行此锻炼（每天至少2组，但2组练习之间至少间隔1小时）。

作为未来锻炼的先奏，治疗师告知了Janet双侧肩胛骨的定位，它们为什么会出现活动受限，以及如何移动和练习从而获得理想的肩胛骨位置。首先仰卧在治疗床上（如果是在家中，可以躺在地板上）进行感觉输入，当她想到所需的肩胛骨运动时，她要以站立姿势进行操作而无须感觉输入。这些肩胛骨姿势锻炼应至少每天进行2次，间隔至少几个小时（2~4小时）。仰卧位也进行胸小肌的伸展运动，治疗师要求Janet不断地承受过度的肩胛骨回缩，后旋和外旋，持续时间为15~60 s，每天重复8~12次。

第四次治疗

Janet在3天后主诉，这期间她没有经历过任何持续的疼痛，并且在过头活动时仅轻微的疼痛（1/10）。按照指示，她在接受物理治疗之前去除了贴扎。外旋的最后10°有轻微的疼痛，外展可以实现全范围无痛。她主诉，每天至少做4次肱骨头重新定位练习，她良好的执行力在检查中得到了证实。肩胛骨的姿势锻炼也进行得很好，表明Janet能够很好地复制这些姿势。仰卧位肩关节外展90°时内旋的动作质量和肱骨头位置的控制几乎没有变化，但是现在很容易实现内旋50°。

本次继续应用动态关节松动术，但以外旋为运动目标。一组10次的重复即实现了全范围无痛外旋。重新评估显示可以进行全范围的外展和外旋。肱骨定位练习随后进行到了全范围，Janet做得很好。此次没有应用贴扎。

在外展90°时内旋的过程中，重点转移到控制肱骨头和肩胛骨姿势。遵循与上述肱骨头重新定位动作类似的触觉方法，效果良好。

然后指导Janet进行起始负荷为10 RM（使用弹性带抗阻），每组8次，共3组的肩袖肌力锻炼，但强调在锻炼过程中或运动后不应感到疼痛。练习基本上是在整个可用范围内进行外旋和内旋，当然是在肩胛骨和肱骨头的合理位置（即肱骨头位于关节盂中心）上进行的。这些练习从手臂位于体侧（即0°抬高）开始，当可实现对肩胛骨和肱骨头的控制时，肩关节的位置从0°变为45°，然后变为90°。这是接下来2周的居家练习。

第五次治疗

第四次治疗10天后，Janet主诉，她对进步感到满意，日常活动（包括那些过头运动）没有任何疼痛，尚未开始游泳。体格检查集中在锻炼上。Janet在所有练习中都有很好的控制力，而且没有一个执行起来很痛苦。现在，她可以在外展90°进行肩部内旋时更好地控制肱骨头的位置（没有弹力带抗阻力——在抵抗旋转运动中，她尚未逐渐升至90°外展）。

撞击测试仍然有些刺激，但是肌肉收缩和空罐试验正常。触诊冈上肌肌腱有压痛，但与初次治疗相比有很大改善。

Janet很好地完成了肩袖肌力锻炼，治疗师指导她可以进一步加强这些锻炼（应用高阻力弹力带）。经历过精英水平的举重训练后，Janet自信能够在2~3周内提高肩部锻炼姿势和负重能力。

她得到了关于恢复游泳的建议。讨论了在游泳之间有足够的恢复和适应/恢复时间的同时逐步恢复游泳的必要性，同时逐步增加每次游泳的距离和强度。Janet在重返游泳比赛中并未包括游泳训练（如腿的训练和使用其他游泳姿势），治疗师鼓励她将游泳训练分为一系列不同的训练，其中很多训练可以帮助她回忆起早先的游泳日子。治疗师还建议她参加其他锻炼课程，如动感单车、椭圆机锻炼及健身房的举重课。

第六次治疗

1个月后，Janet参加了一次理疗会诊，她报告现在每周游泳3天，没有肩部问题。她还每周在健身房进行3次训练，期间她使用椭圆机进行心血管锻炼，并进行了基于耐力的举重训练。体格检查表明，她在休息时以及在肩旋转和抬高过程中，仍能保持控制肱骨头位置的能力。运动和肌肉收缩没有引起疼痛或损害。撞击测试现在没有刺激性，但在前外侧盂肱区触诊仍有一定的压痛。

2个月后通过电话回访时，Janet告诉治疗师她的肩膀和身体恢复正常，没有任何问题。

作者的动态关节松动术评论

Tate等[16]对98名肩峰撞击综合征运动员进行了测试，其中46名在应用肩胛骨复位术后立即得到了缓解。他们得出结论，肩胛骨复位术可能对肩部损伤有用。我们对Janet进行的体格检查包含的肩胛胸壁动态关节松动术与Tate等描述的肩胛骨复位术有许多相似之处。即使将动态关节松动术细化为对肩胛胸壁关节进行松动，也无法实现对患者损伤（活动度）的实质性改变，因此，我们将动态关节松动术应用于肩关节。这与Lewis所描述的肩部症状改变程序没有什么不同[6]。Lewis建议治疗师测试肩胛骨、肩关节、颈椎或胸椎动作对症状的影响，以进行有关治疗的临床决策。

我们最初应用肩胛胸壁关节动态关节松动术的部分原因是基于我们对Tate等[16]的研究的了解，也基于我们对肩胛胸壁关节不良姿势的观察。回顾一下，如果我们权衡观察肩胛胸壁关节的双侧姿势不佳与单侧肱骨头前倾的情况，我们可能首先选择将动态关节松动术应用于肩关节。对于治疗师来说，他们通过对骨和关节力线不良的感知观察（尽管通常很微妙）来指导自己应用动态关节松动术似乎是明智的方法。通常所施加的动态关节松动术滑动的方向与观察到的不良姿势相反。值得注意的是，患者对动态关节松动术的积极反应可为治疗选择和肩部疾病总体管理方面提供临床指导，不应将其用于验证错位（详见第四章）。

在Janet这样的病例中，动态关节松动术在总体管理中的作用很可能是一种辅助手段，但并非不重要。只有在体格检查时对手法操作有显著积极反应，或至少有一些积极改变的病例，才可将动态关节松动术列入治疗计划（详见第二章）。因此，根据动态关节松动术的这种操作定义，有必要将其纳入管理计划，以此作为改善疼痛受损的运动和肌肉收缩的手段，以优化运动表现。在本章的病例中，肩关节动态关节松动术帮助患者恢复了关节活动度和无症状功能，从而帮助她增强了肩袖肌力。使用动态关节松动术时，还需要考虑肩关节周围软组织的不平衡，尤其是关节囊后部的紧张度。如果本章病例在应用肩关节动态关节松动术时反应一般，我们会考虑使用手法治疗和主动运动结合的技术来改善肱骨头的后移和关节囊后部的伸展性。尸体研究表明，对肱骨头进行尾向松动有积极影响，并且也证明了关节囊后部的伸展是其原因[17]。

参考文献

［1］ Krishnan SG，Hawkins RJ，Warren RF.The Shoulder and the Overhead Athlete. Philadelphia: Lippincott，Williams & Wilkins 2004.

［2］ Ellenbecker T. Clinical Examination of the Shoulder. St Louis: Elsevier 2004.

［3］ Magarey M，Jones M.Dynamic evaluation and early management of altered motor control around the shoulder complex. Manual Therapy. 2003;8(4):195–206.

［4］ Zachazewski J，Magee D，Quillen W.Athletic Injuries and Rehabilitation.Philadelphia:WB Saunders 1996.

［5］ Hughes PC，Taylor NF，Green RA.Most clinical tests cannot accurately diagnose rotator cuff pathology:a systematic review.The Australian Journal of Physiotherapy. 2008;54(3):159–170.

［6］ Lewis J.Rotator cuff tendinopathy:a model for the continuum of pathology and related management. British Journal of Sports Medicine.2010;44(13):918–923.

［7］ Conroy D E, Hayes KW.The effect of joint mobilization as a component of comprehensive treatment for primary shoulder impingement syndrome.Journal of Orthopaedics and Sports Physical Therapy. 1998;28(1):3–14.

［8］ Bang MD，Deyle GD. Comparison of supervised exercise with and without manual physical therapy for patients with shoulder impingement syndrome. Journal of Orthopaedics and Sports Physical Therapy. 2000;30(3):126–137.

［9］ Teys P，Bisset L，Vicenzino B. The initial effects of a Mulligan's mobilization with movement technique on range of movement and pressure pain threshold in pain-limited shoulders. Manual Therapy. 2008;13(1):37–42.

［10］ DeSantis L，Hasson S.Use of a mobilisation with movement in the treatment of a patient with sub-acromial impingement:a case study.Journal of Manual and Manipulative Therapy. 2006;14(2):77–87.

［11］ Graichen H，Stammberger T，Bonel H，et al. Glenohumeral translation during active and passive elevation of the shoulder — a 3D open-MRI study. Journal of Biomechanics. 2000 2000;33(5):609–613.

［12］ Lin J，Lim H，Yang J.Effect of shoulder tightness on glenohueral translation，scapular kinematics，and scapulohumeral rhythm in subjects with stiff shoulders. Journal of Orthopaedic Research.2006;24(5):1044–1051.

［13］ Malicky D，Kuhn J，Frisancho J，et al. Nonrecoverable strain fields of the anteroinferior glenohumeral capsule under subluxation. Journal of Shoulder and Elbow Surgery. 2002;11(6):529–540.

［14］ Ludewig P，Cook T. Translations of the humerus in persons with shoulder impingement symptoms. Journal of Orthopaedic and Sports Physical Therapy. 2002 June 2002;32(6):248–259.

［15］ Hallstrom E，Karrholm J. Shoulder kinematics in 25 patients with impingement and 12 controls. Clinical Orthopaedics and Related Research. 2006;448:22–27.

［16］ Tate AR，McClure PW，Kareha S，et al. Effect of the scapular reposition test on shoulder impingement symptoms in overhead athletes.Journal of Orthopaedics and Sports Physical Therapy. 2008 38(1):4–11.

［17］ Hsu AT，Ho L，Ho S，et al. Immediate response of a caudally directed translational mobilization: a frech cadaveric study.Archives of Physical Medicine and Rehabilitation 2000;81(11):1511–1516.

第十三章　1例飞机维修工程师肘部顽固性疼痛病例

Leanne Bisset，Bill Vicenzino

病史

Allan，男性，50岁，截至2003年6月来找我们就诊时，右肘疼痛已经持续了12年。这种痛苦开始于他以前担任飞机维修工程师时。Allan作为飞机维修工程师通常需要长时间的重复性操作，这是一项相当繁重的人工工作。由于肘部关节部位对包括手术在内等一系列的治疗都无法做出反应，导致了肘部疼痛顽固难愈，最终Allan不得不调整岗位，停止了飞机维修工作。他无法与儿子一起享受休闲体育活动（如打板球、篮球），家庭生活受到了影响。他在闲暇时担任夏令营的指挥官，但由于他的手臂疼痛和功能水平不佳，因此无法在露营时给小朋友提供帮助。当被问及病情时，Allan不确定问题出在什么地方，因为他曾做过肌腱切除术，切除了相关的肌腱，但病情并没有因此得到缓解。在听说我们对网球肘的研究后，他向我们介绍了自己的情况，并表示非常希望能够加入我们的临床试验。Allan的情况并不适合我们当时正在进行的试验，但他表示如果有必要，会接受会诊，以便进行及时的治疗。

既往史

Allan的右（利手）肘部疼痛（图13.1）是在1991年他担任飞机维修工程师时出现的，他的主要工作内容是在大型飞机发动机上进行重复的手臂运动。在一段极为繁忙的工作后，出现了肘部疼痛感，逐渐发作，1周后恶化，直到他觉得疼痛无法忍受，并且限制了他的上肢功能。这种疼痛很容易因为投掷动作（如扔纸飞机）、计算机键盘打字、驾驶汽车，以及环转、旋前或旋后动作（如使用螺丝刀）等任何组合活动而加剧。Allan在1991年提出了工人赔偿要求，并接受了一系列积极治疗，包括3次皮质类固醇注射、佩戴支具、应用非甾体抗炎药，理疗和针灸，以及深度按摩、前臂伸肌拉伸和超声波等一系列物理治疗。但是疼痛功能丧失没有好转，他于1993年接受了手术治疗，但仍未能缓解他的慢性肘部疼痛。由于无法继续从事他的职业，他于1995年更换了工作并开始担任飞机检查员。他的工人赔偿要求于1995年停止。他的新工作主要在办公室，远离以前的工作环境和工具。尽管工作环境发生了变化，但他的痛苦并没有因此减轻。

症状体征

初步检查时，他主诉右侧肱骨外上髁处疼痛（图13.1），既往会造成疼痛的加剧的主动活动目前仍会加重疼痛。相关检查提示，Allan没有神经系统症状，如感觉异常或麻痹。Allan也表示他的颈椎、肩膀、手腕或手没有任何疼痛或僵硬。在陈述中，他表示在过去1周中经历的最严重疼痛是2（数字疼痛评定量表，总分为10）。然而，相对较低的疼痛程度只是因为上肢活动受限，避免了他的症状加剧。他主诉，如果他进行

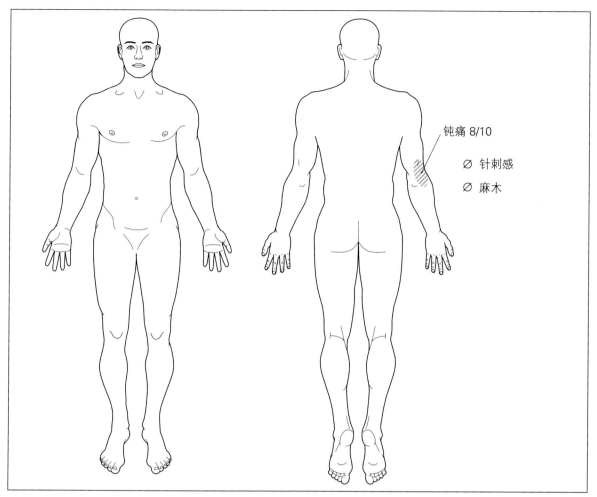

钝痛 8/10

∅ 针刺感

∅ 麻木

图13.1 描绘患者症状部位的身体图示

可能增加疼痛的运动，疼痛很快会升至8，疼痛会持续1天，这提示他的病情易复发。早上起床时肘部偶尔会出现酸痛，据他所说，他经常因肘部疼痛而醒来，然后随着轻微的活动可以迅速缓解。Allan通常睡眠很好，除非他压着右臂，否则不会出现夜间痛醒，但如果他改变位置，疼痛会迅速消失。

用药史和检查

Allan没有其他并发症，没有骨折史，目前也没有服用任何药物进行肘部疼痛的治疗。详细询问病史没有"红旗征"。

疼痛和功能的基线测量

为了提高病例报告的内部有效性，我们通过在3周基线期内测量8种不同情况下的疼痛和功能来确定病情的稳定性。在此期间未进行任何治疗。患者评定肘关节评估问卷的平均评分为69分（SD=11）[1]，在100 mm长的视觉模拟评分表上，他用69（SD=14）mm表示过去1周内所经历的最严重的疼痛（其中100 mm代表能想象到的最严重的疼痛）；用54（SD=15）mm表示功能受限情况（100 mm代表功能完全不受限，0 mm代表需要使用悬吊带保持臂功能位）。

循证临床推理

1.你对Allan的肘部疼痛有什么想法或假设?

治疗师的回答

Allan主诉的外侧上髁痛,通过重复的手工操作引起的外侧肘部疼痛(集中于外上髁)[2]是典型的网球肘症状。虽然这种情况在一般社区中的患病率约为3%,但在需要重复性体力劳动的工作(如食品加工、建筑、装配、制造和林业)中患病率较高(约15%)[4-6]。Allan不仅症状、发病机制、发病位置典型,而且他也处在典型的发病年龄范围内(35~55岁),并且他是主要活动上肢受伤[3, 7-10]。Allan不典型的地方是他对以前的治疗甚至手术都没有很好的效果,而大多数这种疾病患者往往会在6~24个月内恢复[11-14]。

慢性或保守治疗难以奏效的病例,最终可能会接受手术治疗[4]。虽然文献描述了各种手术方法,但很少有外侧上髁痛手术疗效的证据。有趣的是,在Cochrane系统评价外上髁痛的外科手术中[15],作者报告,目前还没有公开的手术治疗肘外侧疼痛的随机对照试验,这种干预的效果尚不清楚。

尽管进行了系列干预,但经过这么长时间治疗仍然存在严重的疼痛,提示疼痛系统功能障碍(详见第六章)。有证据表明,外上髁痛患者的痛觉系统受损,据报道,这类患者的谷氨酸水平较高[16, 17],有与继发性痛觉过敏相同的体征[18-20]。一段时间以来,研究人员报道,外上髁痛明显缺乏炎症介质。表明它不是一种炎症性疾病[21-23]。因此,非甾体抗炎药物和皮质类固醇注射等治疗方法不太可能对这种疾病产生持久的改善[24]。

2.Allan的病情持续时间长且顽固,你是否有治疗方案?如果有,根据你的经验,他的病史

中有哪些因素支持你的治疗假设?

治疗师的回答

很明显Allan患有慢性肘外侧疼痛,这种疼痛似乎与其开始时的身体活动有关,它的诱因可能是机械诱导和肌肉骨骼起源。这种类型的疼痛通常适合手法治疗和锻炼。Allan以往的治疗中没有加强锻炼或关节手法治疗。除了手术之外,他的表现与之前报道的慢性上肢疼痛(包括外上髁痛)的情况没有什么不同,后者对动态关节松动术有反应[25-28]。Vicenzino和Wright[28]报道了一例39岁的外上髁痛患者,该病例是在一次繁重的重复体力劳动后出现的,对物理治疗(包括深度按摩和电疗)没有反应。他们表明,肘关节的侧滑动态关节松动术在一个疗程内可产生立即的止痛效果,并且这种效果在多次动态关节松动术加上患者自我和加强前臂肌肉锻炼后可以持久保持(图2.1和2.8)。动态关节松动术的直接效果已经在实验室研究中得到证实,这些研究采用了检查者盲法和安慰剂对照法(详见第三章)[29-31]。

Allan不应忽视渐进的锻炼计划,因为Pienimaki等[32, 33]的研究表明,这在短期和长期锻炼中都优于超声波治疗。Pienimaki等[32, 33]研究了与Allan相似的患者,他们接受的保守治疗(包括注射、药物治疗、物理治疗)都未能奏效,而且他们也都是慢性的(大多数病情超过3个月)。Pienimaki等证明,以无痛方式进行的为期8周的渐进锻炼计划可有效缓解疼痛,减少了患者请病假的时间和使用其他方法如手术治疗的可能[32, 33]。毫无疑问,损伤(包括随后的注射,也可能是手术)、因疼痛而限制活动和可能的停用(避免使用受伤肢体的保护性行为,从高负荷体力劳动转为低负荷体力劳动)会使前臂肌肉功能有实质性的减退。这是可以预测的,因为有许

多研究显示，这种情况下肌肉和运动能力会出现退化[34-37]。Pienimaki 等还表明，与超声波治疗相比，运动可提高握力和伸肌力量[33]。

在预后和治疗方面，上述对Allan病情有利的观点需要与以前他对治疗没有反应的认识相平衡。在这些前期治疗中，虽然与"观察"策略相比，皮质类固醇注射复发率高，但它可提供高效的短期缓解[38]。其他可能导致预后不良的因素包括Allan的疼痛程度和症状持续时间。Smidt 等[39]表示，疼痛加重和症状持续时间较长的患者预后较差。在基线期间，Allan的疼痛为69 mm（SD=14），显著（$t_7=2.689$；$p=0.03$）超过 Smidt等报道的平均值55.3（SD=23.6）。Allan的疼痛持续时间为12年，也超过平均15周（SD= 22）的预后研究病例[39]。

体格检查

筛查和运动范围测试

观察发现前臂周围肌肉有一定程度的萎缩，尤其是患侧前臂伸肌。观察躯干和颈部的正常静息坐姿。肘部疼痛是由肱骨外上髁触诊引起的。物理测试显示，在腕关节、第二和第三指伸展的最小阻力下进行等长收缩，会产生横向肘部疼痛，后者最严重（8/10）。图13.1显示了患侧和健侧肘部、肩部和颈椎的运动范围数据。

无痛握力

依据一系列体格检查结果来评估病情的严重程度，并协助评估治疗方案的有效性。使用电子握力测力计测量无痛握力：患者处于仰卧位，上肢放于体侧，并且在肘关节伸展和前臂旋前的标准化位置，握力计的大小应以示指可以接触拇指为宜[7, 40]。要求Allan抓住测力计，直到第一次疼痛发作，此时他要停止抓握。然后记录达到的力量数值，分别对健侧和患侧测量3次，首先测试健侧。 在测量之间给予至少30 s的休息以防止

表13.1 体格检查结果。颈部、肩部和肘部的运动说明不能进行正常的无痛全范围运动

关节活动	患侧	健侧
肘部伸展	–5° 范围端僵硬、受限	√√
肘内翻	全范围活动，最大活动范围处外侧疼痛	√√
神经激发试验2b（桡神经偏倚）[26]	肘关节完全伸直，肩外展至30° 引起外侧肘关节疼痛	肘关节可完全伸展，肩外展45°
肩部内旋（背向身后）	手腕至L1，无疼痛	√√手腕可至T10
肩关节外旋	3/4活动度，最大活动范围处可引起肩痛	√√

√√: 可以全范围无痛活动

任何残留的疼痛或疼痛的加重。由于健侧完全没有疼痛，因此记录了最大的握力。患侧无痛握力为290 N，健侧为344 N。在重复无痛握力测试中，向尺骨施加静态、持续的侧向滑动使握力增加24%（从290 N到360 N）。

压痛阈值

除了抓握痛是外上髁痛（网球肘）的关键指标，患者还主诉肱骨外上髁压痛和压力敏感。这可以使用压力疼痛测力计在一定程度上测量。我们使用电子数字测力计（Somedic AB）测量肘部最敏感区域的压力疼痛阈值。测试探头由一个力传感器和一个1 cm²的探头尖端组成，以恒定速率施加操作[41]。5组重复测量的平均值，患侧为324（SD=49），健侧为427（SD=85），差值为24%。神经学检查显示，双上肢深层肌腱反射正常，轻度触觉感觉正常。颈椎被动生理性椎间运动评估显示，右侧屈曲和旋转时C5~C6处有轻微反应（运动抵抗），但肘部症状没有重现。除此之外，所有的颈椎触诊对他的年龄组来说都是不明显的。

循证临床推理

1.体格检查后,你的外上髁痛的假设和病情的预后是否得到证实?什么样的临床发现与这个决定最相关?

治疗师的回答

外上髁痛的主要临床特征是触诊、抓握,或手腕、手指抗阻伸展时疼痛加重[7]。外上髁痛通常累及桡侧腕短伸肌、近端指总伸肌和肌腱[3, 7-10]。诊断是根据临床表现进行的,除非是为了排除其他诊断,否则进一步的研究不会有太大帮助。Allan表现出典型的外上髁痛的症状和体征。他也有许多慢性病症状,如肘部伸展和肩部旋转受限[42],以及机械性神经刺激试验的阳性症状[43, 44]。我们假设基于先前的研究表明预后不良,疼痛的持续时间更长。然而,先前的研究中受试者无痛握力和压痛阈值,患侧相较健侧差值为50%,而本侧患者的差值相对较小(约16%)[29, 31, 45]。与文献相比,Allan相对较低的差值表明症状不如主诉中描述的那么严重,可以想象,这向我们最初关于预后不良的假设有利的方向进行了修正。问诊和体格检查之间的差异也可能向医生发出信号,主动控制疼痛是优先考虑的事情,而不是让患者采取观望态度甚至是引发疼痛的锻炼计划。

2.你打算如何管理患者的疼痛?是否使用动态关节松动术?如果是,为什么?

治疗师的回答

最近的一项随机对照试验证明了将动态关节松动术与运动联合治疗慢性外上髁痛患者的疗效(详见第三章)[38]。然而,这种联合动态关节松动术和运动治疗方法相比其他治疗方法(包括手术)对顽固性慢性疼痛患者的有效性,尚未在临床试验中进行研究。

为了对应用动态关节松动术预期的结果充满信心,有必要在治疗前建立一个可量化特定于患者的结果评估方法,并在应用动态关节松动术期间和应用后立即对其效果进行量化。对于外上髁痛患者,在抓握期间,主要症状通常是疼痛再现和力量不足[37, 46-48]。因此,使用无痛握力作为评估动态关节松动术即时效应的方法是合适的(详见第二章)。应用并维持尺骨动态关节松动术侧向滑动,并要求患者重复无痛握力测试。无痛握力应该在多大程度上改进,以便治疗师对应用动态关节松动术具有高度的信心,这一点尚未得到充分研究。一项临床试验的事后分析表明,如果无痛握力的初始效果大于施用前无痛握力的25%以上,动态关节松动术和运动治疗后成功的概率为85%[49]。我们的患者在物理评估中试用动态关节松动术后表现出24%的改善,似乎接近支持动态关节松动术和运动治疗的应用数据。

上述事后分析也得出了治疗外上髁痛的动态关节松动术和运动的初步临床预测规则[49]。衍生的临床预测规则表明,如果存在以下1个、2个或3个基线特征,则改善的成功率在87~100%之间:①年龄小于49岁;②患侧的无痛握力大于112 N;③健侧的最大握力小于336 N(LR分别为1.8、37和无穷大)。Allan 50岁,刚刚超过49岁,在患侧有290 N的无痛握力(显然大于112 N),并且健侧最大抓力略大于336 N。因此,建议使用动态关节松动术和运动治疗是合理的,由于十多年来这方面的状况未再恶化,因此他的病情有大幅度改善的可能。

尽管在上面我们重点讨论了肘关节的横向滑动,但大多数关节的首选方向是侧向滑动(详见第四章),也有其他的动态关节松动术可以应用,如肘关节(桡骨头向前滑动)或颈部(见Mulligan[50]和Vicenzino[51]示例)动态关节松动术。就颈部而言,对颈椎触诊运动评估有轻微反应的病例并不少见。

治疗和管理

目前采取多模式治疗方法，包括肘部动态关节松动术、贴扎和锻炼计划，这种方法被证明是有效的[38]。治疗方案包括8周内进行10次30 min的肘部动态关节松动术治疗[29, 31, 52]（图13.2和表13.2），模仿动态关节松动术的贴扎技术（图13.3）[51]和分级运动治疗[51, 53]。

第一次治疗

对肘部进行5次动态关节松动术，包括以无疼痛握力为运动任务的尺骨侧滑动（表13.2）。随后立即进行2组10次重复的至尺骨的横向滑动动态关节松动术，同时患者进行主动肘屈曲/伸展（表13.3）。这是为了减少使用无痛握力的动态关节松动术后立即出现疼痛的可能性（详见第二章），但也有改善肘部伸展范围的效果。在本次治疗中，相较于基线测量值（290 N），动态关节松动术将患侧的无痛握力改善了29.5%（86 N）［这意味着患侧和健侧（344 N）之间的差值减少了159%］。然后治疗师教导Allan应用横向滑

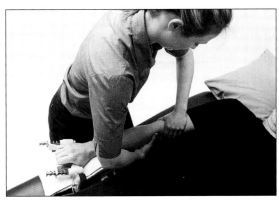

图13.2　无痛握力肘关节外侧滑动动态关节松动术

表 13.2	无痛握力肘关节外侧滑动动态关节松动术使用说明（图 13.2）	
指征	抓握时肘部外侧疼痛比在直接触诊肱骨外上髁的压痛要严重	
定位	患者	仰卧，上肢完全放在治疗台上
	治疗体位	手肘放松伸展，前臂内旋
	治疗师	靠近患肘，面向患者
	治疗师的手	稳定手：掌根和虎口位于肱骨远端外侧 松动手：示指和第1掌骨放在尺骨内侧，正好在关节线的远端
应用指导	• 首先确保患者在施加松动术之前有一个可重复的加重动作（对于本病例是无疼痛抓握） • 使用握力计量化结果，以便准确评估治疗效果 • 在肘关节上进行横向滑动 • 在保持松动的同时，让患者重复等长抓握动作，直到疼痛开始发作，然后不再进一步抓握 • 注意在放松手柄之前的抓握力量，然后松开滑动 • 一个治疗中重复几次（如6~10次），但前提是在应用动态关节松动术的过程中抓握能显著缓解疼痛，在治疗之后立即没有疼痛（关于动态关节松动术的量的指南，见第二章）	
注意事项	• 确保稳定手不会压迫外上髁，造成压痛，再现症状 • 大多数情况下，单纯外侧滑动或后外侧（大约5°）方向的滑动是有效的[45]。如果没有达到疼痛缓解，在停止操作之前，应先向前外侧（约5°）或略向尾侧滑动。对于不能获得积极反应的尝试性操作不应超过4次，否则会适得其反 • 在握力放松之前，不要松开持续的外侧滑动 • 我们在一项初步研究中评估了在这种技术中应施加的力的大小，发现它是治疗师在关节上施加最大力量的大约2/3[54]	
变化	• 上肢可以不放在床上，可以由治疗师支撑。治疗师的右手稳定肱骨远端，而左手进行外侧松动 • 可以使用治疗带减轻治疗师的手动工作负荷，但应注意不要过度用力	

干预的结果

在3周基线期后，实施8周治疗计划，并在治疗开始后的第3、6、12、18、24和52周评估结果。所有测量值均在3周基线期内保持稳定，没有明显的加重或改善（图13.6）。在8周治疗干预后，所有结果变量都有明显改善。在治疗阶段所有结果测量值均出现了好转，甚至在52周时也保持不变（图13.6）。Allan的自我评价的总体进步是以6分的利克特量表评估的，其类别为"重，更重，没有变化，改善，更多改善和完全恢复"。经过3周的随访，他给自己评为"有了很大的改善"，并在52周的随访期内得以维持。在52周的随访中，他报告恢复了90%的功能（功能视觉模拟评分法）并且最大无痛握力达465 N，这比他健侧手臂（412 N）的最大抓握力更强。肘外侧疼痛也消退，患侧手臂的压痛阈值为490 kPa，健侧手臂的压痛阈值为548 kPa。此外，他已经恢复了几年未能参加的娱乐活动，包括皮划艇、踢足球和打网球。总之，外上髁痛是一种难以有效治疗的疾病，目前对任何治疗方法的长期有效性都没有明确的证据。我们发现，对于一名有12年病史且之前多次治疗（包括手术）失败的患者，应用向尺骨滑动的动态关节松动术结合贴扎可以减轻疼痛，进行分级运动可以帮助恢复功能；并且从长期（1年）来看，减轻疼痛和提升无痛握力依然有效。

作者的动态关节松动术评论

本病例显示了动态关节松动术在个体基础上治疗慢性肌腱疾病的有效性，该病例对包括手术

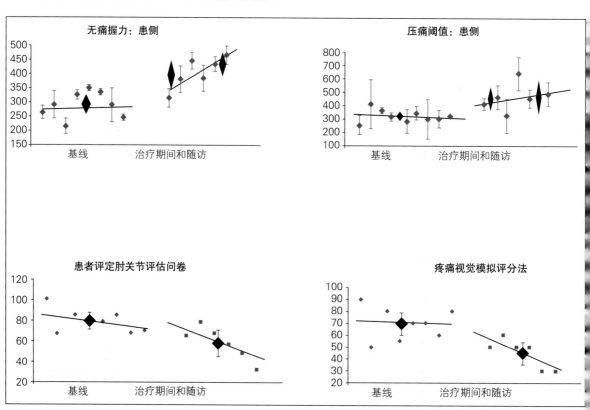

图13.6　主要结果测量基线（3周内8项），治疗期间和第3、6、12、18、24和52周随访，得分越高，说明功能越差，疼痛越严重。大的黑色方块表示基线、治疗和随访期的平均值和95%CI

在内的一系列治疗都没有明显反应。本病例提供了一个说明如何实施最近发表的动态关节松动术临床试验和运动治疗外上髁痛的实例[38]。

在一项系统评价中，我们发现短期内运动有良好的疗效，并且应用贴扎和肘部动态关节松动术有即时疗效[56]。动态关节松动术已被证明可以明显改善慢性外上髁痛患者的无痛握力，但不能增加正常外上髁的握力[31, 45]，这可能表明动态关节松动术可能通过某些疼痛、运动系统相互作用影响临床结果，而不仅仅是直接机械刺激以增强运动系统功能（详见第七章）。将动态关节松动术的疼痛缓解效果与渐进式抓握锻炼计划相结合，直观地解决了这种障碍。快速解决疼痛可使运动以更快的速度进步，从而增强患者在治疗师的监督下坚持康复治疗的信心。因此，康复目的是通过动态关节松动术迅速解决症状，然后通过渐进式无痛运动，恢复运动系统功能。有趣的是，确保无痛运动计划可能是外上髁痛和其他慢性肌腱病（如跟腱病或髌骨肌腱病）之间临床上最显著的差异，其中一些疼痛加重（但不致残）被认为是决定正确运动负荷的必要条件[57]。

Allan健侧的握力为344 N（患侧为290 N），处于其年龄标准数据的低端（平均值：500 N；范围：284~774 N）[58]。有证据表明，如果慢性外上髁痛患者没有恢复完全和不能达到正常的握力更容易复发[32]，因此，Allan渐进式的锻炼计划很重要。在治疗后12个月，Allan的握力接近其年龄组的平均值，这可能对预防复发起保护作用。

通常，肌肉骨骼疾病管理中规定的运动可能会导致疼痛加剧，这不可避免地会对患者继续该计划产生负面影响。执行动态关节松动术结合锻炼计划的优势在于它们对减轻疼痛和允许无痛运动的综合效果。指导患者执行动态关节松动术并将贴扎作为自我治疗的一部分，有助于患者对家中锻炼计划的依从性。

自我动态关节松动术和运动的有效且一致应用的家庭计划是这种管理方法在外上髁痛患者中取得整体成功的关键因素。本病例中描述的方法要求患者在一段时间内坚持并遵守自我治疗计划。临床上，我们发现一种强调家庭计划重要性的好方法，就是在做任何体检或后续治疗之前，让患者演示自我治疗。这向患者证明了他们参与管理的重要性。我们特别感兴趣的是观察患者使用自我动态关节松动术改善无痛握力的能力，以及他们正确执行自我动态关节松动术和锻炼的能力。患者依从性的另一个指标是在该计划的第三周后无痛握力和运动负荷的改善。该方法可用作良好效果的反馈或识别不良效果，并根据需要矫正技术。它还能反映患者是否缺乏依从性，是否需要解决除肘部疾病以外的问题。

动态关节松动术对引起疼痛的运动中产生快速变化的潜在机制尚未完全了解，但被认为涉及内源性疼痛控制机制的激活。据推测，动态关节松动术可提供足以触发这些机制的输入。第五章、第六章和第七章有更多关于这些机制的细节。

参考文献

［1］MacDermid JC. Outcome evaluation in patients with elbow pathology: issues in instrument development and evaluation.Journal of Hand Therapy. 2001;14(2):105–114.

［2］Mani L, Gerr F. Work-related upper extremity musculoskeletal disorders.Primary Care. 2000;27(4):845–864.

［3］Allander E. Prevalence, incidence and remission rates of some common rheumatic diseases or syndromes. Scandinavian Journal of Rheumatology. 1974;3(3): 145–153.

［4］Chiang HC，Ko YC，Chen SS，et al. Prevalence of shoulder and upper limb disorders among workers in the fish-processing industry. Scandinavian Journal of Work Environment and Health. 1993;19(2):126–131.

[5] Kurppa K，Viikari-Juntura E，Kuosma E，et al.Incidence of tenosynovitis or peritendinitis and epicondylitis in a meat-processing factory. Scandinavian Journal of Work，Environment and Health. 1991;17(1):32–37.

[6] Ranney D，Wells R，Moore A.Upper limb musculoskeletal disorders in highly repetitive industries: precise anatomical physical findings. Ergonomics. 1995;38(7):1408–1423.

[7] Haker E.Lateral epicondylalgia: Diagnosis，treatment and evaluation. Critical Reviews in Physical and Rehabilitative Medicine. 1993;5(2):129–154.

[8] Binder A，Hazleman B. Lateral humeral epicondylitis — a study of natural history and the effect of conservative therapy. British Journal of Rheumatology. 1983;22(2):73–76.

[9] Hamilton PG.The prevalence of humeral epicondylitis: a survey in general practice. Journal of the Royal College of General Practitioners. 1986;36(291):464–465.

[10] Shiri R，Viikari-Juntura E，Varonen H，et al. Prevalence and determinants of lateral and medial epicondylitis: a population study. American Journal of Epidemiology. 2006;164(11):1065–1074.

[11] Murtagh J.Tennis elbow.Australian Family Physician. 1988;17(2):90，91，94–95.

[12] Hay E，Paterson S，Lewis M，et al. Pragmatic randomised controlled trial of local corticosteroid injection and naproxen for treatment of lateral epicondylitis of elbow in primary care.British Medical Journal. 1999;319(7215):964–968.

[13] Smidt N，van der Windt DAWM，Assendelft WJJ, et al.Corticosteroid injections，physiotherapy，or a wait-and-see policy for lateral epicondylitis: a randomised controlled trial. Lancet. 2002;359(9307): 657–662.

[14] Hudak PL，Cole DC，Haines AT. Understanding prognosis to improve rehabilitation: the example of lateral elbow pain. Archives of Physical Medicine and Rehabilitation. 1996;77(6):586–593.

[15] Buchbinder R，Green S，Bell S，et al. Surgery for lateral elbow pain. The Cochrane Database of Systematic Reviews:DOI:10.1002/14651858.

CD003525 2002(1).

[16] Alfredson H，Ljung B，Thorsen K，et al. In vivo investigation of ECRB tendons with microdialysis technique — no signs of inflammation but high amounts of glutamate in tennis elbow.Acta Orthopaedica Scandinavica. 2000;71(5):475–479.

[17] Alfredson H，Lorentzon R.Chronic tendon pain: no signs of chemical inflammation but high concentrations of the neurotransmitter glutamate. Implications for treatment？Current Drug Targets. 2002;3(1):43–54.

[18] Vicenzino B，Souvlis T，Wright A. Musculoskeletal pain.In:Strong J，Unruh AM，Wright A，Baxter GD (eds) Pain: a Textbook for Therapists. Edinburgh: Churchill Livingstone 2002，pp 327–349.

[19] Wright A，Thurnwald P，O'Callagan J，et al. Hyperalgesia in tennis elbow patients. Journal of Musculoskeletal Pain. 1994;2(4):83–97.

[20] Wright A，Thurnwald P，Smith J. An evaluation of mechanical and thermal hyperalgesia in patients with lateral epicondylalgia. The Pain Clinic. 1992; 5(4):221–227.

[21] Khan KM，Cook JL，Kannus P，et al. Time to abandon the'tendinitis'myth. British Medical Journal Clinical Research Edition. 2002;324(7338):626–627.

[22] Kraushaar BS，Nirschl RP.Tendinosis of the elbow(tennis elbow)—Clinical features and findings of histological，immunohistochemical，and electron microscopy studies. Journal of Bone and Joint Surgery — American Volume. 1999;81-A(2):259–278.

[23] Nirschl R，Pettrone F. Tennis Elbow: The surgical treatment of lateral epicondylitis. Journal of Bone and Surgery — Amercian Volume. 1979;61-A(6): 832–839.

[24] Green S，Buchbinder R，Barnsley L，et al. Non-steroidal anti-inflammatory drugs (NSAIDs) for treating lateral elbow pain in adults. Cochrane Database of Systematic Reviews 2001;Issue 4. Art. No.: CD003686. DOI: 10.1002/14651858.

[25] Backstrom K. Mobilization with movement as an adjunct intervention in a patient with complicated de Quervain's tenosynovitis: a case report. Journal of Orthopaedic and Sports Physical Therapy. 2002;32(3):86–97.

［26］Folk B. Traumatic thumb injury management using mobilization with movement.Manual Therapy. 2001;6(3):178–182.

［27］Scaringe J, Kawaoka C, Studt T.Improved shoulder function after using spinal mobilisation with arm movement in a 50 year old golfer with shoulder, arm and neck pain. Topics in Clinical Chiropractic. 2002;9:44–53.

［28］Vicenzino B, Wright A.Effects of a novel manipulative physiotherapy technique on tennis elbow: a single case study. Manual Therapy. 1995;1(1):30–35.

［29］Paungmali A, O'Leary S, Souvlis T, Vicenzino B.Hypoalgesic and sympathoexcitatory effects of mobilization with movement for lateral epicondylalgia. Physical Therapy. 2003;83(4):374–383.

［30］Paungmali A, O'Leary S, Souvlis T, et al.Naloxone fails to antagonize initial hypoalgesic effect of a manual therapy treatment for lateral epicondylalgia. Journal of Manipulative and Physiological Therapeutics. 2004;27(3):180–185.

［31］Vicenzino B, Paungmali A, Buratowski S, et al. Specific manipulative therapy treatment for chronic lateral epicondylagia produces uniquely characteristic hypoalgesia.Manual Therapy.2001;6(4):205–212.

［32］Pienimaki T, Karinen P, Kemila T, et al. Long-term follow-up of conservatively treated chronic tennis elbow patients. A prospective and retrospective analysis.Scandinavian Journal of Rehabilitation Medicine. 1998;30(3):159–166.

［33］Pienimaki TT, Tarvainen TK, Siira PT, et al. Progressive strengthening and stretching exercises and ultrasound for chronic lateral epicondylitis. Physiotherapy. 1996;82(9):522–530.

［34］Alizadehkhaiyat O, Fisher AC, Kemp GJ, et al. Upper limb muscle imbalance in tennis elbow:a functional and electromyographic assessment. Journal of Orthopaedic Research.2007;25(12): 1651–1657.

［35］Bisset LM, Russell T, Bradley S, et al. Bilateral sensorimotor abnormalities in unilateral lateral epicondylalgia. Archives of Physical Medicine and Rehabilitation. 2006;87(4):490–495.

［36］Ljung BO, Lieber RL, Friden J.Wrist extensor muscle pathology in lateral epicondylitis. Journal of Hand Surgery (Br). 1999;24(2):177–183.

［37］Pienimaki T, Sura P, Vanharanta H. Muscle function of the hand, wrist and forearm in chronic lateral epicondylitis. European Journal of Physical Medicine and Rehabilitation. 1997;7(6):171–178.

［38］Bisset L, Beller E, Jull G, et al. Mobilisation with movement and exercise, corticosteroid injection, or wait and see for tennis elbow: randomised trial.British Medical Journal. 2006; 333(7575):939–941.

［39］Smidt N, Lewis M, van der windt D.Lateral epicondylitis in general ractice:course and prognostic indicators of outcome.Journal of Rheumatology. 2006;33(10):2053–2059.

［40］Stratford PW, Levy DR, Gowland C. Evaluative properties of measures used to assess patients with lateral epicondylitis at the elbow. Physiotherapy Canada. 1993;45(3):160–164.

［41］Brennum J, Kjeldsen M, Jensen K, Jensen T. Measurements of human pain pressure thresholds on fingers and toes. Pain. 1989;38(2):211–217.

［42］Abbott JH. Mobilization with movement applied to the elbow affects shoulder range of movement in subjects with lateral epicondylalgia. Manual Therapy 2001;6(3):170–177.

［43］Vicenzino B, Collins D, Wright A.The initial effects of a cervical spine manipulative physiotherapy treatment on the pain and dysfunction of lateral epicondylalgia. Pain. 1996;68(1):69–74.

［44］Yaxley G, Jull G.Adverse tension in the neural system.A preliminary study in patients with tennis elbow.Australian Journal of Physiotherapy.1993;39(1):15–22.

［45］Abbott JH, Patla CE, Jensen RH. The initial effects of an elbow mobilization with movement technique on grip strength in subjects with lateral epicondylalgia. Manual Therapy. 2001;6(3):163–169.

［46］Pienimaki TT, Siira PT, Vanharanta H.Chronic medial and lateral epicondylitis:a comparison of pain, disability, and function.Archives of Physical Medicine and Rehabilitation. 2002;83(3):317–321.

［47］Stratford PW, Levy DR. Assessing valid change over time in patients with lateral epicondylitis at the elbow. Clinical Journal of Sport Medicine. 1994; 4(2):88–91.

［48］Stratford P，Levy DR，Gauldie S，Levy K，Miseferi D.Extensor carpi radialis tendonitis: a validation of selected outcome measures. Physiotherapy Canada. 1987;39(4):250–255.

［49］Vicenzino B，Smith D，Cleland J，et al. Development of a clinical prediction rule to identify initial responders to mobilisation with movement and exercise for lateral epicondylalgia. Manual Therapy. 2009;14(5):550–554.

［50］Mulligan B.Manual therapy—'NAGS', 'SNAGS', 'MWMS' etc (4th edn). Wellington: Plane View Services 1999.

［51］Vicenzino B.Lateral epicondylalgia:A musculoskeletal physiotherapy perspective. Manual Therapy. 2003;8(2):66–79.

［52］Vicenzino B，Cleland JA，Bisset L.Joint manipulation in the management of lateral epicondylalgia: A clinical commentary. The Journal of Manual and Manipulative Therapy. 2007;15(1):50–56.

［53］Vicenzino B，Bisset L. Physiotherapy for tennis elbow. Evidence-Based Medicine. 2007;12(2):37–38.

［54］McLean S，Naish R，Reed L，et al. A pilot study of the manual force levels required to produce manipulation induced hypoalgesia.Clinical Biomechanics. 2002;17(4):304–308.

［55］Coombes BK，Bisset L，Vicenzino B.A new integrative model of lateral epicondylalgia. British Journal of Sports Medicine. 2009;43(4):252–258.

［56］Bisset L，Paungmali A，Vicenzino B，et al.A systematic review and meta-analysis of clinical trials on physical interventions for lateral epicondylalgia. British Journal of Sports Medicine. 2005;39(7):411–422.

［57］Silbernagel K，Thomee R，Thomee P，et al. Eccentric overload training for patients with chronic Achilles tendon pain—a randomised controlled study with reliability testing of the evaluation methods. Scandinavian Journal of Medicine and Science in Sports. 2001;11(4):197–206.

［58］Gunther CM，Burger A，Rickert M，et al. Grip strength in healthy Caucasian adults:reference values. Journal of Hand Surgery (Am). 2008;33(4):558–565.

第十四章 1例慢性拇指疼痛及功能障碍且MRI检查提示错位的病例

Chang-Yu J Hsieh，Bill Vicenzino，Chich-Haung Yang，Ming-Hsia Hu，Calvin Yang

注：本病例改自 Hsieh，Vicenzino，Yang，Hu 和 Yang 的文献[1]

病史

Joan，女性，79岁，7个月前手部摔伤后出现右手拇指疼痛。疼痛最初并不严重，进行性加重，现在日常生活活动有困难，出现重度功能障碍。

现病史和既往史

右手拇指疼痛（图14.1）是由从公共汽车上下车后发生跌倒后开始的。Joan 摔倒时右手拇指被压得过度外展。跌落时，她双膝和右脸颊着地，这些部位有擦伤。此后不久，她便注意到右手拇指有些肿胀。晚上晚些时候，Joan发现右手拇指和虎口背侧有瘀血，拇指局部疼痛。因为最初未影响活动，所以她没有去医院。在第一次物理治疗前1个月，她去看望在寒冷气候地区生活的女儿时，疼痛加剧。

症状表现

第一次物理治疗问诊时，Joan主诉右拇指疼痛仍会因一些活动而加剧，如拧开瓶盖、缝衣服，以及打麻将拿牌的动作。使用开瓶器时会使她出现中度到重度的疼痛（使用10是可想象到的最严重疼痛的视觉模拟评分法评估，疼痛强度为6），拧毛巾会出现轻度疼痛。

病史与影像学诊断

Joan主诉她患有骨质疏松、糖尿病和骨关节炎，且服有控制这些疾病的药物。右手拇指X线检查显示右侧第1掌骨头桡侧约有6.4 mm的侵蚀。怀疑掌骨头骨折愈合。右手拇指掌指关节（MPJ）过度外展应激检查[2]显示，右手第1近节指骨底部有骨折侵蚀，MPJ的桡侧或尺侧没有过多的关节间隙。在压力测试期间，患者拇指MPJ桡侧出现了中度疼痛（疼痛强度为6）。当右手拇指最大屈曲时，未观察到明显的错位。MRI检查证实了X线表现，显示在指骨间关节（IPJ）内没有异常的积液，无明显包膜或肌腱损伤。

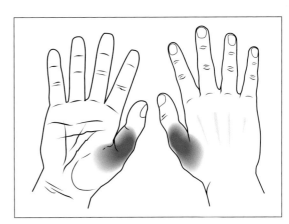

图14.1 描绘患者症状部位的身体图示

循证临床推理

1.你对Joan的拇指疼痛有什么想法或假设？影像学诊断结果与病史相符吗？

治疗师的回答

过度外展的拇指可能会导致MPJ的关节囊和韧带撕裂，关节脱位或骨折。第1MPJ贝内特骨折（Bennett fracture）多发生于这种类型的损伤[3]，与严重疼痛和功能障碍有关。Joan没有主诉这样的症状，但确实提到在摔倒后当天晚上出现了瘀血和肿胀。拇指过度外展还可能导致MPJ的软组织支撑结构撕裂，这与"滑雪者拇指"不同。总的来说，依据病史可以判断该患者拇指MPJ可能有软组织损伤。然而，X线和MRI却提示掌骨头骨折已经愈合，关节囊完整且没有过大的关节间隙。

2.根据病史和 MRI 的信息，你是否治疗或预后假设？根据你的经验和依据，患者病史中有哪些因素支持你的假设？

治疗师的回答

鉴于与受伤有关事件的回顾与影像学诊断之间存在明显的不匹配，在进行体格检查，以及制订治疗计划和预估预后时需要格外谨慎。这也可以解释得通——从问诊我们得知，患者受伤是在7个月之前，而在这7个月中，其并未就诊，说明患者伤情并不严重。

从手法治疗的角度来看，患者主诉的功能受限包括拧开瓶盖，使用开瓶器和拧毛巾等活动，患者没有静息疼痛，这表明患者的功能受限本质上是机械性的情况，应该能够通过动态关节松动术进行干预。但是，几乎没有可以指导拇指（或手腕、其他四指）动态关节松动术的临床试验。

就预后而言，任何临床决策都应该考虑潜在的状况。例如，Joan患有糖尿病，虽然得到了药物的控制，但很可能与延迟愈合有关，因此可能

表明她的问题需要更长的时间才能得到解决。考虑到先前愈合的骨折和右手拇指远节到近节指骨骨性不规则的诊断结果，骨质疏松也可能使问题复杂化。

体格检查

生理运动

在初步检查时，角度测量显示 IPJ 和右手拇指MPJ的屈曲度减小，分别为45°和46°，而未受伤的左手拇指则为 72°和53°。在最大活动范围，IPJ和MPJ都出现了疼痛，Joan 将疼痛强度评定为5。右手拇指外展有轻微不适。然而，当被动过度外展时，右手拇指MPJ桡侧存在剧烈疼痛。这些是运动检查最显著的发现。

握力

使用 Jaymar 手测力计进行了3次试验，右手握力［平均 13.9 kg（SD=1.9）］低于左手［平均 16.1 kg（SD=0.7）］[4]。用右手抓握时疼痛程度为4～6。

动态关节松动术试验

为了观察动态关节松动术的影响，尝试了近节指骨底部的内侧滑动和外侧滑动，但没有减轻患者的屈曲疼痛。滑动近节指骨的动态关节松动术在运动过程中完全缓解了Joan的拇指MPJ 疼痛（图14.2，表14.1）。

正如错位假说所示（详见第四章），疼痛和运动范围的快速变化可解释为可能是近节指骨错位的减少带来的改变。为了评估该假设，在应用动态关节松动术之前和期间进行了多次MRI扫描，在动态关节松动术治疗之后也进行了MRI扫描。

治疗前进行MRI扫描

使用GE 1.5Tesla Signa短孔磁共振仪的膝关节表面线圈对两个拇指进行了MRI检查。首先在两个拇指完全弯曲（患侧处于疼痛位置）时进行

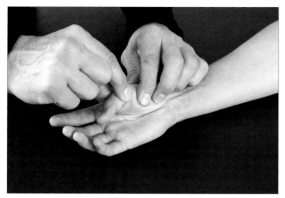

图14.2 拇指屈曲时的旋后动态关节松动术

成像，然后右手拇指原位进行动态关节松动术。扫描第一个位置大约需要40 min，第二个大约需要20 min。患者对动态关节松动术耐受性良好，在5 min的休息期间患者来回走动并处于伸展姿势。轴向MRI确定指骨和相邻掌骨的旋转位置。可以看到右侧第1近节指骨和第1掌骨比左侧更加

内旋[1]。

当使用MRI数字转换器比较近节指骨与轴向平面中的第1掌骨的相对位置时，发现右侧近节指骨相对于第1掌骨有9°的内旋。相比之下，左侧近节指骨与其相邻的掌骨相对内旋为5°。因此，与左手拇指相比，右手拇指的近节指骨具有相对4°的内旋"错位"。动态关节松动术期间拇指的MRI图像显示了这种错位的"矫正"，与动态关节松动术前状态相比，右侧近节指骨的位置更加明显[1]。

循证临床推理

1.体格检查后，你的错位假说得到证实了吗？什么样的临床发现与这个决定最相关？

治疗师的回答

通过包括动态关节松动术在内的体格检查可

表 14.1	拇指屈曲时应用旋后动态关节松动术的说明（图 14.2）	
指征	手指 MPJ 或 IPJ 疼痛和 / 或活动受限。以下示例针对的是第 1MPJ 的屈曲受限	
定位	患者	仰卧或肘部屈曲且前臂放在桌子上坐位
	治疗部位	腕关节处于中立位，前臂旋后。手背靠在支撑表面上，拇指可在任何方向上自由移动
	治疗师	面对患者站立
	治疗师的手	用一只手的拇指和示指稳定患者第1掌骨远端，另一只手的拇指和示指抓住患者近节指骨近端的尺侧和桡侧，以允许MPJ自由屈曲
应用指导	• 施加旋后力 • 在保持旋后力的同时，指导患者主动屈曲拇指（图14.2） • 如果是该技术适应证，则患者将能够获得更大的屈曲范围且不会感到疼痛 • 如果疼痛仍然存在，且改变滑动方式也不能减轻疼痛，应停止使用该技术 • 在重新评估主动运动之前重复几次该动作。随后的重新评估应显示无痛活动范围有显著改善 • 如果通过旋后滑动可以实现无痛的全范围主动屈曲，则治疗师应施加轻微的被动屈曲超压1~2 s。重要的是，该操作也应无痛	
注意事项	• 确保对近节指骨施加轻柔且不过度的旋后力。过度用力可能会导致不适或疼痛，从而影响该技术的应用。对于可能存在明显局部压痛和肿胀的急性损伤尤其如此。建议在局部压痛的情况下垫用厚的海绵橡胶 • 在动态关节松动术或主动运动的任何阶段，患者都不应有疼痛或其他症状。如果出现疼痛，应通过改变近节指骨上的力的方向或施加的力的大小来修改该技术	
变化	• 可以叠加使用两条非拉伸肌内效贴再现旋后运动的效果 • 对患者进行仔细的健康宣教，让患者可以在家进行自我动态关节松动术（图14.3）	

以很容易地证实错位假说。然而，目前临床上无法确定第1 MPJ 和 IPJ 是否存在错位，因此医务人员不应假设动态关节松动术对损伤和疼痛的改善证实了错位的存在。在这种情况下，除了临床检查之外，还进行了 MRI 检查以具体评估错位假说。MRI 检查可以证明是否存在错位（与健侧对比），该错位与缓解疼痛和改善活动度的动态关节松动术方向相反。值得注意的是，体格检查和MRI检查是由健康专业人员进行的，采用的是双盲的方法，这加强了报告结果的有效性。

2.你对有效的处理手段主要假设是什么？是动态关节松动术适应证吗？如果是，为什么？

治疗师的回答

关于有效的处理手段主要假设是，对右手拇指MPJ施加被动旋后，初次应用即改善了患者的主要问题（屈曲疼痛），如果频繁使用，可能会使长期损伤得到改善。也就是说，在应用动态关节松动术时观察到的初始显著效果可视为将其纳入该患者拇指状况的管理中的充分证据。

治疗和管理

第一次治疗

根据临床发现，在没有MRI监测的优势情况下，Joan 被指示通过用左手示指和拇指旋转右手拇指近节指骨同时主动屈曲右手拇指来进行自我动态关节松动术（图14.3）。这种自我动态关节松动术缓解了拇指疼痛。她被要求每 2小时重复6次，重点强调操作应全程无痛。

第二次治疗

1周后，Joan主诉，说她在进行第一次就诊时提到的加重活动时仍然会出现拇指疼痛，这种活动涉及拇指屈曲（如打开罐子、拿起麻将）。在重新评估时，MPJ可屈曲47°，IPJ可屈曲50°，MPJ 和 IPJ 只有一些"紧绷"感。这次

运动没有任何疼痛，但患者主诉MPJ出现了"咔嗒"声。实际上，当外旋动态关节松动术施加屈曲阻力时，屈曲拇指MPJ4次，有2次出现"咔嗒"声。对右侧 MPJ 的进一步检查显示，牵伸会引发疼痛，但挤压不会。外展和内收（即外翻和内翻）压力测试分别在MPJ的外侧和内侧产生了疼痛。如前所述，患者被指示继续对其拇指进行自我动态关节松动术治疗，并再次强调在应用该技术期间应全程无痛。

第三次治疗

经过第二周的动态关节松动术后，Joan主诉整体得到了改善，但是右手拇指在缝东西和提举时仍有不适（疼痛前程度为1~2）。Joan仍能间歇性地感觉到"咔嗒"声。在重新评估时，有MPJ屈曲50° 和IPJ屈曲53°，没有引起疼痛。右手拇指 MPJ的被动外翻、内翻、旋后和旋前测试均无痛。仅在牵伸时MPJ 中心处有轻微的疼痛，比前一周减轻了50%。

干预的结果

在动态关节松动术的第三周之后，Joan主诉她的右手拇指得到了很大改善。她在打麻将时没有感到疼痛，而且以前会引起疼痛的活动，如拎购物袋或做饭时使用刀子，也没有引起疼痛。但是，她在活动后会感到 "疲劳"。右手拇指

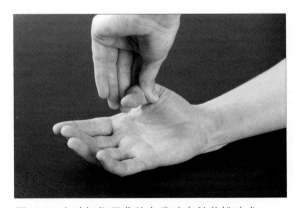

图14.3 主动拇指屈曲的自我动态关节松动术

MPJ活动度和握力同左手一样好。

右手拇指MPJ和IPJ的屈曲范围分别为55°和56°，在左手分别为55°和77°。三次试验的平均握力右手为18.6 kg（SD=0.5），左手为17.4 kg（SD=0.9）。抓握时没有疼痛。右侧MPJ被动运动测试无痛，包括牵伸、旋后、内旋、外展和内收。右手拇指偶尔会出现关节痉挛（不是"弹响"）（10次屈曲超压试验中出现3次）。指导患者停止家庭锻炼，然后在1周后通过MRI重新评估。

治疗后的MRI扫描

使用与上述相同的方法（治疗前的MRI扫描方法），观察到右手拇指近节指骨相对于右手第1掌骨发生9°内旋。同样，左手拇指近节指骨相对于左手第1掌骨有5°内旋[1]。因此，右手拇指近节指骨与预处理具有相同的"错位"（即与左手拇指相比，内旋多4°）。即使患者在屈曲右手拇指时没有疼痛并且握力已经恢复，也没有发现初始错位的减少。

作者的动态关节松动术评论

动态关节松动术提供了一种有效的物理治疗形式，可用于治疗患有慢性疼痛和创伤后拇指功能障碍的患者。患者表现出动态关节松动术主动运动时疼痛立即减轻，这一发现已经通过其他动态关节松动术得到证实[5-10]。动态关节松动术的成功在很大程度上取决于选择持续矫正松动的方向（或其他辅助运动）。Mulligan指出，矫正的方向通常垂直于运动平面[11]。然而，在实践中，确定松动方向的过程可能更像是一个迭代的过程，在确定最有效的方向之前，需要测试一系列不同的辅助运动方向（详见第二章）。

对于本病例，作者利用MRI扫描来研究指骨和掌骨的位置，以及动态关节松动术对这些骨的位置的影响。右手拇指的MPJ的轴向MRI扫描

发现小的内旋错位，这看起来与患者描述的损伤模式一致。有趣的是，完全基于临床推理（即缓解疼痛和改善活动度）选择的旋后动态关节松动术在其应用期间解决了这种错位。无法确定应用动态关节松动术后患者疼痛的立即减轻是否是矫正错位的直接结果。然而，发现有效动态关节松动术辅助运动的方向（即MPJ旋后）与MRI确定的错位（即MPJ内旋）看起来与损伤机制一致，往往表明选择动态关节松动术中松动的方向也应该考虑损伤的机制。也就是说，应该考虑松动方向与引起受伤机制的方向相反。

在治疗方案完成后进行的MRI扫描显示，尽管疼痛和功能得到改善，但与治疗前MRI扫描中看到的错位没有变化。这一发现表明，3周的自我动态关节松动术可能通过除长期矫正错位以外的机制产生临床效果。有趣的是，在应用动态关节松动术期间，骨骼位置立即发生了变化，就像重复的MRI扫描所看到的那样。因此，这种初始效应足以刺激痛觉和运动系统（功能障碍）功能的长期变化，这些变化反映在疼痛缓解和功能改善中，可能是通过比简单和持久的矫正所暗示的更复杂的机制实现的。第四至七章概述的假设和提议的机制和效果，需要进一步的研究。

参考文献

[1] Hsieh CY，Vicenzino B，Yang CH，et al. Mulligan's mobilization with movement for the thumb: a single case report using magnetic resonance imaging to evaluate the positional fault hypothesis. Manual Therapy. 2002;7(1):44–49.

[2] Lucas G. Examination of the Hand. Springfield: Charles C. Thomas 1972.

[3] Brukner P，Khan K. Clinical Sports Medicine (3rd edn). Sydney: McGraw-Hill Book Company 2007.

[4] Gunther C，Burger A，Rickert M，et al. Grip strength in healthy Caucasian adults: reference values. Journal Hand Surgery (Am). 2008;33(4):558–565.

［5］Abbott JH，Patla CE，Jensen RH.The initial effects of an elbow mobilization with movement technique on grip strength in subjects with lateral epicondylalgia. Manual Therapy. 2001;6(3):163–169.

［6］Folk B. Traumatic thumb injury management using mobilization with movement. Manual Therapy. 2001;6(3):178–182.

［7］O'Brien T，Vicenzino B. A study of the effects of Mulligan's mobilization with movement treatment of lateral ankle pain using a case study design. Manual Therapy. 1998;3(2):78–84.

［8］Vicenzino B，Paungmali A，Buratowski S，et al. Specific manipulative therapy treatment for chronic lateral epicondylalgia produces uniquely characteristic hypoalgesia.Manual Therapy. 2001;6(4):205–212.

［9］Vicenzino B，Wright A.Effects of a novel manipulative physiotherapy technique on tennis elbow: a single case study. Manual Therapy. 1995 Nov;1(1):30–35.

［10］Vicenzino B，Paungmali A，Teys P. Mulligan's mobilization with movement，positional faults and pain relief: Current concepts from a critical review of literature. Manual Therapy. 2007;12(2):98–108.

［11］Mulligan B.Manual Therapy—'NAGS'，'SNAGS'，'MWMs' etc (6th edn). Wellington: Plane View Services 2010.

第十五章　1例因恐惧而避免躯干屈曲的慢性腰背痛病例

Toby Hall，Kika Konstantinou

病史

评估时，Peter38岁，已婚，育有2个孩子，在建筑师事务所担任绘图员。他能够正常完成当前的工作，但腰背痛（LBP）。在出现当前问题之前（9个月前），他每周喜欢骑自行车3次，长达80 km，但自从背部受伤后，一直无法骑自行车。

当被问到他认为主要问题是什么时，他回答：他有"椎间盘突出"，这阻碍了康复。当被问及他认为治疗对他有什么帮助时，他回答：也许可以给他"帮助椎间盘康复的运动"。他提出的康复目标是能够定期骑车回家装修。

现病史

如图15.1所示，Peter有9个月的LBP病史。这种疼痛为间歇性疼痛，局限于下腰椎，没有任何优势侧。没有腿痛或其他症状。按数字分级评分法（NRS），最痛可能会达到7（10为能想到的最严重的疼痛）。

该问题在数周内逐渐进展，没有特殊的发病事件。但是，Peter注意到疼痛与持续屈曲负荷活动有关，并且可通过伸展活动减轻。他将自己的LBP发作与最近购置的房屋中不习惯的、大量重复性的房屋翻新装修活动相联系。值得注意的是，他在腰痛发作前几周就开始翻新房屋。他一直在刮擦地板上的胶水，不久之后便开始钉钉子并铺设木地板。这个过程耗时数天，包括持续的最大范围躯干屈曲或反复的躯干屈曲。

问题发生后，他被他的全科医生转介给了物理治疗师。物理治疗师诊断出椎间盘问题可能是由不习惯的屈曲活动引起的。他被要求对多裂肌和腹横肌进行特定的肌肉再训练，以提高脊柱的稳定性，并反复进行伸展运动以帮助椎间盘恢复。治疗师还告诉他要保持中立的腰椎前凸，特别是在进行躯干屈曲活动时。治疗师还对Peter的工作环境进行了评估和纠正，以使其始终保持直立的脊柱前凸姿势。

Peter在开始的2个月中一直勤奋地锻炼，并尽可能避免屈曲。但是，他的症状几乎没有改善，他的全科医生给他的唯一额外建议是继续活动，开始步行而不是骑自行车，并学会与之共处。在主流医学治疗中反应如此差劲，于是他寻求了整脊师、针灸师和按摩治疗师的帮助。尽管他主诉整脊疗法对他的LBP有短期缓解，但所有这些措施都无法有效改善他的LBP，经过10次治疗后，他放弃了。

Peter试图重新骑自行车并翻新房屋，但发现这些活动加剧了他的LBP。从那以后，他避免所有躯干弯曲，只进行不需要重复或持续弯曲躯干的家庭装修。Peter一直关注他的LBP问题，他仍在继续寻求治疗以找到解决问题的办法。

既往史

Peter在两三年前经历过2次LBP发作。2次发

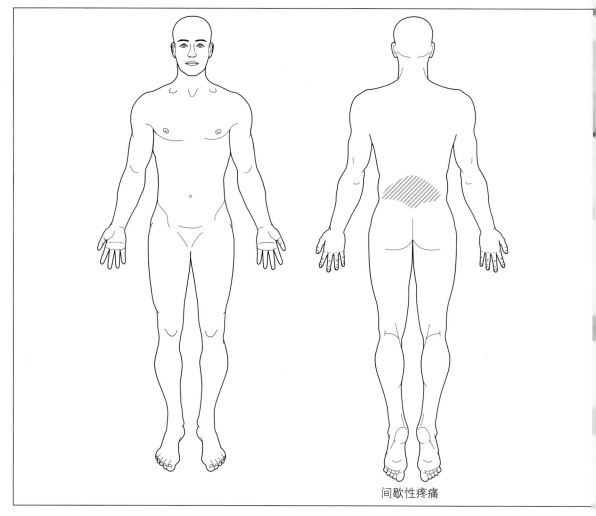

间歇性疼痛

图15.1 描绘患者症状部位的身体图示

作都没有当前这么严重，疼痛仅持续了2周，并且不需要任何治疗。这2次疼痛发作都始于骑自行车，并且仅通过停止锻炼2周就消失了。

24小时症状表现

加剧疼痛的活动和姿势包括超过30 min的坐姿（特别是懒散坐姿），开车超过20 min，骑车超过20 min，以及房屋翻新时反复或持续屈曲。一旦停止加重活动，疼痛通常会很快消失。

使用患者特定功能量表（PSFS）对患者难以执行的5项活动进行评分。每个活动的评分为0~10分，总分为50分，0分表示进行这些活动非常困难，而50则表示可以没有任何困难地正常活动。PSFS是一种有效且可靠的功能障碍评估方法，并且比其他功能障碍、疼痛和身体损伤的评估方法对治疗后的变化更为敏感[1]。在4项令人疼痛的活动中Peter的得分为20分（每项10分，4项总分值为40分）。这4项活动分别为坐姿、骑自行车、房屋翻新和开车，Peter每一项的分值均为5分。

避免持续的躯干屈曲可以使疼痛消退。Peter睡觉和早上醒来没有困难，没有疼痛或背部僵硬。在典型的24小时内，除非他进行了涉及持续屈曲的活动，否则似乎没有疼痛的迹象。

病史和检查

Peter有肠易激综合征病史。此外，他主诉经常有偏头痛，在症状发作时会服用抗偏头痛药物进行管理。其他基本正常，他的总体健康状况良好。先前的X线检查显示L5~SI椎间盘狭窄，未发现进一步的异常。

循证临床推理

1.患者病史中的哪些线索可以用于确定预后假设？

治疗师的回答

Peter积极地参与康复，显然对预后是有利的。他能保持正常的工作活动、锻炼身体，并能严格遵循医嘱。他的既定目标合理。此外，没有证据表明他有严重的脊椎病理改变"红旗征"（如无腹部症状，无全身不适或体重减轻）。另一个积极的预后因素是持续屈曲是一种诱发疼痛的运动，一旦脱离屈曲的姿势，疼痛会很快得到缓解。这将表明Peter的LBP是一种非应激性疾病，具有可预测的疼痛激发模式。

然而，从消极的方面看，最初的物理治疗师对椎间盘病变的诊断及对患者的解释引起了关注。这一误诊引起了Peter对屈曲的恐惧，以至于Peter完全避免了屈曲。尽管尚无可预测LBP恢复[2]，但避免恐惧和对治疗反应差是其慢性LBP[3]发展的潜在因素，向患者解释诊断时要非常小心[4]。有一些患者非常专注于避免加重病情的因素，以至于他们发展出具有异常运动模式的肌肉保护或支撑策略，这本身就有助于慢性疼痛的发展[5, 6]。对于此患者，屈曲是主要的疼痛刺激运动，乍一看，症状性椎间盘疾病似乎是一个合理的解释（反复或持续屈曲负荷加重疼痛，避免屈曲有助于控制疼痛）。但是，对患者进行椎间盘病理的诊断，以及限制所有屈曲活动的建议，似乎使患者害怕并有意避免任何屈曲活动，这种表现与

预后不佳一致。

2.目前你考虑哪些病理生物学假设，哪些病例发现支持这些假设？

治疗师的回答

根据正常的组织愈合时间框架，不可能出现与9个月前发生的组织损伤相关的任何炎症变化都没有解决的情况[7]，尤其是因为患者避免了疼痛刺激性活动[5]。通常单纯背痛发作会解决，但可能会复发。慢性进行性疼痛更可能与一些尚未明确识别的危险因素有关，这些危险因素可能包括恐惧回避[2]。对于Peter这一病例，乍一看似乎是采用的传统Mckenzie疗法[8]避免屈曲，进行反复的伸展运动并保持中立脊柱前凸不能改善他的背痛，这与典型的椎间盘紊乱不一致[9]。但是，这更有可能是最初的物理治疗师和全科医生的误解导致了患者对屈曲的恐惧回避，这可能会产生保护性行为运动控制，但随后会导致运动障碍[5]。在作者的经验中，这是常见的情况，可以通过动态关节松动术成功地进行管理。急性背痛可能仅由于担心加重问题而导致无法沿特定方向运动。然而，这会加剧病情并延长疾病发作的时间。如果最初使用动态关节松动术恢复无痛运动范围，则可以避免这种情况。

体格检查

姿势和观察

体格检查显示，Peter在站立和坐姿方面都表现出与骨盆前倾相关的下腰椎前凸增加。观察患者的脱衣服和脱鞋动作，发现他不愿意弯曲腰椎，他倾向于在臀部和膝盖处移动，始终保持下腰椎前凸。当被问及为什么要这样做时，他说以前的物理治疗师曾建议他避免弯曲背部，因为这会加重椎间盘问题。

主动运动

腰椎可以进行全范围的主动活动，且主动伸展和侧屈时没有疼痛。但是，腰椎屈曲的疼痛等级为7[10]，并且明显限制了腰椎节段的活动性表现（无法逆转下腰椎的腰椎前凸）和整体活动度。患者可以向前弯曲至指尖距地板32 cm。这是一种可靠的评估前屈度的方法[11]，不只可以用于评估腰椎前屈度[12]。Peter缓慢而犹豫地向前弯曲。重复屈曲显示活动度或疼痛几乎没有变化。反复运动至伸展状态并没有改变屈曲或伸展范围，以及疼痛。左前屈/侧屈联合运动比右前屈/侧屈更易引起疼痛。由于腰椎活动度极小，因此未进行旋转评估。

随后，治疗师要求Peter在颈椎屈曲的站立位下进行腰椎前屈，以评估腰骶神经的机械敏感性[13]。该运动明显更痛苦且有一定范围的受限，表明某些腰椎神经机械敏感性异常。没有颈椎屈曲的腰椎屈曲，或者膝关节略微屈曲的腰椎屈曲范围更大，疼痛更少。

坐位腰椎屈曲和骨盆后倾斜会引起异常的腰痛；如果颈椎也屈曲，会加剧疼痛。尤其是在下腰椎无法维持正常骨盆前倾的情况下，骨盆后倾和坐姿屈曲活动受限。患者很难从骨盆前倾的静止位置移动到后倾。这种运动不稳定且控制不佳，患者倾向于用胸椎代偿运动。患者采取懒散的坐姿时，也显示腰椎屈曲受限，并且无法放松竖脊肌。

神经组织激发试验和神经功能

右侧直腿抬高（SLR）为75°，左侧为70°。踝关节背屈的增加会加重背痛，并会略微减少双侧SLR度。坍塌试验（slump test）略微更易诱发症状，但运动在两侧是对称的。由于疼痛局限于腰部，未向腿部放射，因此未测试神经功能。

被动运动

被动椎间生理运动测试显示，L4~L5和L5~S1屈曲受限。后上（PA）压力集中作用于L5棘突，较小程度地作用于L4，再现了Peter的背痛。随着腰椎尽可能地屈曲，将枕头放在腹下，L5处的中央PA压力向头侧倾斜引起了更严重的疼痛，而在此位置L4的PA压力保持不变。在L5~S1小平面关节左右两侧分别施加PA压力，只引起轻微的症状，L4~L5小平面关节上没有疼痛。

肌肉功能

有证据表明，坐姿和站姿控制不佳，无法获得更中立的腰椎力线。此外，触诊下腰椎，竖脊肌的张力明显增强，尤其是紧邻下腰椎棘突的多裂肌。Peter很难放松这些肌肉。由于具有方向特异性的关节活动度显著降低，因此没有必要进一步评估局部肌肉系统和运动控制。

对动态松动术的反应

考虑到患者有明显的机械敏感性，且疼痛表现为不易激惹、局部性和方向特异性，这种情况似乎很适合腰椎动态小平面关节松动术[14]。在坐姿下进行了试验性腰椎动态小平面关节松动术。选择坐姿是因为这样会减少站立时对敏感的腰骶神经脊膜的影响。此外，众所周知，与坐姿相比，站姿体前屈椎间盘承受的压力更大[15]。治疗师的手放在患者L5棘突上进行动态小平面关节松动术，患者无痛体前屈的范围比他以前可达到的范围要大得多（图15.2）。只在棘突上施加中度压力即达到了改善运动的效果。

循证临床推理

1.体格检查是否支持你的诊断假说？

治疗师的回答

运动受限和疼痛的方向特异性提示椎间盘

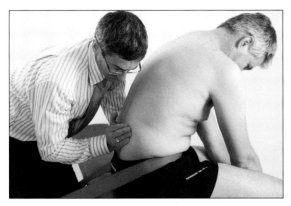

图15.2 前屈坐姿腰椎动态小平面关节松动术

疾病[16]。但是，反复屈曲或伸展都不会增加或减轻症状，可能表明存在炎症或椎间盘紊乱[17, 18]。

除了明显的下腰椎节段活动度不足外，还有证据表明腰骶神经脊膜（可能是硬脊膜而不是特定的神经根）的机械敏感性增加——腰痛局限于中间，SLR激发的疼痛呈对称性，以及颈椎前屈懒散坐姿加剧疼痛[17]。

从检查中获得的信息的总体解释是，患者的症状提示L4~L5和L5~S1功能性脊柱运动障碍[5]，与轻微的神经脊膜机械敏感性有关。

2.从诱发因素和Mulligan理念两方面思考，你对管理患者疾病有什么想法？

治疗师的回答

显然，Peter在症状区域有腰椎屈曲受限。无论是坐着还是站着进行运动，无论是从上向下还是从下向上进行，这一限制似乎都是一致的（坐着时骨盆后倾受限，站立时前屈受限）。Peter避免屈曲，因为既害怕疼痛，也相信屈曲会进一步损害他受损的椎间盘。他表现为主动伸展，而屈曲动作控制无力。这种疾病是慢性、静态的，因先前的治疗师给出的不恰当的建议，Peter对屈曲的恐惧对病情是没有帮助的。因此，重要的是对Peter进行背痛的解剖学和生理学教育，并努力改变他对背部问题的看法，尤其是对于他对椎间盘[3]

和屈曲的恐惧。

腰椎动态小平面关节松动术被认为是对于单向运动丧失患者最有效的[18]，本病例即属于这种表现。本技术是一种有用的治疗方法，因为它可以向患者证明可以无痛屈曲且活动度可以得到快速改善。本技术还可以使患者逐渐接受他恐惧的运动。对Peter应用动态小平面关节松动术的目的是鼓励逐渐恢复正常活动，克服恐惧感并减轻焦虑感[3]。当使用腰椎动态小平面关节松动术时，治疗师必须迅速识别手法操作的脊柱水平，以及所需的适当的力量和方向，适当的脊柱水平以帮助建立患者的信心，这一点很重要。尽管腰椎动态小平面关节松动术似乎非常适合解决关节活动度降低的问题，但由于患者腰骶神经脊膜机械敏感性异常，必须谨慎操作。

一项最新研究调查了腰椎屈曲动态小平面关节松动术对一组LBP患者的直接影响[19]。特别是表现为间歇性疼痛和屈曲受限的局部LBP患者，对这种干预措施最为满意（要么疼痛减轻，要么活动度增高）。大多数疗效满意者主诉屈曲活动或姿势是主要的加重因素。对动态小平面关节松动术无反应的患者有放射到腿部的疼痛，并且大多为首次LBP发作。根据Roland-Morris残疾问卷[20]的评估，所有受试者为中度功能受限，但心理困扰不严重（压力和风险评估方法问卷）[21]。

治疗和管理

第一次治疗

由于患者对试验性动态小平面关节松动术的反应良好，因此选择该技术进行初始治疗。表15.1详细介绍了腰椎动态小平面关节松动术。根据患者病史和体格检查结果，建议应谨慎应用此技术。尤其重要的是，Peter不敢屈曲。在这种情况下，幸运的是，体格检查结果清楚地显示

表 15.1	矫正腰椎前屈活动度的动态小平面关节松动术	
指征	腰椎弯曲时疼痛或活动度减小	
定位	患者	坐在治疗桌的一侧
	治疗部位	腰椎无痛位
	治疗师	站在患者的后方并稍微向患者的一侧倾斜，治疗带环绕患者的骨盆及治疗师大腿后部，治疗师向后靠在治疗带上，以使患者稳定在治疗台上
	治疗师的手	稳定手：位于患者骨盆的前部，可为滑动力提供反作用力 滑动手：小鱼际位于上位脊椎棘突的下方
应用指导	• 确保仅通过治疗带施加足够的力以将患者固定在治疗台上。过度用力可能会使患者的腹部非常不舒服 • 滑动手施加的力必须沿小关节面定向，在腰椎中通常为垂直方向[22] • 使用海绵橡胶可以使手部触痛最小化 • 让患者前屈，感到疼痛时停止，避免痛苦的运动 • 应先从轻柔的力开始，特别是在疾病严重的情况下。当腰部僵硬受限时，通常需要更大的力量。如果活动度得到中度改善，但仍然疼痛，可以使用更大的力 • 如果无法获得无痛屈曲，可稍微改变施力的角度。对于某些个体，可能需要改变施力的方向才能实现无痛运动 • 如果活动度未改善或在第一次应用时变得更糟，请更改应用动态小平面关节松动术的腰椎水平 • 如果试验性手法操作4次仍无法获得无痛运动应停止，否则会适得其反 • 一旦实现无痛运动，重复松动6~10次 • 随后的重新评估应显示无痛活动度显著改善 • 如果重新评估发现疗效显著，则可以再重复3~5组	
注意事项	• 在整个松动过程中保持滑动力，直到患者返回起始位置 • 重要的是要鼓励患者达到最大的活动范围	
变化	• 用于腰椎屈曲的动态小平面关节松动术可以在多种不同的位置进行。当患者坐姿获得全范围活动度时（图15.2），可以改为站立位（图15.4）。对于身高较小的治疗师，站立或坐姿动态小平面关节松动术可能很困难，可以让患者采取四点跪姿进行动态小平面关节松动术（图15.5） • 自我治疗技术对于增强临床中使用的动态小平面关节松动术的疗效非常重要 • 自我动态小平面关节松动术需要使用腰椎自我治疗带。使用腰椎自我治疗带的目的是模仿治疗师的手在所涉水平棘突上施加的力 • 患者沿着小平面关节沿垂直方向拉腰椎自我治疗带。自我动态小平面关节松动术可以坐位（图15.3）或站立位进行。通常每天重复进行10次锻炼，最少不得少于3次	

了疾病局限于L5~S1。这样可以迅速改变屈曲范围，并立即减轻疼痛。为了谨慎起见，在第一次治疗中只进行了3组，每组重复6次动态小平面关节松动术技术，没有进行家庭练习。动态小平面关节松动术的即时效果是使坐姿获得无痛的屈曲范围，同时下腰椎的活动性得到中度改善。动态松动术后站立体前屈的范围提高了5 cm。虽然在LBP的总体预后中，身体损伤的改善不如疼痛和功能受限的改善[1]，但出现疼痛和活动度的改

善即可视为对松动有积极反应[23]。因此，疼痛和腰椎屈曲范围的立即改善预示疗效良好。此外，对腰椎动态小平面关节松动术的使用和疗效的调查研究表明，最常见的变化是活动范围增加和疼痛缓解[24]，这与Peter治疗后观察到的结果一致。

治疗师告诉Peter在下一次治疗之前不要骑自行车或进行任何家庭装修。并向他解释，这只是临时措施，假以时日，他应该可以恢复正常活

动。在治疗过程中，治疗师还花费了大量时间向患者解释背痛的生理、组织的愈合、椎间盘的解剖结构，以及避免恐惧的行为，目的是通过健康教育减少患者对背部问题的恐惧和焦虑。

第二次治疗

2天后患者返回诊室，再次进行评估和治疗。他主诉自己的信心得到了显著提高，腰痛减轻，坐姿耐受性也有所改善。现在他的PSFS得分为3。Peter还注意到，他坐姿工作的时间比以前长了，而且不适感减少了。这两天的疼痛频率也降低了。

经检查，他的屈曲范围为指尖距地板25 cm，疼痛等级为5。与上一次相比，他可以较自信地进行屈曲，并且毫不犹豫。与没有颈椎屈曲相比，坐姿腰椎屈曲和骨盆后倾仍较具挑战性。

鉴于对第一次治疗的积极持续反应，重复进行了坐姿动态小平面关节松动术，这次治疗进

行了5组，每组重复10次。治疗师指导了患者在家里进行腰椎自我动态小平面关节松动术（图15.3）。治疗师向Peter展示了如何将腰椎自我治疗带放置在L5棘突的下侧。治疗师在L5棘突下侧贴了一小块肌内效贴，以便Peter每次都能轻松地找到正确的位置。治疗师告诉Peter如果不能无痛屈曲，可以改变腰椎自我治疗带相对于脊柱的位置。治疗师建议他在每天进行5~10次自我动态关节松动术，并强调松动中不可出现疼痛。

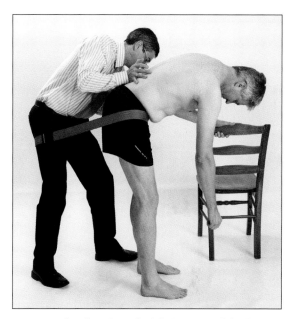

图15.4　站立位腰椎屈曲动态小平面关节松动术

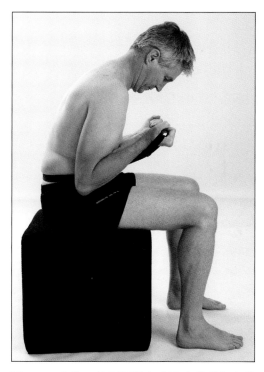

图15.3　坐位下使用腰椎自我治疗带进行自我动态小平面关节松动术

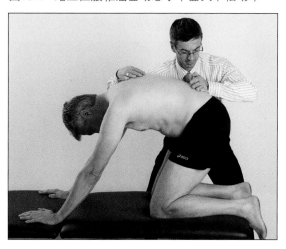

图15.5　四点跪姿动态小平面关节松动术

在本次治疗结束时，站立腰椎屈曲指尖到地面的距离已改善到22 cm。患者已实现坐姿无痛屈曲，下腰椎屈曲的质量和范围虽然有所改善，但仍然较差。治疗师告诉Peter可以尝试骑20 min的自行车，但不要进行他的房屋翻新活动。

第三次治疗

1周后，Peter返回诊室并接受再次评估和治疗。Peter主诉，由于进行家庭锻炼和上一疗程的治疗，病情进一步改善。骑行20 min只有轻微背痛，PSFS评分为2。现在，坐姿疼痛的PSFS评分也降至2。有趣的是，尽管坐姿疼痛得到了很大的改善，但Peter仍无法开车超过20 min，这一项的PSFS评分仍然是最初的5。

站立时主动腰椎弯曲指尖到地板的距离为22 cm，疼痛评分为3。随着颈椎屈曲的增加，站立和坐姿都会产生明显的神经脊膜敏感性。

鉴于神经脊膜敏感性，动态小平面关节松动术改为站立姿势，但膝关节屈曲5°。治疗师告诉Peter要在家进行坐姿自我动态小平面关节松动术，以及膝关节屈曲的站立自我动态小平面关节松动术。

在第三次治疗结束时，Peter腰椎前屈时指尖到地板的距离改善到15 cm，并且没有疼痛。坐姿和站立时下腰椎屈曲的范围均有改善。治疗师告诉Peter可以恢复家庭装修方面的正常活动，但要在数周内逐步恢复，以使他的背部肌肉力量随着这项活动而增强。

第四次治疗

1周后，Peter主诉所有活动都得到了进一步改进，PSFS评分为8（总分为40）。开车似乎是最有症状的活动，大约30 min后就会出现使他无法继续开车的疼痛。站立屈曲无痛，从指尖到地板的距离为14 cm，坐姿无痛。当最大限度地屈曲颈椎时，会出现坐姿腰痛。现在的主要问题

似乎是神经脊膜机械敏感性[25, 26]。相比正常坐姿，开车对神经结构的刺激更大。因为在开车时，膝关节会伸展，脊柱通常会更加松弛。此外，颈椎屈曲在坐姿和站立前屈时仍会引起背痛，而坍塌试验背痛仍呈阳性。

因此，通过预设颈椎屈曲来进一步改善坐姿腰椎动态小平面关节松动术。通过在L5处应用动态小平面关节松动术，在应用该技术的过程中和之后，可以实现无痛屈曲。站立体前屈时指尖到地面的距离为10 cm。家庭锻炼也进行了相应修改。

第五次治疗

2周后，Peter主诉任何活动都几乎没有背痛，PSFS评分为4（总分为40）。这仅与开车和装修有关。他仍在逐步增强对这些活动的耐受度。站立体前屈时指尖到地板的距离为6 cm。颈椎屈曲的增加并没有引起任何症状，但是坍塌试验仍对腰背部有轻微的刺激作用，左腿的运动略有症状。

通过预设颈椎屈曲度和左膝屈曲30°，再次改善了坐姿腰椎动态小平面关节松动术。在L5处应用动态小平面关节松动术，可以实现无痛运动。在家中也进行这种动态小平面关节松动术。因为有显著改善，患者结束治疗。

最终结果

1个月后电话随访中Peter说他已恢复以前的所有活动，且没有腰痛。

作者的动态关节松动术评论

腰椎动态小平面关节松动术成功地处理了这个特殊病例。干预的直接结果是疼痛、活动度和功能障碍都得到了改善。Peter有明显的局部慢性腰背痛病史。他的疾病已经持续了多月，而且极不可能自然恢复。但是，可能由于他对腰背痛的

理解和信念的改变，以及自我效能的提高而改善了病情[27、28]。经验证据表明，暴露于恐惧刺激和不回避是减少恐惧的关键[28]。此外，有证据表明，认知因素与慢性LBP患者所报告的疼痛和功能障碍之间有很强的联系[29]。运动和松动，以及对患者进行健康教育，鼓励其恢复正常活动，可能有助于打破恐惧回避/慢性疼痛循环，应将其纳入生物心理社会模式中的现代治疗方法[30]。

一项最近的交叉临床试验研究了腰椎屈曲动态小平面关节松动术对LBP患者的即时效果。得出的结论是，与安慰剂干预相比，该技术的活动度具有统计学上的显著增加，但并未减轻疼痛[19]。原始数据分析表明动态小平面关节松动术治疗组的26例患者中有19例（73%）的活动度或疼痛评分得到了改善。使用安慰剂的26例患者中只有9例（35%）活动度或疼痛评分有改善。尽管这项小型研究[19]为腰椎屈曲动态小平面关节松动术对活动度的即时作用提供了初步支持，但其临床意义尚待确定。

尚不清楚腰椎动态小平面关节松动术的作用机制，因为尚未对此进行专门的研究（详见第四至第七章）。但是，针对腰椎动态小平面关节松动术，俯卧时施加的PA压力与通过棘突施加的动态小平面关节松动术有一些相似之处。Lee和Evans[31]报告，L5棘突上的PA压力会导致L5椎骨前移和L5~S1的屈曲。这与本病例中演示的运动节段和受限的运动方向一致。SNAG的生物力学作用可能通过沿小平面关节面的向头侧滑动及主动运动来增强。可以说，这将有助于在小平面关节的滑动并减少关节面的压力。有趣的是，向头侧倾斜的PA压力可以改善僵硬度[32]。

对于本病例作用机制的另一种可能的解释是动态小平面关节松动术可能矫正了L5~S1的错位（详见第四章）。此外，Mulligan还假设屈曲时缺乏正常的小平面滑动可能会使椎间盘扭曲[14]并引起疼痛。腰伸肌活动增加可能导致脊柱伸展和小平面关节面滑动不足[33]。腰椎屈曲动态小平面关节松动术可能松动了僵硬的小平面关节，具有抑制伸肌的作用，从而减轻受伤椎间盘的刺激性压力。

对于手法治疗缓解疼痛，Zusman[34]提出了一种基于消失和习惯化理论的新原理。疼痛是一种厌恶性记忆，一旦形成，就会越来越容易地被诱发。Zusman（p42）[34]指出："越来越清楚的是，许多已知的机制与脊髓后角疼痛通路神经元活动的敏感性有关，许多机制与脊髓上记忆的长期增强相关。"

简而言之，长期增强作用发生在周围组织的大量输入之后，导致突触后神经元的长期变化，这一过程称为中枢敏化[35]。来自受损组织的有害刺激导致学习型改变或重塑神经系统。因此，神经系统"学习"到对越来越弱的刺激做出反应，这一过程类似巴甫洛夫条件反射[36]。

行为上，条件性恐惧反应可能通过灭绝而减弱。一种学习形式，其特征是当反复激发条件刺激而使条件刺激降低时，条件反应会降低[36]。换句话说，我们可以通过重复以前的方法来覆盖新的记忆，从而消除对疼痛的恐惧和记忆。就疼痛消除而言，目的是通过渐进、功能性和无痛的方式鼓励正常活动[34]。对于本病例，屈曲是一种疼痛的、恐惧回避的活动/动作。动态小平面关节松动术在没有任何明显疼痛的情况下提供了对恐惧运动的暴露，这个消灭厌恶性记忆所采取的干预措施至关重要[35、36]。渐进式松动还可能通过习惯而使神经系统不敏感。该机制涉及突触前神经末梢传递脉冲能力的逐渐下降。对于Peter，重复的腰椎动态小平面关节松动术产生的无害感觉输入可能与疼痛敏感性竞争并取代了疼痛敏感性，使神经系统恢复了正常状态[34]。

参考文献

[1] Pengel LH, Refshauge KM, Maher CG.Responsiveness of pain, disability, and physical impairment outcomes in patients with low back pain.Spine.2004;29(8):879–883.

[2] Kent PM, Keating JL. Can we predict poor recovery from recent-onset non-specific low back pain? A systematic review. Manual Therapy. 2008;13(1):12–28.

[3] Vlaeyen JW, Linton SJ. Fear-avoidance and its con-sequences in chronic musculoskeletal pain:a state of the art. Pain. 2000;85(3):317–332.

[4] Leeuw M, Goossens ME, Linton SJ, et al. The fearavoidance model of musculoskeletal pain: current state of scientific evidence. Journal of Behavioural Medicine. 2007;30(1):77–94.

[5] O'Sullivan P.Diagnosis and classification of chronic low back pain disorders:maladaptive movement and motor control impairments as underlying mechanism. Manual Therapy. 2005;10(4):242–255.

[6] O'Sullivan PB, Beales DJ.Diagnosis and classification of pelvic girdle pain disorders—Part 1:a mechanism based approach within a biopsychosocial framework. Manual Therapy. 2007;12(2):86–97.

[7] Waddell G.The physical basis of back pain.In Waddell (ed.) The Back Pain Revolution. Edinburgh: Churchill Livingstone 1998:135–154.

[8] McKenzie R.The Lumbar Spine:Mechanical Diagnosis and Therapy.Waikanae:Spinal Publications, 1981.

[9] McKenzie R, May S.The Lumbar Spine:Mechanical Diagnosis and Therapy(2nd edn).Waikanae:Spinal Publications 2003.

[10] Breivik EK, Bjornsson GA, Skovlund E.A comparison of pain rating scales by sampling from clinical trial data. Clinical Journal of Pain. 2000;16(1):22–28.

[11] Kippers V, Parker AW. Toe-touch test. A measure of its validity. Physical Therapy. 1987;67(11):1680–1684.

[12] Corben T, Lewis JS, Petty NJ.Contribution of lumbar spine and hip movement during the palms to floor test in individuals with diagnosed hypermobility syndrome. Physiotherapy Theory Practice. 2008;24(1):1–12.

[13] Hall TM, Elvey RL.Management of mechanosensitivity of the nervous system in spinal pain syndromes. In: Boyling G, Jull G (eds) Grieves' Modern Manual Therapy (3rd edn). Edinburgh: Churchill Livingstone 2004:413–431.

[14] Mulligan BR.Manual Therapy: 'NAGs', 'SNAGs', 'MWMs' etc (5th edn). Wellington: Plane View Services 2004.

[15] Adams MA, Bogduk N, Burton K, et al. The Biomechanics of Back Pain. Edinburgh: Churchill Livingstone 2002.

[16] Young S, Aprill C, Laslett M.Correlation of clinical examination characteristics with three sources of chronic low back pain. Spine Journal. 2003;3(6):460–465.

[17] Summers B, Malhan K, Cassar-Pullicino V. Low back pain on passive straight leg raising: the anterior theca as a source of pain. Spine. 2005;30(3):342–345.

[18] Mulligan B. SNAGS: mobilisations of the spine with active movement. In: Boyling J, Palastanga N (eds) Grieves' Modern Manual Therapy: The Vertebral Column (2nd edn). Edinburgh: Churchill Livingstone 1994:733–743.

[19] Konstantinou K, Foster N, Rushton A, et al. Flexion mobilizations with movement techniques: the immediate effects on range of movement and pain in subjects with low back pain. Journal of Manipulative and Physiological Therapeutics. 2007;30(3):178–185.

[20] Stratford PW, Binkley J, Solomon P, et al. Defining the minimum level of detectable change for the Roland-Morris questionnaire.Physical Therapy. 1996;76(4):359–365；discussion 66–68.

[21] Main CJ, Wood PL, Hollis S, et al. The distress and risk assessment method.A simple patient classification to identify distress and evaluate the risk of poor outcome. Spine. 1992;17(1):42–52.

[22] Bogduk N. Clinical Anatomy of the Lumbar Spine (4th edn). Edinburgh: Churchill Livingstone 2004.

[23] Tuttle N.Do changes within a manual therapy treatment session predict between-session changes for patients with cervical spine pain? Australian Journal of Physiotherapy. 2005;51(1):43–48.

［24］Konstantinou K，Foster N，Rushton A，et al.The use and reported effects of mobilization with movement techniques in low back pain management；a cross-sectional descriptive survey of physiotherapists in Britain.Manual Therapy. 2002;7(4):206–214.

［25］Hall T，Elvey RL.Evaluation and treatment of neural tissue pain disorders. In: Donatelli R，Wooden M(eds) Orthopaedic Physical Therapy (4th edn). New York: Churchill Livingstone 2009.

［26］Schäfer A，Hall TM，Briffa K.Classification of low back related leg pain—a proposed pathomechanisms based approach.Manual Therapy. 2009;14(2): 222–230.

［27］Moseley GL. Evidence for a direct relationship between cognitive and physical change during an education intervention in people with chronic low back pain. European Journal of Pain. 2004;8(1):39–45.

［28］Tryon WW.Possible mechanisms for why desensitization and exposure therapy work. Clinical Psychology Review. 2005;25(1):67–95.

［29］Woby S，Roach N，Urmston M，et al.The relation between cognitive factors and levels of pain and disability in chronic low back pain patients presenting for physiotherapy. European Journal of Pain. 2007;11(8):869–877.

［30］Moseley L. Combined physiotherapy and education is efficacious for chronic low back pain. Australian Journal of Physiotherapy. 2002;48(4):297–302.

［31］Lee R，Evans J.An in vivo study of the intervertebral movements induced by posteroanterior mobilisation. Clinical Biomechanics. 1997;12(6):400–408.

［32］Allison GT，Edmondston SJ，Roe CP，et al. Influence of load orientation on the posteroanterior stiffness of the lumbar spine.Journal of Manipulative and Physiological Therapeutics.1998;21(8): 534–538.

［33］MacDonald DA，Moseley GL，Hodges PW. The lumbar multifidus: does the evidence support clinical beliefs? Manual Therapy. 2006;11(4):254–263.

［34］Zusman M.Mechanisms of musculoskeletal physiotherapy.Physical Therapy Reviews. 2004;9(1):39–49.

［35］Zusman M.Forebrain-mediated sensitizatio of central pain pathways: 'non-specific' pain and a new image for MT. Manual Therapy. 2002;7(2):80–88.

［36］Myers KM，Davis M. Behavioral and neural analysis of extinction. Neuron. 2002;36(4):567–584.

第十六章 医源性损伤23年后恢复躯干伸展

Mark Oliver

病史

John来就诊时48岁,是一名服过兵役的海关官员。他23年来的症状如图16.1所示。John右侧腰骶部有持续但不稳定的疼痛,右侧腹股沟轻微疼痛,躯干伸展明显受限,右侧腰骶部间歇性疼痛。他也经历过阵发性的严重腰骶部疼痛,一直放射到右臀部和大腿后部直至膝盖。

既往史

John 25岁时,桡骨严重骨折,随后进行了骨科手术,手术中的骨移植材料取自John右侧骨盆前上缘。术后麻醉清醒后,John感到右骶髂关节(SIJ)剧烈疼痛。此外,右腿"感觉更长",躯干伸展严重受限。多次整脊治疗腰骶部和SIJ后,疼痛有所减轻,但躯干伸展受限和对腿长改变的感知没有变化。根据整脊师的建议,John把左脚鞋跟垫高1 cm,以减轻腿长差异的感知。近几年来,作为运动康复的一部分,健身教练给John进行了腰背和躯干力量训练,但未能在脊柱功能、躯干活动度或疼痛方面取得任何显著改善。他很有动力并且进行了负重训练和心血管锻炼,但因为无法有效地加强腰部和骨盆周围的肌肉力量,John感到非常沮丧。

急性加重最常发生在剧烈运动或负重训练后。当急性疼痛使脊柱屈曲严重受限时,腰骶部疼痛明显加重,疼痛会放射到右臀部和大腿后部,甚至膝关节。急性发作至少每2~3个月发生

1次,始终与运动相关。通常整脊治疗后3~4天腰痛可缓解。此次检查当天没有出现急性症状。

症状体征

中重度负重训练或锻炼会加重右SIJ和腰骶部的疼痛,所以John被迫保持适度的体重并完全避免了一些锻炼。在坚硬的地面上跑步或跳跃等震动引起的疼痛也会加重症状,所以他只能在草地上跑步,并使用轨道训练器。仰卧在坚硬的表面上超过30 min或在硬床上仰卧睡觉疼痛会明显加剧。如果不仰卧,John会有明显的右SIJ和腰骶部疼痛,但可在30~60 min缓解为持续性轻度疼痛。即使在相对较短的时间内,持续站立也会加重腰骶部和SJI的疼痛,John倾向于站在台阶上,以尽量减少症状。作为海关官员职责的一部分,John有时需要穿上厚重的防弹衣,这会加剧右SJI疼痛。

持续坐姿不是问题,但如果症状是急性的,超过30 min的坐姿会使John很难挺直身体。俯身的姿势,如由躯干前倾的刷牙姿势,直起身子时常常会出现右腰骶部疼痛。当疼痛扩散到臀部时,用网球按在疼痛部位滚动可以缓解疼痛。如果腰椎症状是急性的,咳嗽和打喷嚏会引起右腰部紧绷感。

放射学检查

整脊师在很多年前曾为John拍过X线平片,但现在无法对当时的片子进行阅片。John的理解

是，整脊师认为片子显示了他的腿长不同（右腿长于左腿）。没有进行进一步的检查。

循证临床推理

1.你认为是什么原因导致了23年前疼痛的发生？

治疗师的回答

从髂嵴获取骨进行骨移植，需要将空心钻头敲入无名骨以提取骨髓。患者被麻醉后，锤打和提取过程中力的大小是非常重要的。对于这种手术，供体部位并发症发生率要大于手术部位[1]，这种情况已被广泛报道[2-9]。临床上，大部分的注意力集中在供体部位的术后即刻疼痛上，很少提到长期疼痛的可能性[10]。Coventry和Tapper[11]描述了6例从髂嵴取骨后多年"SIJ不稳定"患者。他们推测，术中切断了骶髂后韧带，但这尚未得到调查研究的证实。

对于John，很明显，植骨手术是腰骶部疼痛和SIJ疼痛发作的原因，但是由于骨材料取自髂前上棘，SIJ韧带的完整性不受取骨的直接影响。患者麻醉后，牵拉骨移植材料所涉及的力可

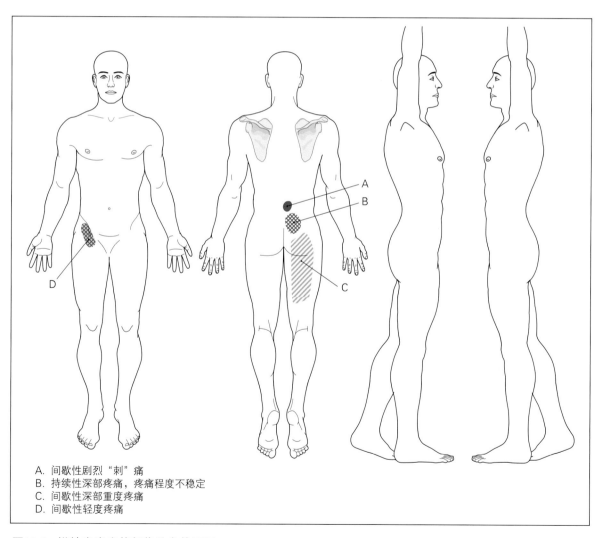

A. 间歇性剧烈"刺"痛
B. 持续性深部疼痛，疼痛程度不稳定
C. 间歇性深部重度疼痛
D. 间歇性轻度疼痛

图16.1 描绘患者症状部位的身体图示

195

能非常大，以致SIJ脱位。值得思索的是，伴随着疼痛的是持续了20多年的躯干伸展术后立即明显丧失。经询问，John可以清楚地将发作性急性腰骶部症状与SIJ长期疼痛和长期存在的躯干伸展受限症状区分开来。整脊干预有助于缓解急性腰骶部疼痛，但除伤后即刻外，整脊没有改变SIJ疼痛和躯干伸展受限。这表明可能存在两个密切相关的问题，但是只有一个受到了治疗的影响。

2.你有没有想过为什么这个问题这么长时间没有解决？

治疗师的回答

John是一个上进心强、聪明的人，经常进行适当的锻炼。然而，尽管进行了肌力和其他运动康复，他仍无法克服躯干运动的局限性和疼痛，也无法增强腰骶和骨盆区域的关键肌肉。植骨术后立即出现躯干伸展受限和肌肉功能改变，可能的致病机制有：①髋、骨盆和腰椎之间的相对柔韧性发生了改变[12]；②腰椎结构[13-16]或SIJ结构改变肌肉募集和运动模式的伤害性及机械感受器神经传入活动改变[17-20]。

体格检查

姿势和观察

站立时，John呈"平背"姿势[21]，骨盆位于矢状面中立位。腿部承重看起来很对称，但是右腿外旋，右膝的屈曲度比左膝稍大。与左侧相比，右侧后外侧臀部有一个凹陷，右侧大腿内侧、右侧臀部和右侧下腰椎的肌肉量略低。除此之外，总体肌肉清晰度和张力似乎非常好。

步行时有轻微的Trendelenburg征——右腿负重时躯干向右移。站立时观察到的右股骨外旋，在行走时也存在，当要求右腿以与左腿相同的旋转量行走时，Trendelenburg征更明显，且John发现有必要减小步幅。

在站立和仰卧位观察和触诊时，右侧髂前上棘比左侧略高，并且比左侧更靠外侧。John以前曾观察并感觉到这种不对称，并认为自植骨手术以来就一直存在。放松站立时，右侧大转子比左侧明显更靠后，且股骨外旋。主动辅助复位两侧股骨，使大转子位于最外侧（即围绕股骨纵轴的中立位髋旋转），与左侧相比，右侧组织的抵抗力明显较强。

躯干主动运动

为了保持一致性，Lee[22]提出了用于描述脊柱、骨盆和髋关节运动的术语。当无名骨和骶骨作为一个单位（下肢带骨）通过髋关节的冠状轴整体旋转时，称为骨盆前倾或骨盆后倾。重要的是要注意，这两个术语描述的是整个下肢带骨的运动，而不是一个无名骨和骶骨之间的特定运动。

向前屈曲时，骨盆向前倾斜，骨盆有明显的后脱位，与髋部和腰椎的运动相对成比例。因此，John很容易触碰自己的脚趾。John的下腰椎轻度前屈受限，而中腰椎和中胸椎有轻度的过度弯曲。回到直立位置时，右腰骶部出现一小段疼痛弧。左右髂后上棘之间运动无明显差异，下腰椎运动无不对称性。第一次运动中出现的疼痛弧在反复运动中并不明显。

躯干后伸严重受限，下腰椎伸展和骨盆后倾明显受限。John主诉，右SIJ疼痛和腰椎双侧"僵硬"明显增加。正常运动明显发生于下腰椎水平之上。膝关节屈曲是运动的重要组成部分。最大活动范围处施压会加重右SIJ和腰骶部症状。

躯干右侧侧屈在下腰椎和骨盆处轻微受限，最大侧屈处施压有明显疼痛。左侧侧屈轻度受限且伴有右侧下腰椎紧绷感。腰椎左右侧滑动不受限制，但右侧最大滑动处施压会产生轻度的右腰痛。站立躯干轴向旋转在两个方向上都略微僵硬，但对腰骶部或SIJ症状无影响。躯干后伸联合右侧侧弯会显著加重右下腰和SIJ疼痛，而躯干后伸联合左侧侧弯不会明显改变症状。

髋关节生理运动

完全下蹲时，右髋前部有紧绷感，右下肢被迫外旋才可达到最大范围下蹲。站立髋关节和膝关节主动屈曲时，最大活动范围处施压（通过将屈曲的膝关节拉到胸部实现）：左侧无痛且活动不受限（全范围活动），而右侧有轻微的髋关节活动受限、大腿外旋和腹股沟紧绷感。当要求John保持髋关节旋转中立位并重复运动时，髋关节屈曲的范围变得更加受限，腹股沟出现轻度不适。站立位时，与左侧相比，右侧髋关节伸展受限，腰椎、骨盆和髋关节有明显的代偿性外旋。

放松仰卧位，与左腿相比，右腿从髋关节处外旋。被动测试髋关节旋转时，右髋关节表现出比左髋关节更大的外旋范围。与左侧相比，仰卧位时右髋关节内旋受限，从髋关节中立位开始表现出明显的被动阻力。这些动作没有疼痛感。髋关节内收范围合理，但右侧阔筋膜张肌的张力更大。与左侧相比，右髋屈曲/内收产生中度的髋关节前部疼痛和轻度活动受限。无论膝关节伸展还是屈曲，右髋关节外展范围都略大于左侧。左髋屈曲、外展、外旋处于正常范围，而右侧比左侧灵活约20%，双侧均无症状。仰卧位左髋关节和骨盆可屈曲到120°，而右髋和骨盆屈曲于90°处开始受限，并有轻微的腹股沟痛和髋关节僵硬感。如果允许右髋关节外旋，在右髋和骨盆屈曲至110°时才出现明显的僵硬感和腹股沟疼痛。

骶髂关节灵活性测试

通过Stork试验（也称Gillet试验）触诊并观察到了无名骨与骶骨之间的相对运动。Hungerford等[23]证明，在Stork试验中，物理治疗师能够对支撑腿的骶骨进行有效的触诊，并区分无名骨相对于骶骨的前旋转和无运动。以John为例，当左脚站立并将右髋屈曲90°时，右无名骨和左无名骨相对于骶骨明显地向后旋转。当右脚站立并将左髋屈曲90°时，左无名骨相对于骶骨向后旋转，但是右无名骨相对于骶骨明显向前旋转。

在无支撑的坐姿下，John习惯性地将腰椎向前屈曲。他发现很难使脊柱处于中立位，并且试图这样做时下腰椎会出现接近最大伸展的情况。坐位时，腹横肌和右下腰椎多裂肌的主动募集较差。坐位前屈试验显示髂后上棘运动对称。

肌肉功能

双脚站立时，将右侧骨盆向外下侧倾斜相对正常且无症状。与对侧相比，双脚站立时将左侧骨盆向外下侧倾斜，骨盆下降的范围稍大，且骨盆外侧移位和前旋转也更多。

左腿单腿站立（改良Trendelenburg试验[24]）相对正常，但右腿负重时，骨盆的侧摆明显更大，稳定性差，下肢旋转控制不佳。双腿站立时骨盆保持相对水平。坐位右髋提拉很困难。Lee[22]描述的功能性腘绳肌长度和胸背筋膜长度试验正常。

仰卧位时，尽管根据Richardson等[25]的标准腹横肌主动激活正确，但在右侧比左侧活动困难、力量弱且较难执行。当两个股骨都置于髋关节旋转中立位（大转子在最大的外侧位置）时，双侧腹横肌主动募集非常容易，但右侧仍然较弱。在主动使右股骨保持旋转中立位时，右侧腹横肌自动收缩，但强度仍不如左侧。

仰卧位进行主动直腿抬高（ASLR）[26, 27]，右腿感觉更重，比左腿抬起费力，并且骨盆相对于腰椎略微右旋。如果在双侧髂前上棘上施加向内的压力，则腿部抬起会更容易，但是如果在其他位置和方向向骨盆施力，则ASLR不会改变。等长躯干屈曲/右旋抗阻的增加对ASLR也没有改变。等长左右髋关节旋转中立位屈曲。90°抗阻试验肌力正常。右侧内收肌的力量（在髋关节旋转中立位屈曲45°时测试）比左侧略弱。右侧主动髋关节提拉和延长比左侧要困难得多，且运动受限更多。

与左侧相比，俯卧位右侧ASLR略受限，这是因为在腰椎中段和上段出现了代偿性运动，髋关节也有代偿性外旋。John主诉，右腿比左腿重。在大转子与髂嵴后上方和正上方之间的髂前棘处向骨盆施加向内的压力对ASLR无影响。背阔肌[22]的募集也对ASLR无影响。当股骨处于旋转中立位并由检查者固定时，患者抬起右腿要困难得多。

功能性髋关节外展检查证实髋关节外展肌无力。侧卧臀部和脊柱保持中立位时，John难以保持右腿不受重力的影响。如果外展抗阻，John会招募躯干右侧屈肌，并向外侧牵拉骨盆。如果允许髋关节外旋，可以产生更多的右髋外展力。

触诊

触诊延伸至骶骨的大转子后面的臀部后外侧凹陷，与左侧相比，右侧压痛更明显。腹股沟韧带水平的髋关节前部紧张且触诊有压痛，左侧没有。右侧髂后上棘骨间韧带和骶髂后长韧带也有一定程度的压痛，骶结节韧带的压痛更明显。右L5~S1关节突关节触诊有局部压痛，如果俯卧被动伸展脊柱进行触诊，压痛更明显。

右梨状肌、闭孔内肌、臀中肌（后部）和臀大肌（内侧）触诊均有压痛。臀小肌、阔筋膜张肌、髋外侧筋膜、大腿外侧筋膜及右髋内收肌（尤其是长收肌）触诊也有压痛。

被动运动测试

使用Lee描述的技术对SIJ被动辅助运动进行了测试[22]。超声成像显示SIJ的僵硬度跟随肌肉活动而变化[28, 29]。用保持放松技术放松髋关节外旋肌和外展肌，但结果与之前相比没有明显差异。

左SIJ的被动辅助运动正常。与左侧相比，右侧相对于骶骨的被动前后方向（沿SIJ平面定向）滑动中度受限，但是运动并没有引起症状。右侧无名骨相对于骶骨的被动后旋严重受限，右SIJ疼痛略有增加。与左侧相比，右侧无名骨的被动旋前略受限，但并未改变症状。与左侧相比，向下滑动会引起右侧SIJ和腰骶部疼痛，有轻度受限。与左侧相比，向上滑动也受限。

俯卧位时，在SIJ平面对骶骨右侧施加后前（PA）压力测试右SIJ的PA平移，与左侧相比，右侧中度受限，且右SIJ有轻度不适。尽管正常个体的优势侧和非优势侧之间的SIJ运动也有一定的差异[30]，但本病例的差异非常显著。

髋关节辅助运动正常，没有迹象表明腰椎被动辅助运动或被动生理运动有明显的受限。

被动牵拉右腿会在右SIJ产生疼痛，并且与左侧相比，感觉受限。耻骨联合运动测试未检测到异常，但触诊时靠近耻骨联合的右耻骨前表面稍有触痛。横向前牵伸和后牵伸SIJ疼痛激发试验均为阴性。

其他测试

坍塌试验和被动直腿抬高神经激发试验没有引起明显的症状。

从外踝尖到大转子和髂前上棘处测量腿长。在股骨对齐的情况下，大转子位于最外侧，除了左右髂前上棘的不对称，腿长也没有显著差异。

循证临床推理

1.你认为体格检查的主要发现是什么，它们如何促进你对病例的了解？

治疗师的回答

Hungerford等[31]比较了在经历SIJ疼痛的受

试者和没有疼痛的对照组之间Stork试验的无名骨和骶骨的相对运动。他们发现，在髋关节屈曲的一侧，疼痛组和对照组患者的无名骨相对于骶骨向后旋转。在支撑腿一侧，对照组显示无名骨相对于骶骨的后旋转，而疼痛组则显示无名骨相对于骶骨的前旋转。当右腿站立时，John还显示了右无名骨相对于骶骨的前旋转。

肌电图对同一患者群体的研究表明，SIJ疼痛时腰–骨盆肌募集改变[17, 18]。在对照组中，腹内斜肌和多裂肌的激活发生在重量转移至支撑肢体之前。在疼痛组，患侧腹内斜肌、多裂肌和臀大肌的激活延迟，而股二头肌则较早。研究人员得出结论，腰椎骨盆稳定的这种改变可能会破坏通过骨盆的负荷转移。John的主诉与研究结果一致，因为他在锻炼时始终难以激活深层腹肌、右下腰椎的多裂肌和臀大肌。

John的SIJ功能障碍表现为关节活动受限，但是无论表现为过度的关节运动还是受限的关节运动，SIJ受累都可以通过改变神经传入活动（特别是来自SIJ韧带和关节囊的本体感受和损伤感受信息）来影响肌肉活动。刺激猪的SIJ和关节囊中的神经与机械感受器会显著改变多裂肌、臀大肌和股四头肌的肌肉功能[14, 19, 20]。这可能是限制John恢复适当肌肉功能的原因之一。

2.本病例是否可以使用动态关节松动术？

治疗师的回答

SIJ问题是影响灵活性和肌肉功能改变的主要问题。假设适当的SIJ动态关节松动术不仅可以恢复躯干伸展并减轻相关的疼痛，还可以消除导致肌肉功能异常的原因。

对于John，最有症状和受限的生理运动是腰椎伸展和骨盆后倾，因此将它们一起作为动态关节松动术的初始运动方向。Stork试验表明，当右腿负重时，右无名骨相对于骶骨不向后旋转，

而在辅助运动测试中，右无名骨相对于骶骨向后旋转和向后平移是最受限制的运动。因此可以选择这些作为动态关节松动术的初始方向。

向髂前上棘施加向内的压力可显著改善ASLR，在肌肉功能测试中，将右股骨旋转至旋转中立位有利于腹横肌功能的恢复。这些也是动态关节松动术的有效组成部分。值得注意的是，与中立位相比，外旋时髋关节屈曲受限较少，且疼痛较轻，但是股骨旋转中立位有利于横腹肌运动。这是自相矛盾的；也就是说，屈曲时髋关节旋转的矫正会让患者产生疼痛，但通常疼痛会对核心肌肉产生抑制作用。动态关节松动术有可能解决两个不同的问题。首先，无名骨向后旋转受限会影响髋关节屈曲，迫使股骨向外旋转。其次，无名骨的位置和运动的正常化有助于股骨旋转中立位促进适当的运动模式。

SIJ在矢状面、水平面、冠状面上有个体差异[32]。如前所述（第二章），动态关节松动术的滑动方向对于优化结果至关重要，因此，在考虑SIJ动态关节松动术时，确定SIJ平面相对于矢状面的角度是至关重要的（图16.2）[33]。关节平面平行于施加的前后力，在该直线上可以产生最大的运动量、最小的阻力（图2.6）。

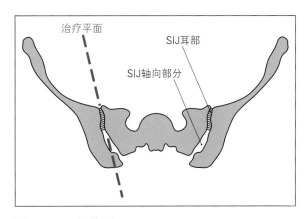

图16.2 SIJ关节平面

治疗和管理

第一次治疗

检查后未进行任何物理治疗。治疗师建议患者调整睡姿，因为他习惯左侧3/4俯卧位，右侧髋关节处于屈曲、外展、外旋的姿势；或仰卧位，右侧髋关节处于屈曲、外展、外旋的姿势。在这些位置持续的活动范围末端负荷可能导致髋关节和SIJ的显著异常应力。

第二次治疗（1周后）

自初次检查之日起，改变睡眠姿势并没有改变症状，身体表现也没有改变。

对患者进行了试验性SIJ动态关节松动术治疗躯干伸展的疼痛性活动受限（表16.1，图16.3）。患者站立位，治疗师右手掌根位于患者右SIJ内侧施加被动前旋转力，并且使用左手在患者右髂前上棘上向无名骨施加后旋转力。平行于SIJ平面施加力，并在患者伸展腰椎并向后倾骨盆时持续施加力。该方法并不成功，患者报告运动感觉受阻。

接着治疗师改变了方法，在患者右骶骨施加向前旋转和向前平移的力，依然给无名骨施加向后旋转的力。伸展范围有所改善，疼痛减轻，但运动仍然明显受限。治疗师又尝试了不同方向的力，直到发现向骶骨施加向前旋转、向前平移、向下平移的力，以及向无名骨施加向后旋转、向后平移的力，躯干伸展范围显著改善且运动时疼痛消失。在双手放在骶骨和无名骨上辅助运动时，两只手在一起帮助骨盆后倾。重复这样的动态关节松动术6次。

重新评估，伸展范围有了明显改善，John主诉可以"感到脊柱弯曲"。腰椎仍然有僵硬的感觉，但右SIJ和腰骶部疼痛减轻。

然后，将向髂前上棘施加向内的力添加到现有的动态关节松动术中，伸展范围得到了进一

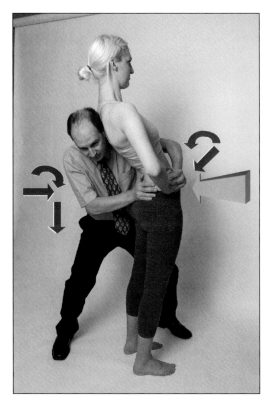

图16.3 治疗躯干伸展疼痛性活动受限的SIJ动态关节松动术的施力方向和运动方向

步的改善。然后重复该技术8次，重新评估伸展性，并再次重复8次动态关节松动术。由于未出现疼痛，治疗师要求患者进一步伸展，只在伸展末端感到右大腿上部有拉伸感。

重新评估，躯干伸展范围明显增加，运动质量大大提高。可以看到整个骨盆向后倾斜，并且腰椎伸展比治疗干预之前更灵活。左侧和右侧侧屈的活动性也得到了改善，但右侧侧屈还存在明显的下腰椎僵硬和腰骶部不适。右侧单腿站立时，侧向摇摆明显减少，John感觉更稳定。Stork试验，右侧无名骨相对于骶骨仍有前旋转，但是右侧ASLR较容易进行。

第三次治疗（16天后）

John主诉，他的背部和骨盆是"多年来最舒适的"，但仍然感觉"周围有点不舒服"。长时间仰卧时，John仍然感到"有点疼痛"，但是醒

表 16.1	SIJ 动态关节松动术治疗躯干伸展（图 16.3）	
指征	躯干伸展时疼痛或活动受限	
定位	患者	站立
	治疗部位	骨盆处于放松的直立姿势
	治疗师	站在患者健侧
	治疗师的手	以治疗右SIJ为例，左手放在右髂前上棘的前侧，右手鱼际和小鱼际放于骶骨并尽可能靠近右SIJ
应用指导	· 治疗师用手在髂前上棘右无名骨施加向后旋转、向内旋转（绕垂直轴）和向后平移的力，并通过骶骨上的鱼际和小鱼际隆起向骶骨施加平移力 · 作用力平行于SIJ治疗平面施加 · 如果发现关节平面的方向与矢状平面略微倾斜，则骶骨上的手向前外侧施力，而髂前上棘上的手向后内侧施力，两力相互平行且平行于SIJ平面 · 为了给髂前上棘施加向后平移的力，治疗师必须抬高左臂肘部 · 指导患者握住治疗师的左前臂进行支撑，然后在膝关节略微弯曲的情况下主动伸展脊柱 · 当脊柱伸展时，治疗师的头部、颈部和肩上部应为患者提供一点支撑 · 指导患者在手术期间避免颈椎伸展 · 为了避免对治疗师造成压力并确保该技术的有效性，患者在伸展脊椎的同时后倾骨盆，而不应向后倚靠。治疗师的手可以帮助引导骨盆后倾。有时给患者"放松尾骨然后延伸"的口令会有所帮助 · 应该可以进行全范围和无痛的腰椎伸展 · 作为试验治疗，先进行2组，每组重复3次，并重新评估躯干伸展 · 如果试验治疗成功，则进行2~3组，每组重复6~8次	
注意事项	· 躯干的重量和杠杆作用足以给活动范围末端加压 · 患者可以通过内旋进行协助。患者将两手放在两侧髂前上棘处，并同时向中间"挤压"两侧髂前上棘。然后，治疗师将一只手放在位于患侧的患者手上，然后进行其余的松动操作	
变化	· SIJ动态关节松动术可用于任何方向躯干运动的疼痛性活动受限 · 骶骨施力点可根据患者反应而改变 · 动态关节松动术可采用四点跪姿、坐姿或仰卧/俯卧位进行 · 如有必要，可以用肌内效贴把无名骨固定在后旋或前旋、内旋或外旋的位置 · 可进行自我动态关节松动术 · 可以在患者运动时进行动态关节松动术，并且可改善肌肉功能 · 在动态关节松动术期间，经常保持髋关节旋转中立位有利于适当的肌肉功能，尤其是腹横肌活动 · 如果躯干屈曲和伸展均受限，相同的动态关节松动术组合可能会改善双向运动 · 如果很难改善躯干伸展，即使没有屈曲受限，SIJ动态关节松动术也可能有助于恢复躯干伸展性	

来时的不适感减少了80%~90%。他在运动时感觉更强壮、更稳定，并且能够增加运动水平且没有不适感。John刷牙时身体前倾不再感到腰骶部疼痛，而且在工作中提取物体时也不觉得有必要稳住身子弯腰。在进行干预之前，John在进行一些功能性活动时会出现前向弯曲的疼痛弧，但现在完全没有了疼痛（"我现在可以弯腰并且腹部

似乎提供了支撑）。

检查过程中，站立时可以全范围向前弯曲，且无痛，但后伸、骨盆后倾轻微受限。John主诉，后伸疼痛减轻了90%，并报告主要是腰椎僵硬。左侧侧屈没有产生明显的症状，而右侧侧屈仍然略微受限，并且右侧腰骶部和上SIJ产生了轻度疼痛。右腿站立表现出较少的骨盆侧移，但

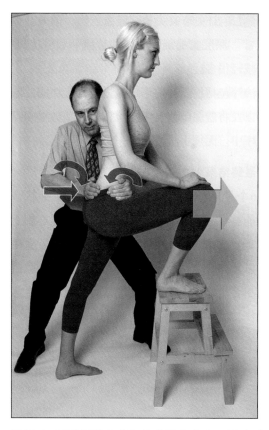

图16.4　用于因髋关节和骨盆屈曲疼痛而活动受限的SIJ动态关节松动术

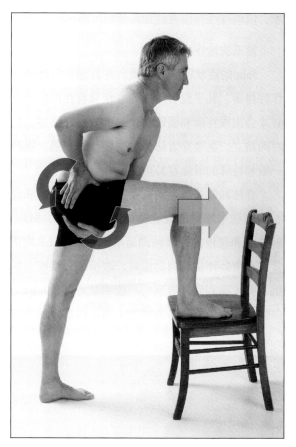

图16.5　用于改善髋关节和骨盆屈曲疼痛性活动受限的台阶站立无名骨后旋转自我动态关节松动术

John展示了腰椎、骨盆和髋关节的全范围无痛运动。

右下腰椎多裂肌和臀大肌，以及右髋内收肌和外展肌的肌张力明显改善。L5~S1的压痛很难引发。

John恢复了在健身房指导下的锻炼，认为没有必要进一步治疗。在12和24个月的电话随访中，没有发现重大问题。

作者的动态关节松动术评论

在20多年前，John的SIJ突然失去活动能力，似乎相邻的腰椎节段和髋关节的异常压导致了症状。SIJ和骨盆的神经支配结构似乎是疼痛的产生器。SIJ运动受限还可能通过改变髂腰韧带的张力来干扰腰骶关节功能。在尸体中切开髂腰韧带（双侧）的前束可以显著增加矢状面内SIJ旋转[34]，提示髂腰韧带张力与SIJ运动之间有关系。

使用新鲜尸体进行的腰椎伸展蠕变的研究表明，被动最大活动范围加载仅20 min就足以引起明显的软组织变形[35]。这可以解释为什么John长时间站立和仰卧时会出现疼痛。而SIJ动态关节松动术可以使腰椎和骨盆恢复足够的范围，以避免这些部位出现最大活动范围负荷。动态关节松动术后，John还能够保持舒适的脊柱中立位坐姿。

当无痛SIJ运动恢复后，在动态关节松动术之前无效的特定运动现在可用于恢复肌肉功能，尤其是腹横肌、腰椎多裂肌、臀大肌和髋关节外展肌的肌肉功能。最近的研究[14, 19, 20]证明了SIJ负荷、SIJ机械感受器和伤害感受器，以及骨盆、髋关节和脊柱肌肉活动之间的关系。Hungerford等[18]证明SIJ疼痛存在时肌肉的激活时间和募集发生了变化。

Hungerford等[31]发现，没有SIJ疼痛受试者的Stork试验，支撑腿表现出无名骨后旋转，以及相对于骶骨的后、内和上平移。在本病例中，成功的SIJ动态关节松动术包含旋转和平移。通过将骶骨下部相对于无名骨滑动，可以实现无名骨相对于骶骨的相对上平移，对无名骨进行后下平移的同时对骶骨进行前平移。在SIJ疼痛受试者中，单腿站立，无名骨相对于骶骨向前旋转，向后、向内和向下平移[31]。本病例突出了滑动方向上的微妙调整。

对于本病例，SIJ的活动能力较弱，除了减轻运动时的痛苦之外，动态关节松动术还恢复了无名骨和骶骨之间的受限运动。但是，如果SIJ运动过度或不稳定，则除了轻轻无痛地改善"锁定的关节"外，SIJ动态关节松动术可能会促进正常运动并控制异常运动，从而促进正常的感觉传入信息并避免可能触发保护性刺激的疼痛刺激。就本病例而言，动态关节松动术需要与稳定SIJ的策略结合使用，包括被动支撑[22, 36, 37]和适当的稳定练习[12, 22, 25, 38]。

尽管躯干伸展受到了20多年的疼痛限制，但简单的特定SIJ动态关节松动术可以快速解决腰椎、骨盆和髋关节症状。本病例研究突出表明，如果不能识别并有效治疗严重的机械性SIJ障碍，可能会使运动完全无效。

参考文献

［1］Whitecloud TS. Complications of anterior cervical fusion.Instructional Course Lectures.1978;27:223–227.

［2］Arrington ED，Smith WJ，Chambers HG，et al. Complications of iliac crest bone graft harvesting. Clinical Orthopaedics and Related Research. 1996;(329):300–309.

［3］Banwart JC，Asher MA，Hassanein RS. Iliac crest bone graft harvest donor site morbidity: a statistical evaluation. Spine. 1995;20(9):1055–1060.

［4］Chan K，Resnick D，Pathria M，et al.Pelvic instability after bone graft harvesting from posterior iliac crest:Report of nine patients.Skeletal Radiology. 2001;30(5):278–281.

［5］Fernando TL，Kim SS，Mohler DG.Complete pelvic ring failure after posterior iliac bone graft harvesting. Spine. 1999;24(20):2101–2104.

［6］Kurz LT，Garfin SR，Booth RE，Jr. Harvesting autogenous iliac bone grafts:a review of complications and techniques. Spine. 1989;14(12):1324–1331.

［7］Russell JL，Block JE.Surgical harvesting of bone graft from the ilium: point of view. Medical Hypotheses. 2000;55(6):474–479.

［8］Seiler JG，III，Johnson J. Iliac crest autogenous bone grafting: donor site complications. Journal of the Southern Orthopaedic Association. 2000;9(2):91–97.

［9］Younger EM，Chapman MW.Morbidity at bone graft donor sites. Journal of Orthopaedic Trauma. 1989;3(3):19219–195.

［10］Robertson PA，Sherwood MJ. The morbidity of autogenous bone graft donation. In: Lewandrowski K-U，Wise DL，Trantolo DJ，Yaszemski MJ，White III AA(eds) Advances in Spinal Fusion: Molecular Science，Biomechanics，and Clinical Management.New York:Marcel Dekker；2004:683–697.

［11］Coventry MB，Tapper EM. Pelvic instability: a consequence of removing iliac bone for grafting. The Journal of Bone and Joint Surgery. 1972;54(1):83–101.

［12］Sahrmann SA.Diagnosis and Treatment of Movement Impairment Syndromes.Sydney: Elsevier 2001.

［13］Holm S，Indahl A，Solomonow M. Sensorimotor control of the spine. Journal of Electromyography and Kinesiology. 2002;12(3):219–234.

［14］Indahl A，Holm S. The sacroiliac joint: Sensory-motor control and pain. In: Vleeming A，Mooney V，

Stoekart R(eds)Movement Stability and Lumbopelvic Pain:Integration of Research and Therapy.Edinburgh: Churchill Livingstone 2007:101–111.

[15] Indahl A, Kaigle AM, Reikeras O, et al.Interaction between the porcine lumbar intervertebral disc, zygapophyseal joints, and paraspinal muscles.Spine. 1997;22(24):2834–2840.

[16] van Dieen JH, Selen LP, Cholewicki J. Trunk muscle activation in low-back pain patients: an analysis of the literature. Journal of Electromyography and Kinesiology. 2003;13(4):333–351.

[17] Hungerford B, Gilleard W. The pattern of intrapelvic motion and lumbopelvic muscle recruitment alters in the presence of pelvic girdle pain. In: Vleeming A, Mooney V, Stoekart R(eds)Movement Stability and Lumbopelvic Pain:Integration of Research and Therapy.Edinburgh:Churchill Livingstone 2007: 361–376.

[18] Hungerford B, Gilleard W, Hodges P. Evidence of altered lumbopelvic muscle recruitment in the presence of sacroiliac joint pain.Spine. 2003;28(14): 1593–1600.

[19] Indahl A, Kaigle A, Reikeras O, et al. Sacroiliac joint involvement in activation of the porcine spinal and gluteal musculature. Journal of Spinal Disorders and Techniques. 1999;12(4):325–330.

[20] Indahl A, Kaigle A, Reikeras O, et al. Pain and muscle responses of the sacroiliac joint. Fourth Interdisciplinary World Congress on Low Back and Pelvic Pain. Montreal 2001.

[21] Kendall FP, McCreary EK, Provance PG, et al. Muscles: Testing and Function with Posture and Pain. Philadelphia: Lippincott Williams & Wilkins 2005.

[22] Lee DG. The Pelvic Girdle: An Approach to the Examination and Treatment of the Lumbopelvic-hip Region(3rd edn).Edinburgh:Churchill Livingstone 2004.

[23] Hungerford BA, Gilleard W, Moran M, Emmerson C. Evaluation of the ability of physical therapists to palpate intrapelvic motion with the Stork test on the support side. Physical Therapy. 2007;87(7):879–887.

[24] Albert H, Godskesen M, Westergaard J. Evaluation of clinical tests used in classification procedures in pregnancy-related pelvic joint pain. European Spine Journal. 2000;9(2):161–166.

[25] Richardson C, Jull G, Hodges P, et al.Therapeutic Exercise for Spinal Segmental Stabilization in Low Back Pain: Scientific Basis and Clinical Approach. Edinburgh: Churchill Livingstone 1999.

[26] Mens JM, Vleeming A, Snijders CJ, et al. Validity of the active straight leg raise test for measuring disease severity in patients with posterior pelvic pain after pregnancy.Spine.2002;27(2):196–200.

[27] Mens JM, Vleeming A, Snijders CJ, et al. The active straight leg raising test and mobility of the pelvic joints. European Spine Journal. 1999;8(6):468–473.

[28] Richardson CA, Snijders CJ, Hides JA, et al. The relation between the transversus abdominis muscles, sacroiliac joint mechanics, and low back pain. Spine. 2002;27(4):399–405.

[29] van Wingerden JP, Vleeming A, Buyruk HM, et al.Stabilization of the sacroiliac joint in vivo: Verification of muscular contribution to force closure of the pelvis.European Spine Journal.2004;13(3): 199–205.

[30] Bussey MD, Milosavljevic S, Bell ML.Sex differences in the pattern of innominate motion during passive hip abduction and external rotation. Manual Therapy. 2009;14(5):514–519.

[31] Hungerford B, Gilleard W, Lee D.Altered patterns of pelvic bone motion determined in subjects with posterior pelvic pain using skin markers. Clinical Biomechanics. 2004;19(5):456–464.

[32] Solonen KA. The sacroiliac joint in the light of anatomical, roentgenological and clinical studies. Acta Orthopaedica Scandinavica, Supplementum. 1957;27:1–127.

[33] Mulligan BR. Manual therapy 'NAGS', SNAGS', 'MWMs' etc (5th edn). Wellington: Plane View Services 2004.

[34] Pool-Goudzwaard A, Van Dijke G, Mulder P, et al. The iliolumbar ligament: Its influence on stability of the sacroiliac joint.Clinical Biomechanics. 2003;18(2):99–105.

[35] Oliver MJ, Twomey LT.Extension creep in the lumbar spine.Clinical Biomechanics.

1995;10(7):363–368.

［36］Damen L，Spoor CW，Snijders CJ，et al. Does a pelvic belt influence sacroiliac joint laxity? Clinical Biomechanics. 2002;17(7):495–498.

［37］Mens JM，Damen L，Snijders CJ，et al.The mechanical effect of a pelvic belt in patientswith pregnancy-related pelvic pain.Clinical Biomechanics. 2006; 21(2):122–127.

［38］Mosely GL. Motor control in chronic pain: new ideas for effective intervention.In:Vleeming A，Mooney V，Stoekart R(eds). Movement Stability and Lumbopelvic Pain: Integration of Research and Therapy.Edinburgh:Churchill Livingstone.2007: 513–525.

第十七章 曲棍球髋——1例慢性功能障碍病例

Wayne Hing，Brian Mulligan

病史

Bree是一名在律师事务所工作的27岁单身女性，她患有左髋前部（腹股沟）疼痛。Bree工作之余有着非常忙碌的生活方式，主要从事曲棍球运动的训练和比赛。她目前在俱乐部、国家和国际的曲棍球比赛中担任守门员。每周有6次曲棍球训练课程，同时还要参加比赛和体育训练课程。

Bree的主要症状是左髋前部疼痛，这种疼痛并未放射到更远的地方。她将这种疼痛（图17.1A）描述为锐痛，使用数字分级评分法评估，最严重时可达7（10为可以想象到的最严重的疼痛，0为无痛）。她还描述了第二种疼痛（图17.1B），一种残留的钝痛，在进行加重的活动后"虚弱"的感觉。锐痛不仅会因跑步和上楼梯这样的日常活动加剧，还会因深蹲和弓箭步这类髋关节末端活动加剧。钝痛会因久坐而加剧。Bree感觉早上症状会得到缓解，并且髋部没有任何麻木、"咔嗒"声或疼痛症状。没有与工作有关的髋部问题。

现病史

髋关节前部疼痛出现在8个月前，当时Bree正在参加一场曲棍球比赛，她感觉到髋关节前部出现渐进性紧绷感。那场比赛后，Bree仍然能够继续打曲棍球，然而，随着时间的推移，髋关节紧张的程度在逐渐增加。她注意到只要进行了热身，左髋的紧绷感会自然地消失或者减弱，但是随着时间的推移，这种紧绷感出现了恶化，热身也不能缓解。在Bree做踢腿和弓箭步动作时症状格外明显。当地球队物理治疗师对她进行了评估，诊断她为左髋屈肌拉伤。最初的治疗是由当地球队物理治疗师提供的，包括软组织的处理、运动和拉伸，特别对肌肉的问题进行了处理。

Bree在比赛和周末时接受治疗，但效果不持久，为此她觉得自己必须减少打曲棍球的次数，接下来4~6个月的治疗使她的症状得到了缓解，能够短跑并进行一些基础的健身训练，然而，她仍然不能打曲棍球。作为诊断性试验，球队的队医对Bree的髋屈肌扳机点注射了局部麻醉药，以此观察她运动期间的症状。注射局部麻醉药没有彻底消除她的症状，这表明髋屈肌扳机点不是她疼痛的唯一原因。这时给出的临时诊断是髋屈肌紧张。

开展的治疗包括髋屈肌的离心负荷训练、针灸和按摩与髋屈肌相关的深层软组织和阔筋膜张肌。除了前面提及的深层软组织治疗，物理治疗师还对她进行了包括纵向牵引在内的髋关节松动术[1]。这时Bree感到症状得到了缓解。然而，一旦她回到训练和比赛，她仍然需要每天服用75 mg的双氯芬酸，但却只能得到轻微的缓解，锐痛（严重程度为7）和钝痛（严重程度为3）仍然十分明显。

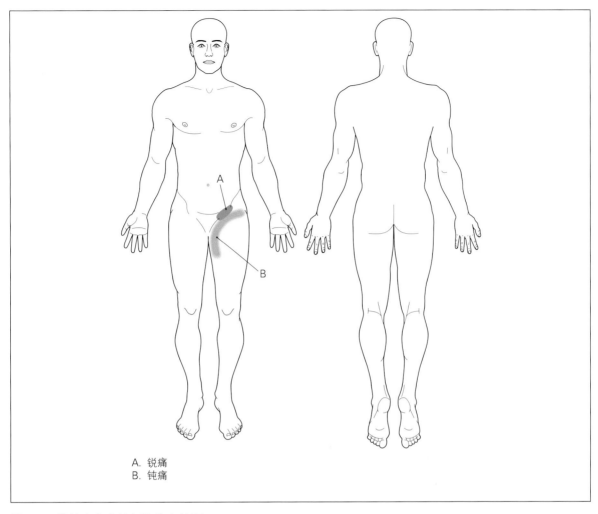

A. 锐痛
B. 钝痛

图17.1 描绘患者症状部位的身体图示

此时距最初发病到现在已经9个月了，Bree依旧不能够尽兴地比赛或者训练，尤其是不能进行充分的深蹲、弓箭步等动作，在打曲棍球时还伴有疼痛。在此次髋关节疼痛发作之前，Bree没有其他与左髋或者骨盆相关的不适。

症状体征

髋关节和腿部的任何训练都会加重症状，包括基础的健身训练、跑步、曲棍球训练，特别是屈髋运动，如弓箭步、深蹲、短跑、上下楼梯或者陡峭的山坡。Bree尤其关心的是与曲棍球守门员有关的具体动作，这些动作涉及相当多的踢腿、弓箭步和另一条腿旋转。Bree在运动时还要穿戴大量的防护垫来保护自己，这增加了重量，会影响与守门员有关的运动模式。她主诉一旦锐痛加重，只要停止加重的活动，锐痛会立即消失；然而钝痛需要4~6个小时才能消失。Bree现在感觉钝痛需要更长的时间才能缓解并且疼痛加重了。她发现久坐（如长途乘坐飞机）也会引起钝痛。

Bree并没有在早上醒来时感到僵硬，然而，她偶尔会在晚上感到疼痛，这与她在床上一个姿势躺太久及在床上翻身时笨拙地扭动身体有关。在24小时内，她的疼痛似乎没有规律，除非她进行了会加重症状的活动。

肉肌腱损伤的诊断[16]。

2.动态关节松动术是否可用于治疗Bree？如果不可以，你是否考虑过其他Mulligan概念治疗假说？

治疗师的回答

从上面介绍的病史来看，显然还没有对Bree进行试验性关节松动技术治疗。虽然缺乏髋关节的治疗证据，但强有力的文献证据表明动态关节松动术作为其他关节的松动治疗是成功的[17-19]。此外，Bree先前描述的治疗有限且短期的反应，支持进行活动范围和功能（如负重）进行松动。

治疗和管理

第一次治疗

表17.1详细说明了在本例中采用的髋关节动态关节松动术，包括改善髋关节屈曲度的动态关节松动术（图17.2）。在解决Bree评估中发现的活动受限之前，当前阶段先治疗Bree的屈曲受限。这样做的原因是Bree主诉弓箭步和深蹲受限。

在手法治疗过程中，髋关节动态关节松动术外侧滑动的直接效果是增加了被动髋关节屈曲的范围。在Bree通过将膝关节拉向胸部进行被动加压的情况下，髋关节可实现被动无痛全范围屈曲（120°）。治疗师对Bree进行了2组手法治疗，每组重复10次。在应用动态关节松动术之后，仍然可以全范围无痛屈曲。深蹲和弓箭步的功能测试结果显示随着活动范围的增加，功能得到了提高，但这些负重姿势仍然存在一定的受限和范围末端的疼痛。Bree接受了髋关节动态关节松动术治疗，没有任何副作用。

此次还进行了其他治疗，包括髋关节屈肌拉伸，股直肌和腰肌按摩。这使得她更加舒适，并

表 17.1	髋关节屈曲时外侧滑动动态关节松动术	
指征	髋关节屈曲或相关运动时腹股沟和/或髋关节前部疼痛和/或运动的丧失	
定位	患者	仰卧在治疗台一侧
	治疗部位	患侧髋关节屈曲 90°（如果引起疼痛则小于90°）
	治疗带	将治疗带放于治疗师的腰上和患者的股骨上，尽可能舒适地靠近腹股沟
	治疗师	站在患者患腿的旁边，靠近患者屈曲的膝关节 治疗师垂直于股骨施加外侧牵伸力使骨盆远离治疗床和患者的另一条腿
	治疗师的手	一只手在治疗带内，放在靠近患者髂前上棘的髂嵴处，以帮助稳定骨盆。治疗师的另一只手和手臂用来支撑和引导患者的股骨，以便在进行动态关节松动术时提供稳定性和保持对大腿位置的控制
应用指导	• 髋关节动态关节松动术仅可进行髋关节屈曲、内旋、外旋和外展生理运动 • 在进行生理运动时，维持外侧牵伸滑动 • 在保持滑动的同时，髋关节进行进一步的生理运动（图17.2） • 重复6~10次，操作中可进行微调（如改变滑动方向或力）以获得最大活动范围 • 如果髋关节疼痛没有消除或恶化，应修改滑动参数或更改试验性滑动 • 随后重新评估被动生理或主动髋关节运动，应该会有明显的改善 • 如果条件允许，随着活动度的逐步改善，后续可以进行负重动态关节松动术	
注意事项	• 最初是单纯外侧滑动，为了获得无痛滑动和改善生理关节活动度，需要对滑动进行修改和调整，这可以通过改变滑动的角度和力量等实现 • 在整个过程中保持滑动，直到患者回到起始位 • 在可达到的最大范围的末端加压，并保持几秒 • 目标是达到最大且无痛的髋关节运动	

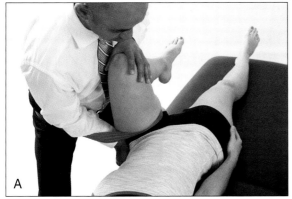

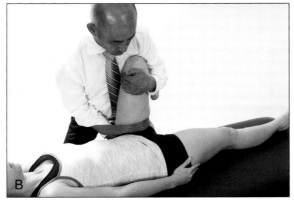

图17.2 髋关节屈曲（A）和内旋（B）状态下的外侧滑动动态关节松动术

维持了关节活动范围和肌肉长度改善的疗效。在这个阶段，治疗师要求Bree停止服用非甾体抗炎药，一是因为这种药物有胃肠道的不良反应等副作用[20, 21]，二是因为需要监测治疗的反应，而服药有可能掩盖疼痛[22]。

治疗师要求Bree在下次治疗前将曲棍球训练从每天1次改为3天1次，以便重新评估她的进步和症状。减少训练也是为了限制髋关节和相关结构的负重程度。

第二次治疗

4天后对Bree进行了重新评估。她主诉不适和疼痛程度，以及功能水平都有明显改善。较剧烈的髋前部锐痛减轻（评分为4），并且较少感觉到，而钝痛没有出现。Bree 现在可以蹲得更低了，弓箭步范围末端的不适感也减轻了。

再次体格评估，左髋可被动屈曲115°，但

是在运动范围的末端仍然受限。尽管屈曲得到了改善，但被动内旋（30°）和外旋（40°）依然受限，被动施压时仍然会感到疼痛。

鉴于第一个疗程有积极和持续的反应，重复进行了相同次数的髋关节屈曲外侧滑动动态关节松动术。另外，对髋关节内旋和FABER运动进行2组（每组10次）的外侧滑动动态关节松动术。在可获得的无痛范围内这些运动得到了改善。在负重姿势、四点跪姿和弓箭步的姿势下进一步进行了屈曲的外侧滑动动态关节松动术。在第二次治疗结束时，Bree能够实现全范围的髋关节屈曲（120°），并且施压时没有疼痛。她可以做完整的弓箭步且没有疼痛，并且内外旋转都有明显的改善，接近全范围（40°）。此外，Bree能够完成完整的深蹲，只在范围末端有紧张感。

Bree继续进行家庭锻炼计划，包括髋关节和相关肌肉组织的拉伸，以保持她本次治疗的关节活动范围。

第三次治疗

1周后Bree回来接受治疗时主诉，自上次治疗以来病情持续好转。她现在可以舒服地跑步，而且常规的健身训练没有出现疼痛。她的曲棍球训练（包括常规热身、跑步和曲棍球特有的活动，如在她的目标保持训练期间进行的踢腿和弓箭步）也几乎没有疼痛（锐痛评分为2），并在训练后只感受到了些许残余疼痛（钝痛评分为1）。

再次体格评估，Bree保持了上次治疗增加的髋关节末端范围的屈曲（120°），可以外旋（45°），末端施压没有不适。然而，内旋（40°）仍然受限，在施压下感到不适。髋屈肌等长收缩和离心收缩都没有疼痛。

鉴于从之前的治疗中得到了持续的改善，再次进行了髋关节屈曲、内外旋、伸展和FABER动态关节松动术，以确保获得全范围活动和正常

的关节末端感觉。

在第三次治疗结束时，所有髋关节主动运动都达到全范围的活动度（包括内旋），且施压时无痛。现在疼痛已经消失，且全髋关节活动范围已经恢复，可以手动测试Bree的髋关节屈肌强度。随着重复试验的进行，强度略有下降，疲劳明显。因此，治疗师建议Bree在做常规的柔韧性练习的同时，进行特定的髋关节屈肌力量的练习。同时还要逐步增加训练负荷和曲棍球特有的目标保持训练，并可以开始打曲棍球。

第四次治疗

2周后，Bree主诉所有的活动都有了进一步的改善。她能够在没有髋部不适的情况下跑5 km，在健身房进行蹲举训练和弓箭步重量训练，训练是无痛的和全范围的，并且还能进行充分的曲棍球训练。体格检查时，Bree的髋关节屈曲、内外旋关节活动度以及FABER试验都是全范围且无痛的。托马斯位试验，髋屈肌和髂胫束肌肉伸展评估时没有疼痛或受限，也没有离心收缩。治疗师建议Bree提高她的训练耐力。以及在跑步和训练后保持关键的恢复策略，包括冰敷、柔韧性训练和放松。没有进一步的治疗计划。

干预的结果

分别在最后一次治疗后2周和6周对Bree进行了随访。她在训练和比赛中都取得了稳定的进步，能够没有任何问题地舒适奔跑。

在最后一次治疗后3个月，Bree再次接受了随访。她的左髋关节症状完全消失，她重新开始进行了全面的曲棍球训练。

作者的动态关节松动术评论

本章介绍了一名优秀运动员的病史，她有很长时间的左髋关节前部疼痛病史，最初被诊断为髋屈肌劳损。这是一种复杂的病理现象，其中既有肌肉功能障碍，又有肌力和肌肉柔韧性病变，

以及潜在的关节功能障碍。直到通过适当的动态关节松动术处理解决关节功能障碍之前，治疗效果和持续的症状似乎都没有得到改善。

Bree的病例阐明了Mulligan的观点，髋关节动态关节松动术可以快速解决慢性、复杂的腹股沟和大腿疼痛，包括局部肌筋膜损伤和相关的关节功能障碍。肌肉症状可能与相关髋关节的活动受限和疼痛密切相关[13, 23, 24]。最初应用在这个病例中的手法牵引技术可能并不成功，由于拉伸的性质是持续静态的，因此关节活动受限没有改善。也就是说，一旦停止牵引，任何放松肌肉或抑制疼痛的效果都可能立即消失。

一般来说，如果可能，应针对具体的诊断进行手法治疗评估。然而，在某些情况下，这可能是困难的，因为多种病理情况的存在，会影响许多不同的结构。例如，髋关节疼痛和活动受限可能是一系列因素作用的结果，如髋屈肌病变[25]、潜在的关节退行性变[26-28]，本病例即为这种类似情况。尽管需要考虑几种病理和伴随疼痛的刺激性和严重性，动态关节松动术的无痛特性使手法治疗的应用成为可能。对于Bree，动态关节松动术使其恢复了髋关节全范围活动，最终消除了髋关节疼痛，改善了髋关节的肌肉功能。

参考文献

［1］Kaltenborn F.Mobilisation of the Extremity Joints (3rd edn). Oslo: Olaf Norlis Bokhandel 1980.

［2］Noonan T，Garrett W，Jr.Muscle strain injury: diagnosis and treatment.Journal of the American Academy of Orthopaedic Surgeons.1999; 7(4): 262–269.

［3］Rouzier P.Hip flexor strain.Sports medicine advisor 2009. Online. Available from: http://www.med.umich.edu/1libr/sma/sma_iliopsoa_sma.htm(cited May 2010).

［4］Anderson KM，Strickland SM，Warren R. Hip and groin injuries in athletes. The American Journal of

Sports Medicine. 29(4):521–533.

［5］Margo K，Drezner J，Motzkin D.Evaluation and management of hip pain:an algorithmic approach. Journal of Family Practice. 2003;52(8):607–617.

［6］Slipman CW，Jackson HB，Lipetz JS，et al. Sacroiliac joint pain referral zones. Archives of Physical Medicine and Rehabilitation.2000;81(3): 334–338.

［7］Macintyre J，Johnson C，Schroeder EL.Groin pain in athletes. Current Sports Medicine Reports. 2006;5(6):293–299.

［8］Webner D，Drezner JA.Lesser Trochanteric Bursitis: a rare cause of anterior hip pain. Clinical Journal of Sport Medicine. 2004;14(4):242–244.

［9］Wisniewski SJ，Grogg B.Femoroacetabular Impingement:An overlooked cause of hip pain.American Journal of Physical Medicine & Rehabilitation. 2006;85(6):546–549.

［10］Laslett M，Young SB，Aprill CN，et al.Diagnosing painful sacroiliac joints:a validity study of a McKenzie evaluation and sacroiliac provocation tests.Australian Journal of Physiotherapy. 2003;49(2):89–97.

［11］Peeler J，Anderson JE. Reliability of the Thomas test for assessing range of motion about the hip. Physical Therapy in Sport. 2007;8(1):14–21.

［12］Cyriax H，Cyriax PJ.Illustrated Manual of Orthopedic Medicine(2nd edn).Edinburgh: Butterworth Heinemann 1993.

［13］Pua YH，Wrigley TV，Cowan SM，et al.Hip flexion range of motion and physical function in hip osteoarthritis: mediating effects of hip extensor strength and pain.Arthritis & Rheumatism. 2009;61(5):633–640.

［14］Cibulka MT，White DM，Woehrle J，et al. Hip pain and mobility deficits—hip osteoarthritis: clinical pratice guidelines linked to the international classification of functioning，disability，and health from the orthopaedic section of the American Physical Therapy Association.Journal Orthopedic and Sports Physical Therapy. 2009;39(4):A1–A25.

［15］Binningsley D. Tear of the acetabular labrum in an elite athlete. British Journal of Sports Medicine. 2003;37(1): 84–88.

［16］Manning M，Barron D，Lewis T，et al.Soft tissue injuries: hip and thigh. Emergency Medicine

Journal. 2008;25(10):679–685.

［17］Mulligan B.Mobilisations with movement (MWMs) for the hip joint to restore internal rotation and flexion. Journal of Manual and Manipulative Therapy. 1996;4(1):35–36.

［18］Bisset L，Beller E，Jull G，et al.Mobilisation with movement and exercise，corticosteroid injection，or wait and see for tennis elbow:randomised trial. British Medical Journal.2006;333(7575):939–944.

［19］Abbot JH. Mobilization with movement applied to the elbow affects shoulder range of movement in subjects with lateral epicondylalgia.Manual Therapy. 2001;6(3):170–177.

［20］Graumlich JF.Preventing gastrointestinal complications of NSAIDs.Risk factors，recent advances，and latest strategies.Postgraduate Medicine. 2001;109(5):117–120.

［21］Biederman RE.Pharmacology in rehabilitation: nonsteroidal anti-inflammatory agents.Journal of Orthopaedic and Sports Physical Therapy. 2005;35(6):356–367.

［22］MEDSAFE.Information for Health Professionals:Non-selective NSAIDS—Cardiovascular，skin，and gastrointestinal risks. Online.Available:http://www. medsafe.govt.nz/profs/PUArticles/NSAIDSRisks. htm (cited May 2010).

［23］Hopkins JT，Ingersoll CD.Arthrogenic muscle inhibition: a limiting factor in joint rehabili tation. Journal of Sports Rehabilitation. 2000;9(2):135–159.

［24］Hurley MV. The effects of joint damage on muscle function，proprioception and rehabilitation. Manual Therapy. 1997;2(1):11–17.

［25］Di Lorenzo L，Jennifer Y，Pappagallo M.Psoas impingement syndrome in hip osteoarthritis. Joint Bone Spine. 2009;76(1):98–100.

［26］Klassbo M，Harms-Ringdahl K，Larsson G. Examination of passive ROM and capsular patterns in the hip. Physiotherapy Research International. 2003;8(1):1–12.

［27］Sims K.Assessment and treatment of hip osteoarthritis. Manual Therapy. 1999;4(3):136–144.

［28］Hoeksma HL，Dekker J，Ronday HK，et al. Manual therapy in osteoarthritis of the hip: outcome in subgroups of patients. Rheumatology. 2005:1–4.

第十八章　大腿疼痛的诊断难题

Toby Hall

病史

Peter是一名46岁的会计师，在自己的会计师事务所工作，已婚，并育有4个孩子。他的工作需要久坐不动，有时他的背部会不舒服，并会引起大腿疼痛，但这没有迫使他抽出时间休息。Peter的生活非常繁忙，放学后负责接送孩子去参加各种体育活动。同时他还是其小儿子田径队的教练，每周要参加2次训练。这是Peter第一次就诊。当被问到问题所在时，Peter主诉长期有腘绳肌紧绷感。当问他认为什么治疗有帮助时，他表示他需要"锻炼或牵伸"来解决具体肌肉问题。

现病史

Peter的主诉是右大腿后部剧烈疼痛，伴放射到大腿后部的间歇性右腰轻度钝痛（图18.1）。使用数字分级评分法评估疼痛，Peter最严重的大腿疼痛强度为5，腰痛为3。Peter的双侧小腿和脚没有任何疼痛及其他不适。大腿后部的剧烈疼痛似乎与腰痛和大腿后部的钝痛没有联系，每种症状都由不同的动作引起。

Peter右大腿后部的锐痛大约出现在3年前的一次跑步中的右腿腘绳肌肌腹撕裂。他参加的是400 m赛跑，肌肉撕裂时他绕跑道跑了3/4，剧烈的疼痛迫使他停了下来。在接下来的1周里，他的腿部肌肉出现了明显的瘀血和肿胀，他不得不一瘸一拐地走路，行走变得非常困难。当时Peter没有寻求治疗，只是等待症状自然消失。

尽管瘀血和肿胀减轻了，疼痛也在接下来的2周内慢慢减轻，但自此之后他一直承受着大腿后部的锐痛。他尝试了运动按摩疗法，包括大腿后部深层组织按摩，但并没有效果，所以只做了3个疗程。他儿子田径队的一位家长是一名物理治疗师，这位物理治疗师建议他尝试一下物理治疗。Peter的目标是能够和孩子们一起在他儿子的田径队里无痛地跑步。

既往史

在这次肌肉受伤之前，Peter在十几岁时就经历过多次腿部肌肉撕裂，都是在踢澳式足球的时候发生的。除了目前大腿后部锐痛的症状外，Peter主诉其还有长达5年的放射到右大腿后部的右腰痛病史。这个疼痛是间歇性的，Peter认为这与他需要久坐的职业有关。在过去的3年里，腰痛的频率有所增加，但强度没有增加。他的腰痛往往会在久坐后加重几天，如在忙于准备报告的时候。平均来说，这种情况通常每个月都会发生，但是比较轻微，而且取决于他的工作性质。他没有因腰部问题就诊，通常是等待疼痛自行缓解。

症状体征

加重大腿锐痛的活动和姿势包括快走、慢跑和坐，特别是直立坐姿。牵拉腘绳肌会立刻引起疼痛。持续保持坐姿2小时以上（弯腰坐尤其痛苦，如开车超过30 min），以及任何必须站着弯

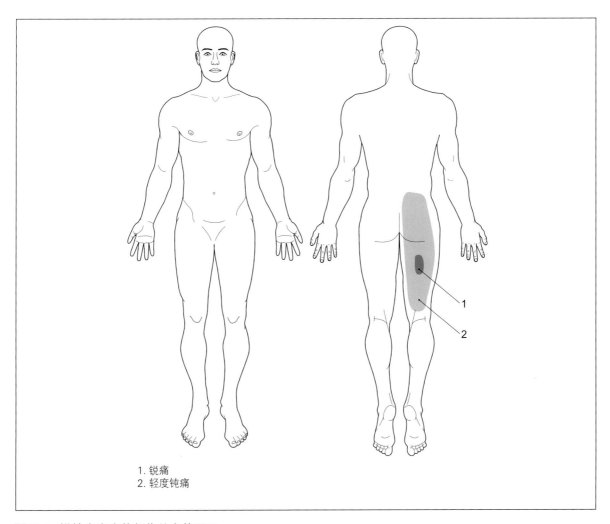

1. 锐痛
2. 轻度钝痛

图18.1　描绘患者症状部位的身体图示

曲腰椎的动作都会加重腰痛和大腿钝痛。患者特定功能量表（PSFS）是一种有效可靠的功能障碍评估工具，与其他评估工具相比，它对治疗后的变化更为灵敏[1, 2]。Peter的坐姿、开车、步行、跑步和前倾的综合得分为20。总分为50，50表示患病前的活动水平。分数越低，表示疼痛对这些活动的影响越大。

据Peter描述，一旦祛除诱因，腰痛通常会很快消退，这说明他的疼痛很容易被诱发出来。同样地，他的大腿锐痛也容易被诱发出来。站起来走动可以减轻腰部和大腿疼痛。他没有睡眠障碍，早上醒来时没有疼痛或背部僵硬。在24小时

内，除了上述活动后会激发症状外，他的疼痛似乎没有固定模式。

病史和检查

没有影响Peter临床表现的病史或其他因素。他没有服用任何药物来治疗目前的症状或其他疾病。

循证临床推理

1.Peter的病史似乎与症状无关，你能通过体格检查找出2个临床症状的原因吗？

治疗师的回答

Peter的2个症状乍一看似乎完全无关。这2

个症状是由不同的活动引起和缓解的，并在不同的时间出现。此外，最近一次损伤的原因和随后的疼痛，以及大腿挫伤都表明存在腘绳肌肌腹拉伤，可能是由于当时严重的功能障碍是由二级肌肉撕裂导致的[3]。由于腰痛在腘绳肌损伤之前就已经存在，这从逻辑上表明这两种疼痛有两种不同的组织来源。

据报道，腘绳肌受伤时肌腱或肌腱交界处损伤会更严重，并且需要更长的时间来愈合[4]。然而，3年是远远超过已知的肌肉损伤的生物愈合时间，即使是那些涉及肌肉肌腱的损伤[5]。因此，疼痛表明腘绳肌远处可能也存在结构功能障碍，包括腰椎、骶髂关节、腰骶神经组织和后筋膜系统，可能是从头到脚的任何地方[6]。这些结构的功能障碍都与腘绳肌问题的复发有关[7]。

对于Peter，对腰椎和骶髂关节进行体格检查比较有意义。腘绳肌损伤和恢复不良可能是因为腰椎功能不良[7]。腰椎和骨盆活动受限与腘绳肌伸展性降低有关，这一点已在腰痛患者中得到证实[8]。此外，有腰部损伤史的人，腘绳肌损伤的风险也会增加[9]。因此，需要对可能导致Peter腘绳肌疼痛的一些结构进行体格检查。

2.Peter已经有几年的症状了。你认为他此时的预后怎样？从他的病史来看，哪些部分对手法治疗是有利的，哪些是不利的？

治疗师的回答

Peter描述了引起疼痛的具体的运动，以及由动态负荷引发的腿部锐痛和由持续的姿势引起的腰痛。这种明显的机械性质有利于手法治疗的干预。

从Peter对自己症状的描述来看，似乎没有出现任何社会心理问题或"黄旗征"，也没有"红旗征"，这表明他患有严重的脊柱疾病或其他疾病。Peter陈述的目标似乎是合理的，但对于慢性疾病预测预后要更为谨慎。

体格检查

姿势

在站立体格检查中，Peter的腰椎前凸正常，但他出现了明显的塌背（sway back），骨盆相对于躯干向前移位。步态则没有明显可见的异常。他坐位时骨盆后倾，非常接近腰椎屈曲的终点范围。当要求他纠正坐姿时，他习惯于从上腰椎启动运动，保持骨盆后倾和下腰椎前屈的姿势。可以被动矫正至骨盆中立位。让Peter尝试在坐位下单侧屈髋，他的骨盆会进一步后倾，当他的右膝关节伸展角度大于左侧时，骨盆进一步后倾，这是Peter无法有意识地阻止的。这些特征与腰痛有关[10-12]。

主动和联合运动测试

站立位，Peter屈曲腰椎可诱发疼痛，整个腰椎活动减少。腰椎前屈至指尖距地面20 cm处时有轻微的背痛（数字分级评分为3）和右大腿后部的牵拉感。腰椎伸直范围正常且无症状。左侧侧屈轻度受限，但无症状。右侧侧屈正常且无症状。有不到1/4的筛查试验显示周围神经敏感性增加。随着右踝关节背屈和颈椎屈曲的增加，腰椎屈曲受限程度也增加，背部和右大腿后部疼痛加剧。但左踝关节背屈没有出现上述症状。

联合运动测试以腰椎屈曲和左侧侧屈最具刺激性，会加重背痛，引起轻度大腿后部。腰椎活动或联合运动均不会引起腘绳肌锐疼痛。

Stork试验显示，双侧骨盆负重状态下，无名骨相对于骶骨后旋的控制模式正常[13]。

神经组织刺激试验和神经功能

右侧直腿抬高（SLR）45°引起大腿后部疼痛和紧绷感，左侧抬高65°仅引起牵拉性疼痛。右踝关节背屈会加重大腿后部的疼痛，关节活动度明显降低，而左侧没有出现上述情况。坍塌试验对背部和大腿疼痛有刺激作用；脊柱完全弯曲时，右膝关节伸展角度比左膝减少了20°。此外，当骨盆位于前倾的最大范围时，右膝关节伸展也受限并有疼痛。这种运动引起了轻微的腘绳肌锐痛。与左侧相比，右侧坐骨神经和胫神经对温和的直接手法压力明显敏感。神经检查未发现明显症状，无轴突传导丧失的迹象。

骶髂关节疼痛刺激及其他检查

"挤压"和"牵拉"试验（作用于髂前上棘），以及大腿推力试验不具有疼痛刺激性。没有对骶髂关节进行进一步的测试[14]。双侧髋关节屈曲活动度正常，无症状。

被动节段移动测试

当腰椎处于前屈和左侧侧屈的组合位置时，在右侧L5~S1节段朝向L4~L5关节面施加单纯后-前向压力也会引起了Peter轻微的背痛。被动生理性椎间运动测试显示，L4~L5或L5~S1运动节段没有屈曲受限。

腘绳肌测试

仰卧位腘绳肌伸展度测试（90/90试验[15]）会引起大腿后部疼痛，与左侧相比，右侧腘绳肌伸展度减少了25°。腘绳肌在牵伸状态下的收缩也会引起大腿后部疼痛。同样，触诊右大腿内侧腘绳肌也会引起大腿后部疼痛。仰卧位下，腘绳肌离心收缩时触诊疼痛增加。

循证临床推理

1.体格检查后，你对这两种疼痛有什么样的判断？有什么发现支持这一判断？

治疗师的回答

Peter的腰椎疾病似乎与运动控制功能障碍的某些方面一致[16]。腰椎屈曲的动作和姿势会引发他的疼痛，他的坐姿处于腰椎屈曲/骨盆后倾的最大范围，并且很难将坐姿纠正为中立位前凸。许多研究表明，腰痛人群控制障碍的模式相似[10, 11]。例如，有屈曲活动的腰痛工人在坐位时髋关节屈曲较小，且其脊椎在"习惯性"坐姿中明显比健康的对照组更接近腰椎屈曲的最大范围末端[11]。屈曲控制障碍可解释大腿后部疼痛和背痛，但不能解释大腿后部的锐痛，因为这是由骨盆前倾时单独牵拉腘绳肌引起的。

虽然腰椎运动在坐位时似乎可在最大范围内进行，但在站立时有明显的前屈限制，这可能表明腰椎关节不能承受负荷，这与损伤控制的机制一致。这种不能承受负荷的假设强烈提示患者包括坐骨神经和腰骶神经丛的周围神经敏感[17]，以及腘绳肌紧绷。

Sotrk试验发现，右骶髂关节运动模式正常，因此其不太可能是潜在的疼痛源。伴有骶髂关节后骨盆疼痛的患者使用患侧站立时，其无名骨相对于骶骨的运动模式发生了改变[13]。最近的研究表明，该试验是可靠的[18]，并有助于早期诊断骶髂关节功能障碍。疼痛激发试验也排除了骶髂关节（或髋关节）问题。Laslett等的[14]报告显示，如果大腿推力试验和髂前上棘挤压和牵拉试验均为阴性，表明骶髂关节不太可能是疼痛的来源。

有证据表明，股二头肌与腓骨长肌之间有很强的筋膜连接[19]。因此，有人推测踝背伸下的右侧直腿抬高试验可能会对大腿后部的肌筋膜结构产生压力[4]。然而，对于Peter，症状不太可能是由于腿部筋膜功能紊乱引起的，因为没有其他的发现表明筋膜功能紊乱，但在一系列试验中有一致的证据表明存在周围神经敏感。

虽然有时不能对引起疼痛的组织做出具体判断，但应尽可能确定相应的神经节段[20]。对于Peter，腰痛和大腿后钝痛的疼痛源应是L4~L5和L5~S1节段，这是通过对这些运动节段施加压力再现疼痛得出的。评估结果提示Peter有控制障碍性屈曲不良。简单地说，这个发现基于3个关键点。首先，症状的再现始终与腰椎屈曲的运动或姿势有关。其次，腰椎在前屈位会不断引发疼痛。最后，虽然出现症状的脊柱节段有正常的活动，但患者发现其很难"前凹"脊柱以减少敏感节段上的刺激性压力。这种不良姿势和运动控制的改变形成了一个闭链，在这个闭链中，腰椎最大屈曲会对敏感结构产生压力，从而维持了敏感的疼痛状态[11]。这一闭链解释了Peter为什么会有持续的慢性疼痛，他的疼痛是受应力的运动节段持续的痛觉传导产生的（详见第六章）。

中枢敏化是组织损伤的必然结果[21]。然而没有强有力的证据表明本病例的疼痛是由中枢介导的，因为Peter的疼痛在本质上是间歇性的，疼痛位置不一致，并且要通过特定活动来缓解疼痛[22]。此外，在检查中没有任何特征表明心理社会因素会加重慢性疼痛[23]。

与腰痛相关的大腿疼痛相反，大腿后部锐痛似乎局限于腘绳肌，因为在单独牵拉腘绳肌和腘绳肌等长收缩时都有疼痛。此外，也有证据表明触诊腘绳肌时某一特定区域异常敏感，在牵拉腘绳肌和离心收缩时疼痛刺激进一步增加[24]。目前还没有已知的生物学机制（除了中枢敏感性和疼痛进展的变化）可以解释这些症状。肌肉损伤通常会在一个确定的时间内愈合。然而，肌肉损伤是通过瘢痕组织来愈合的，而不是通过再生。由于最初的腘绳肌损伤是中重度的（伴有腿部血肿），因此难免会形成瘢痕组织，并可能形成粘连[4]。如果瘢痕组织在恢复过程中没有受到足够的压力，它可能已经丧失功能[25]。这可能解释了为什么以前腘绳肌撕裂的部位会反复出现疼痛。

在某种程度上，腘绳肌问题加剧了腰椎的弯曲模式的恶化，而腰椎问题又进一步加重了腘绳肌损伤。右侧腘绳肌有限的伸展性加重了骨盆后倾和腰椎屈曲，从而增加了L4~L5和L5~S1的应力。相反，试着采用一个更中立的腰椎和骨盆位置的直立姿势可能会增加对短缩的、敏感的腘绳肌的压力。因此，我们决定处理腘绳肌问题，这同时也能解决腰部控制问题，这样做可以一举两得。

2.动态关节松动术是否能应用于治疗？如果不能，你是否考虑采用Mulligan理念中其他的治疗方法？

治疗师的回答

Mulligan[26]对与大腿有关的腰痛有4种试验性治疗——阀门技术、屈腿抬高、牵拉直腿抬高和加压直腿抬高。这些技术符合动态关节松动术的标准，在某些临床情况下是非常有效的松动技术。到目前为止，还没有研究来检验这些技术的相对效果。研究证明，屈腿抬高和牵拉直腿抬高对改善腘绳肌伸展性和直腿抬高的范围有直接效果[27-29]，但没有研究调查其长期疗效。作者的临床经验表明，周围神经明显敏感的患者对屈腿抬高的反应最好，这也许能解决腘绳肌的伸展性问题。可以把屈腿抬高比作神经"滑块"[30,31]，滑块沿着机械敏感的神经缓慢移动，而不拉紧神经。Rozmaryn等[32]研究表明，在腕管综合征的标准保守治疗中增加神经滑动运动有好处。此外，有一些证据表明，结合神经滑动操作可以有效地减少疼痛并改善患者的功能，减轻腰背部相关的腿痛[33]。相反，牵拉直腿抬高可有效地拉紧坐骨神经，有可能在腰骶神经或坐骨神经敏感的情况下加剧疼痛。因此，屈腿抬高是处理这个病例的首选技术。

治疗和管理

第一次治疗

表18.1详细介绍了第一次治疗中使用的屈腿抬高技术（图18.2）。由于背痛和腘绳肌问题的易刺激性和慢性特征，实施该技术时屈髋达到最

大角度，但膝关节的位置以保持患者舒适为准。此外，应用等长收缩下的轻微抗阻以避免腘绳肌收缩时产生疼痛。Peter可以耐受这项技术，没有出现背部或大腿疼痛。这项治疗重复了3次。

屈腿抬高的直接效果是站立向前弯腰时手指距离地面的高度改善了5 cm。此外，右侧直腿抬高角度为60°，比治疗前提高了15°，仅出现轻微疼痛。腘绳肌90/90试验未再出现疼痛，但与左侧相比范围仍然是缩小的。

Peter学会了类似屈腿抬高的自我治疗（表18.1，图18.2）。他按要求每天做3组这项练习，每组重复10次。

除了屈腿抬高外，重新训练对骨盆中立位的本体感觉也花了一些时间。由于Peter很难在坐位屈髋90°，所以提高了椅子的高度以减少屈髋。

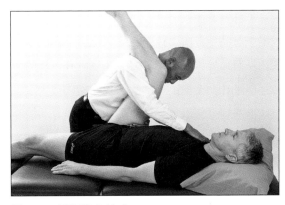

图18.2　屈腿抬高技术

经过练习，Peter能够达到骨盆中立位。他按要求每天至少在高凳子上重复5次这项练习，每次保持5 s。

医生建议Peter保持目前的身体活动水平，不要慢跑或尝试牵拉腘绳肌。

表 18.1	屈腿抬高下的动态关节松动术，改善直腿抬高	
指征	直腿抬高时腰部/大腿后部疼痛和/或运动障碍；腘绳肌伸展性受限	
定位	患者	仰卧位躺在治疗台一侧
	治疗部位	有症状的一侧屈髋90°（如果引起疼痛则减小角度）。同侧膝关节屈曲90°（如果引起疼痛，则增大屈曲角度）
	治疗师	站在患者患腿侧，患者屈曲的膝关节放在治疗师的肩膀上。治疗师通过伸展躯干，沿着患者的股骨线施加牵引力，抬起肩上的腿，同时支撑臂向下推
	治疗师的手	一只手放在治疗台上保持稳定，另一只手抓住患者的股骨控制大腿的位置
应用指导	• 要求患者屈膝，同时将髋关节靠在治疗师的身体上来实现腘绳肌的等长收缩。收缩持续5 s。牵拉力保持不变，髋关节增大屈曲角度，此时再次进行腘绳肌等长收缩（图18.2）。在任一屈髋角度重复这个过程大约5次，直到达到屈髋的最大范围 • 如果引起腿部或背部疼痛，应进一步屈膝或外展髋关节 • 重复整个过程3次 • 随后对直腿抬高或站立位前屈重新进行评估，应该会发现无痛运动范围有显著改善 • 在随后的治疗过程中，可以在条件允许的情况下，逐渐增大膝关节伸展范围 • 自我治疗（图18.3）对于最大限度地提高屈腿抬高技术的有效性非常重要。一种练习是让患者站立，患侧脚放在椅子或凳子上。患者双手从腿内侧向下滑动，直到屈曲的膝关节可以碰到肩膀。如果症状被激发，则要求患者停下，对腘绳肌进行等长收缩（与椅子抗阻伸膝和屈膝），持续5 s，然后试着进一步活动。这个过程可以重复多次。治疗师也可以选择在腰椎上使用动态小平面关节松动术，以减轻前屈的症状。以上练习通常每天至少重复3组，每组10次	
注意事项	• 注意不要挤压髋关节，以免引起腹股沟疼痛 • 牵拉是沿着股骨线进行的，可引起骨盆向后旋转，从而减轻髋关节的压力 • 在整个过程中保持牵拉力，直到患者回到起始位置 • 目的是达到最大的无痛屈髋角度	

第二次治疗

3天后Peter再次接受评估和治疗。他反映背部和大腿的症状都有明显改善。快走时，大腿后部的锐痛未再出现，腰痛也没有那么明显。

重新评估后，他站立向前弯腰时从指尖到地面的距离是15 cm。右侧直腿抬高55°，腘绳肌90/90试验与前一次治疗结束时无变化。无论是坐在普通椅子上还是坐得较高，脊柱-骨盆姿势都得到了改善。

鉴于第一次治疗后有效和持续的反应，我们对Peter重复进行了屈腿抬高治疗，并改进为重复5次。此外，还对高坐位时骨盆前倾动态控制练习进行了一定的细化。

在第二次治疗结束时，站立向前弯腰时指尖到地面的距离为10 cm。右侧直腿抬高现在是65°，腘绳肌90/90试验的范围仅比左侧小10°。此外，Peter能在正常的椅子上保持骨盆中立位。他的自我治疗也在居家的同时进行（图18.3）。Peter按要求在坐位时完成骨盆从中立位倾斜，同时缓慢地将右膝从屈曲90°伸展到70°，反复屈伸。初步评估表明，坐位下膝关节伸展引起的骨盆后倾是由腘绳肌相对紧绷所致。

第三次治疗

Peter反馈由于第二次治疗后病情有了进一步的好转。他坐着工作的时候更舒适了，几乎不会感觉到腰部或大腿后部疼痛。

站立向前弯腰时指尖到地面的距离是10 cm。右侧直腿抬高为65°，在腘绳肌90/90试验中只有5°左右的差异。Peter的坐姿大大改善了。他可以自如地完成从中立位腰椎前凸到中立位骨盆倾斜相互转换。

他还能够控制膝关节从屈膝90°伸展到70°，而不失去对骨盆的控制。触诊L4~L5和L5~S1，以及右腘绳肌，压痛比初诊时有所减轻。肌肉等长收缩不痛，也不产生离心收缩。

鉴于前一阶段的持续疗效，我们重复了屈腿抬高治疗，并在膝关节屈曲70°下进行。此外，还对高坐位时骨盆前倾动态控制练习进行了进一步的改进。

在第三次治疗结束时，站立向前弯腰指尖到地面的距离为5 cm，而且仍然没有出现疼痛。腘绳肌的90/90试验双侧对称。治疗师建议Peter开始缓慢的散步/慢跑计划，逐渐进行到完全但缓慢的慢跑。在条件允许的情况下，逐步改善膝关节伸展范围，继续进行腘绳肌伸展能力的再学习，同时确保在伸展过程中骨盆倾斜和腰椎前凸保持在中立位。

第四次治疗

3周后，Peter反馈所有的活动都有了进一步的改善。他能够慢跑约1 km而不感到腿部肌肉不适，白天上班时坐着只有轻微的不舒服（数字分级评分为2），开车至少1小时才感到背部不

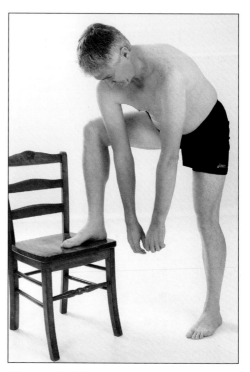

图18.3 自我治疗

适（数字分级评分为2）。在患者特定功能量表中，功能障碍被评为40。

站立时向前弯腰指尖到地面的距离为5 cm，无痛。双侧直腿抬高可达70°左右。腘绳肌90/90试验双侧对称。触诊腘绳肌没有疼痛感，即使是离心收缩也没有疼痛感。Peter的坐姿和在逐渐伸膝时对骨盆中立位的控制能力都很好。

治疗师建议Peter逐渐提高他对慢跑的耐受力，并开始把腘绳肌的灵活性锻炼（同时保持中立位的前凸）作为日常灵活性训练的一部分。没有进一步的治疗计划。

在最后一次治疗的3个月后电话随访了Peter，他在慢跑和伸展方面已经取得了一定的进步，能够轻松地跑5 km，没有任何问题。通过严格关注坐姿，他的腰部症状完全得到了控制。

作者的 Mulligan 理念评论

Peter的病例说明了Mulligan 理念技术是如何快速解决由多种结构引起的慢性、复杂的腰部和大腿疼痛的，包括运动控制、周围神经敏感和肌筋膜功能障碍。

Mulligan理念一直被批评不具有特异性[34]。然而，许多疾病是复杂的，涉及多个结构。例如，足球运动受伤后大腿后部疼痛可能涉及肌肉病理和坐骨神经敏感[35]，就像这个病例。一种单纯的Mulligan就可以改善由腰椎关节紊乱或周围神经敏感引起的直腿抬高受限[29]。这种技术应用的双重性可以说是Mulligan理念的优点，而不是缺点。

屈腿抬高法的目的是恢复正常的活动能力，减少疼痛和其他身体损伤。Dixon和 Keating[36]认为，直腿抬高范围的改善必须大于6°才有意义。在本病例中，经过4次治疗，直腿抬高的范围发生了25°的变化，达到了这个标准。根据患者特定功能量表的评估，该范围会随着症状和疾病的改善而增加。

迄今为止，只有一项研究调查了屈腿抬高法对腰痛和损伤的影响[27]。这项小型、双盲、随机的安慰剂对照试验评价了屈腿抬高技术的即时效果。干预后24小时，2组患者的直腿抬高范围改变的平均差异为7°，实验组的疼痛评分显著降低。

本病例在4次治疗后，疼痛的数字分级评分从5变为2，超过了临床意义改变的测量误差范围[37]。发生这种变化的一个潜在机制可能是类似滑动技术的动态关节松动术激活了敏感神经组织[38, 39]，已证明这对神经敏感性紊乱的患者有用[40]。Peter有明显的可能导致腰痛和大腿痛的周围神经敏感迹象。当然，这可能不是屈腿抬高技术唯一的治疗效果（详见第五至第七章）。

屈腿抬高的另一个潜在的好处可能是可以改变腘绳肌的伸展性。我们有理由假设，腘绳肌伸展性的增强与中枢神经生理过程密切相关（详见第五至第七章），而屈腿抬高会引发神经生理反应，影响肌肉的牵拉耐受度。对于本病例，腘绳肌伸展性的增加可能会减轻疼痛的腰椎组织的压力，因为骨盆旋前的增加使敏感的下腰椎运动节段的压力更小。

Zusman认为减轻疼痛的机制可能还包括习惯化和消失[41]。来自受损组织的刺激使神经系统的习惯发生了变化或重塑。因此，神经系统"学会"对越来越弱的刺激做出反应，这一过程类似于巴甫洛夫条件反射。在止痛方面，目的是以渐进、功能性和无疼痛的方式鼓励正常活动[41]。Peter前屈和腘绳肌收缩都会产生疼痛。屈腿抬高可在没有任何明显危险的情况下，使患者暴露于先前痛苦的运动中，这是用于消除厌恶记忆的干预措施的基础[42]。

渐进式的运动也可能通过习惯化使神经系统脱敏。这一机制包括突触前神经末梢传递冲动的能力逐渐下降。对于本病例，重复屈腿抬高产生的非有害的感觉输入可能与痛觉敏化发生了竞争并取代了痛觉敏化，使神经系统恢复到了较正常的状态[41]。

参考文献

[1] Donnelly C，Carswell A.Individualized outcome measures: a review of the literature. Canadian Journal of Occupational Therapy. 2002;69(2):84–94.

[2] Pengel LH，Refshauge KM，Maher CG.Responsiveness of pain, disability, and physical impairment outcomes in patients with low back pain.Spine.2004; 29(8):879–883.

[3] Ekstrand J，Gillquist J.Soccer injuries and their mechanisms:a prospective study.Medicine and Science in Sports and Exercise. 1983;15(3):267–270.

[4] Hoskins W，Pollard H.The management of hamstring injury — part 1: issues in diagnosis. Manual Therapy. 2005;10(2):96–107.

[5] Jarvinen TA，Jarvinen TL，Kaariainen M，et al. Muscle injuries:optimising recovery.Best Practice and Research in Clinical Rheumatology. 2007;21(2):317–331.

[6] Hoskins W，Pollard H.Hamstring injury management — part 2: treatment. Manual Therapy. 2005;10(3):180–190.

[7] Hoskins WT，Pollard HP. Successful management of hamstring injuries in Australian Rules footballers: two case reports.Chiropractic and Osteopathy. 2005;13(4).

[8] Halbertsma JP，Goeken LN，Hof AL，et al. Extensibility and stiffness of the hamstrings in patients with non-specific low back pain. Archives of Physical Medicine and Rehabilitation. 2001;82(2):232–238.

[9] Verrall GM，Slavotinek JP，Barnes PG，et al. Clinical risk factors for hamstring muscle strain injury: a prospective study with correlation of injury by magnetic resonance imaging. British Journal of Sports Medicine. 2001;35(6):435–439；discussion 40.

[10] Burnett AF，Cornelius MW，Dankaerts W，et al. Spinal kinematics and trunk muscle activity in cyclists: a comparison between healthy controls and non-specific chronic low back pain subjects — a pilot investigation. Manual Therapy. 2004;9(4):211–219.

[11] O'Sullivan PB，Mitchell T，Bulich P，et al. The relationship beween posture and back muscle endurance in industrial workers with flexion-related low back pain. Manual Therapy. 2006;11(4):264–271.

[12] Smith A，OSullivan P，Straker L. Classification of sagittal thoraco-lumbo-pelvic alignment of the adolescent spine in standing and its relationship to low back pain. Spine. 2008;33(19):2101–2107.

[13] Hungerford B，Gilleard W，Hodges P.Evidence of altered lumbopelvic muscle recruitment in the presence of sacroiliac joint pain.Spine. 2003;28(14):1593–1600.

[14] Laslett M，Aprill CN，McDonald B，et al.Diagnosis of sacroiliac joint pain:validity of individual provocation tests and composites of tests. Manual Therapy. 2005; 10(3):207–218.

[15] Hartig DE，Henderson JM. Increasing hamstring flexibility decreases lower extremity overuse injuries in military basic trainees. American Journal of Sports Medicine. 1999;27(2):173–176.

[16] O'Sullivan P. Diagnosis and classification of chronic low back pain disorders: maladaptive movement and motor control impairments as underlying mechanism. Manual Therapy. 2005;10(4):242–255.

[17] Hall TM，Elvey RL.Management of mechanosensitivity of the nervous system in spinal pain syndromes. In: Boyling G，Jull G (eds) Grieves Modern Manual Therapy (3rd edn). Edinburgh: Elsevier Churchill Livingstone. 2005:413–431.

[18] Hungerford BA，Gilleard W，Moran M，et al. Evaluation of the ability of physical therapists to palpate intrapelvic motion with the Stork test on the support side. Physical Therapy. 2007;87(7):879–887.

[19] Weinert CR，Jr.，McMaster JH，Ferguson RJ. Dynamic function of the human fibula. American Journal of Anatomy. 1973;138(2):145–149.

[20] Phillips DR，Twomey LT. A comparison of manual diagnosis with a diagnosis established by a uni-level lumbar spinal block procedure. Manual Therapy. 1996;1(2):82–87.

[21] Zusman M.Forebrain-mediated sensitization of central pain pathways: 'non-specific' pain and a

new image for MT. Manual Therapy. 2002;7(2):80–88.

［22］ O'S ullivan PB，Beales DJ.Diagnosis and classification of pelvic girdle pain disorders—Part 1: a mechanism based approach within a biopsychosocial framework. Manual Therapy. 2007;12(2):86–97.

［23］ Waddell G.The Physical Basis of Back Pain. The Back Pain Revolution. Edinburgh: Churchill Livingstone. 1998:135–154.

［24］ Hopper D，Deacon S，Das S，et al. Dynamic soft tissue mobilisation increases hamstring flexibility in healthy male subjects. British Journal of Sports Medicine. 2005;39(9):594–598；discussion 8.

［25］ Jarvinen TA，Jarvinen TL，Kaariainen M，et al. Muscle injuries: biology and treatment. American Journal of Sports Medicine. 2005;33(5):745–764.

［26］ Mulligan BR.Manual therapy，Nags，Snags，etc (5th edn). Wellington: Plane View Services 2004.

［27］ Hall T，Hardt S，Schafer A，et al. Mulligan bent leg raise technique—a preliminary randomized trial of immediate effects after a single intervention. Manual Therapy. 2006;11(2):130–135.

［28］ Hall TM，Cacho A，McNee C，et al. Effects of the Mulligan traction straight leg raise technique on range of movement.Journal of Manual & Manipulative Therapy. 2001;9(3):128–133.

［29］ Hall TM，Beyerlein C，Hansson U，etal.Mulligan traction straight leg raise: A pilot study to investigate effects on range of motion in patients with low back pain. Journal of Manual & Manipulative Therapy. 2006;14(2):95–100.

［30］ Butler D. The sensitive nervous system. Adelaide: NOI Group Publications 2000.

［31］ Shacklock M. Clinical Neurodynamics. Edinburgh: Elsevier 2005.

［32］ Rozmaryn LM，Dovelle S，Rothman ER，et al. Nerve and tendon gliding exercises and the conservative management of carpal tunnel syndrome. Journal of Hand Therapy. 1998;11(3):171–179.

［33］ Schafer A，Hall TM，Briffa K，Ludtke K，Mallwitz J. Outcomes differ between subgroups of patients with low back and leg pain following neural manual therapy— a prospective cohort study (submitted for publication).

［34］ Cornwall J. Commentary. New Zealand Journal of Physiotherapy. 2005;13(3):113–114.

［35］ Kornberg C，Lew P. The effect of stretching neural structures on grade one hamstring injuries. Journal of Orthopaedic and Sports Physical Therapy，1989; 10(12):481–487.

［36］ Dixon JK，Keating JL. Variability in straight leg raise measurements: Review. Physiotherapy. 2000; 86(7):361–370.

［37］ Childs J，Piva S，Fritz JM. Responsiveness of the Numeric Pain Rating Scale in patients with low back pain. Spine. 2005;30(11):1331–1334.

［38］ Coppieters MW，Alshami AM.Longitudinal excursion and strain in the median nerve during novel nerve gliding exercises for carpal tunnel syndrome. Journal of Orthopaedic Research.2007; 25(7):972–980.

［39］ Coppieters MW，Butler DS. Do 'sliders' slide and 'tensioners' tension? An analysis of neurodynamic techniques and considerations regarding their application. Manual Therapy. 2008;13(3):213–221.

［40］ Coppieters MW，Bartholomeeusen KE，Stappaerts KH. Incorporating nerve-gliding techniques in the conservative treatment of cubital tunnel syndrome. Journal of Manipulative Physiological Therapy. 2004;27(9):560–568.

［41］ Zusman M.Mechanisms of musculoskeletal physiotherapy. Physical Therapy Reviews. 2004;9:39–49.

［42］ Myers KM，Davis M.Behavioral and neural analysis of extinction. Neuron.2002;36(4):567–584.

第十九章 2例青少年运动员外踝扭伤的研究

Bill Vicenzino，Toby Hall，Tracey O'Brien

注：本病例改自O'Brien和Vicenzino的文献[1]。

概述

前面的章节讲述了应用动态关节松动术治疗患者的病例，并深入探讨了治疗师的临床思维和推理过程。本章改自以前发表的论文[1]，并采用与上述病例报告章节不同的方法。它的不同之处在于它在病例研究设计的框架中提出了2个病例，包含了一些其他的临床推理评论。单个病例研究设计是从病例报告（如前几章所述）中获得的下一级证据，只要患者愿意，这是一个可行且实用的设计，且可供治疗师用于报告特定患者的治疗结果。然后可以将一个或多个病例研究结合起来，为其他治疗师管理患者提供指导，或者用于开发其他试验、申请资助和随机临床试验，这些都会促使证据基础的发展。例如，治疗网球肘的侧向滑动动态关节松动术，先是在Mulligan的教科书和几个病例报告中进行了描述，然后是单个个案研究[2]和一系列临床和实验室试验[3-10]，然后作为澳大利亚国家健康与医学研究委员会项目资助的基础资助的一项完整的随机临床试验（$n=198$），该试验最近已在几个高影响因子的医学杂志和循证医学期刊上发表[11-15]。

本章提供了2个病例研究设计的例子作为个案研究，2名男性患者，Rohan和Cameron，他们最近都有跖屈和内翻式的踝关节扭伤，并且以前没有踝关节扭伤病史。本章在简要描述患者主诉和正在研究的动态关节松动术之后，概述了所应用的单个病例研究设计方法的关键要素。在详细说明研究的要素时，我们首先描述了所采用的治疗和管理，然后是用于评估疼痛、损伤和功能的措施，最后是病例研究设计程序，以及Rohan和Cameron的治疗结果。本章还包括临床推理评论，以便读者应用于临床实践并同本书其他病例报告的主题保持一致。

病史

Rohan是一名17岁的篮球运动员，右踝受伤后3天出现外踝疼痛（图19.1A）。他踝关节各个方向上的运动都有疼痛，外踝和中足周围有明显的肿胀。 X线检查没有明显的骨折。为避免负重，他挂拐行走。

Cameron是一名18岁的足球运动员，左踝受伤2天。他的主要体征和症状是上楼梯困难，踝关节运动减少，外踝疼痛和脚踝明显肿胀（图19.1B）。他完全负重，但在步态的支撑相（站立期）时间和背屈角度均减少。

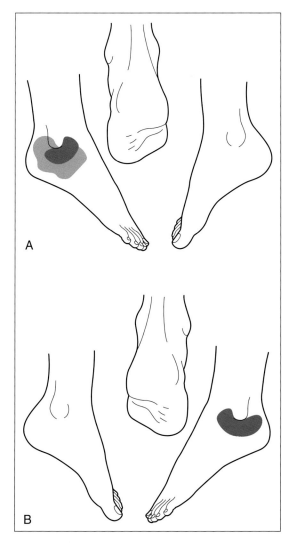

图19.1 描绘Rohan（A）和Cameron（B）症状部位的身体图示，二人都有踝关节和足部肿胀

循证临床推理

1.在这2个相似的病例中，早期阶段外踝疼痛的病理机械原因可能是什么？

治疗师的回答

跖屈/内翻应力是踝关节最常见的损伤机制。它常常导致距腓前韧带（ATFL）受损，其他结构也有可能受累[3]。据报道，胫腓前韧带扭伤或"高"踝扭伤相对不常见[4]且仅在较严重的踝关节扭伤中发生[3]。然而，也有恰恰相

反的临床证据——这些损伤比以前认为的常见[4]。外踝疼痛和功能障碍的原因还有踝关节周围骨折，距骨顶的骨软骨骨折，腓骨肌腱脱位，慢性滑膜炎，前、后或前外侧撞击，反射性交感神经营养不良[3]，距下关节不稳定[5]，退行性关节炎，骨赘撞击，游离体和距下关节撞击[6]。任何这些病症的存在都会使踝关节疼痛的处理复杂化，并可能导致慢性踝关节疼痛和功能障碍。

2.根据Mulligan理念，外踝扭伤的病理生理学基础是什么？有什么证据支持这样的观点？

治疗师的回答

Mulligan[7]声称，当一个人像内翻扭伤一样转动脚踝时，力并不使ATFL撕裂，而是通过这条韧带传至外踝并使远端腓骨向前和向下分离。有证据表明，有些患者中，亚急性和慢性踝关节不稳定可能存在腓骨前移。然而，目前临床上尚无检测这种半脱位的手段。有关这方面的更多信息，请参见第四章。

3.Mulligan理念是否可以在控制外踝扭伤方面发挥作用？

治疗师的回答

外踝扭伤常见且通常由医务人员治疗。传统的治疗方法包括电疗、手法治疗和关节松动术，以及肌力训练、本体感觉训练和特定性训练[3]。动态关节松动术是一项相对较新的临床技术，尚未作为急性踝关节疼痛的标准手法治疗。因此，尚未对此进行全面研究。

治疗和管理

这2个病例应用的治疗技术是外踝的动态关节松动术。该技术包括应用手法持续在腓骨远端后外侧和上侧滑动，而患者主动将踝关节反向内翻运动至最大无痛范围（表19.1）。如果达到全

范围无痛，则治疗师应给予加压（图19.2）。每个病例都重复了4次动态关节松动术，然后采用常规的贴扎技术复制滑动代替手法治疗，从而巩固动态关节松动术的治疗效果（图19.3）。

循证临床推理

1.支持动态关节松动术临床疗效的证据是什么？为什么你会考虑应用没有经验证据的技术？

治疗师的回答

我们找不到任何研究或临床试验证明关节松动术手法应用的临床疗效，因此我们进行了个案研究报告，描述动态关节松动术的临床疗效，其中缺乏高水平的临床试验证据。虽然没有关于动态关节松动术手法应用的研究，但有一项研究评估了动态关节松动术贴扎技术关于预防踝关节扭伤的能力。Moiler等[8]研究了125名433次暴露的篮球运动员（对照组209例，贴扎组224例），有11次踝关节扭伤。贴扎组仅发生2次扭伤，这在统计学意义上说明腓骨贴扎有利（优势比0.2；95% CI：0.04~0.93；需要治疗的人数22；95% CI：12~312）。

2.本章应用的动态关节松动术的基本原理是什么？

治疗师的回答

应用动态关节松动术治疗外踝扭伤的基本原

表 19.1	用于腓骨远端的动态关节松动术	
指征	跖屈/内翻扭伤后踝关节内翻受限和疼痛。踝关节跖屈和背屈继发受限	
定位	患者	仰卧位
	治疗部位	患腿微微抬离治疗床，治疗师用手支撑以允许足和踝自由跖屈和内翻
	治疗师	面对患者站在治疗床旁
	治疗师的手	治疗师的一只手的内侧大部分稳定胫骨。将这只手的第2~4指放在胫骨后部，以允许腓骨自由移动。治疗师做松动术的手鱼际置于与腓骨远端的前/下方。这只手的第2~4指环绕在小腿的后侧，在固定手的手指后面。松动手在腓骨上的蚓状持握动作（第2~5指的掌指关节屈曲，拇指腕掌关节屈曲）直接施加在腓骨上，向后部、上部和外侧滑动腓骨。如果应用了正确的滑动，患者能够在没有疼痛的情况下主动内翻更大的幅度
应用指导	• 指向后、上和侧方对腓骨施力 • 通过正确应用腓骨滑动，可以看到足部轻微外翻 • 在保持腓骨滑动的同时，指示患者主动内翻足部 • 如果正确应用该技术，患者能够在没有疼痛的情况下实现相当大的内翻角度 • 如果疼痛持续存在，甚至修改后仍然存在，不应使用该技术 • 重复移动几次，然后重新评估，无痛运动范围应有显著改善 • 如果使用腓骨滑动可以实现全范围无痛主动内翻，则治疗师可以施加温和的内翻压力1~2 s。重要的是，这种运动也应是无痛的	
注意事项	• 确保对腓骨施加轻柔而不过度的力。过度的力可能会导致不适或疼痛，从而妨碍该技术的效果。对于可能存在显著局部压痛和肿胀的急性踝关节扭伤尤其如此。在所有情况下，建议使用橡胶海绵垫着腓骨的接触面上，以免对患者造成压痛 • 患者在松动术或主动运动的任何阶段都不得出现任何疼痛或其他症状。如果疼痛发生，应该通过巧妙地改变施加在腓骨上的力的方向或施加的力的大小来调整该技术	
变化	• 通过外踝的贴扎来模拟动态关节松动术通常对治疗是有益的（图19.3） • 一旦内翻范围完全恢复且无痛，就可以通过结合跖屈和内翻来进阶该技术 • 踝关节内翻扭伤后背屈可能受限，在背屈位可能有疼痛产生。在对跖屈和内翻进行治疗后，也可以使用相同的动态关节松动术来恢复背屈。通过在负重位重复该手法治疗可以进一步加大背屈的活动度	

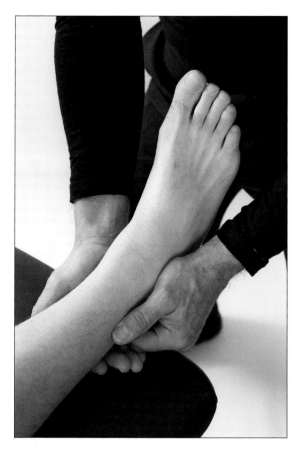

图19.2 应用动态关节松动术对腓骨远端进行复位
（有关说明，请参见表19.1）

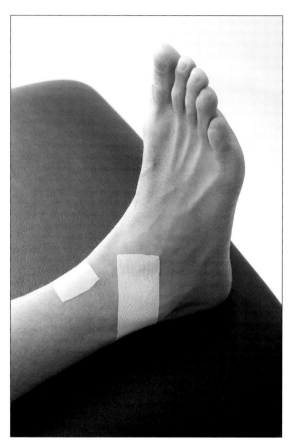

图19.3 踝关节的Mulligan贴扎技术（模拟动态关节
松动术的滑动效应）

理是基于腓骨远端向前内侧半脱位的病理解剖机制（详见第四章）[9, 10]。假设动态关节松动术（和松动后的贴扎技术）通过复位腓骨的半脱位来实现其效果。对这种复位的假设没有直接的研究，但似乎可以推理出在与半脱位相反的方向施加力似乎是合适的。

尽管应用动态关节松动术几乎没有基于发病机制的研究，但East等[11]最近研究了腓骨复位的Mulligan贴扎技术从跳跃着地的可能机制（n=30，其中应用腓骨复位的Mulligan贴扎技术组10例，应用安慰剂的贴扎技术组10例和空白对照组10例）。他们报告，腓骨贴扎技术在着地时可限制跖屈，并在着地时减少胫骨前肌的肌电图活动，这表明踝关节处于更稳定的位置。就踝

关节内翻扭伤而言，在着陆阶段它是最脆弱的。在此阶段，腓骨远端的半脱位应力与贴布的动力学效应之间的关系尚不确定，但为进一步的工作提供了平台。

对于腓骨的前方半脱位，动态关节松动术的作用机制的研究有待进一步确认，无论是手法还是通过贴扎技术。

3.如果支持动态关节松动术在踝关节扭伤管理方面的临床效果或展示减少腓骨远端前内移位的证据很少，那么你选择它作为治疗技术的原因是什么？

治疗师的回答

动态关节松动术是隐含的评估技术，如果患有踝关节扭伤的患者出现在诊所，在问诊后并结

合与体格检查一致的诊断，医务人员可以按照第二章尝试性地应用动态关节松动术。如果患者在应用动态关节松动术期间，特定的损伤评估结果得到显著改善，可以将此作为患者特定的证据，在踝关节损伤的管理中继续使用动态关节松动术。同样，如果尝试性的动态关节松动术没有显示改变患者的主要问题或患者特定损伤评估结果，那么应考虑其他治疗方法。这时，应考虑更严重的病理可能（如骨折、撞击综合征、游离体、腓骨肌腱半脱位），这些严重的病变不会对物理治疗产生反应，因此需要转诊给其他医务人员。

结果措施

疼痛和功能视觉模拟评分法

使用视觉模拟评分法（visual analogue scale，VAS）评估当前的疼痛感知水平。疼痛VAS是一条10 cm的水平线，一端为"无痛"，另一端为"可以想象的最严重的疼痛"。功能VAS用于评估患者在过去24小时内的功能水平[12]。功能VAS也是一条10 cm的水平线，一端为"无功能（无法行走）"，另一端为"全功能（可以重返运动）"。在完成疼痛和功能VAS时，患者和治疗师是双盲的。这些量表的临床效度和信度以前已被证实[12, 13]。

关节内翻活动度

使用改进的踏板测角仪（图19.4）测量内翻角度的信度已被证明[14]。患者以长坐位坐在床上，腿和脚用尼龙搭扣固定在踏板测角仪上。踏板测角仪的脚踏板保持在42°跖屈位，以便使测角仪的轴线与后足轴线的内翻位接近[15]。

背屈活动度

在患者面向墙壁的负重状态下评估背屈。当膝关节与墙壁靠近时，蹞趾和墙壁之间的距离用

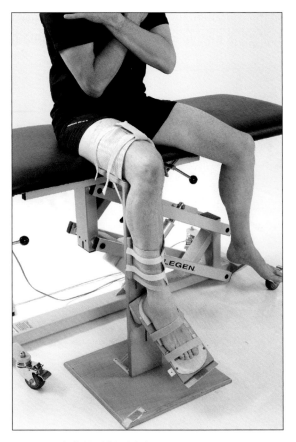

图19.4 改进的踏板测角仪

作背屈的指标。用卷尺测量该距离。整个测试过程足跟保持与地板接触。这种测量负重背屈的方法已被证明其信度的可靠性[16]。

踝关节功能测试量表

Kaikkonen等[17]描述的踝关节功能测试有一个小的修改，适用于临床情况，提供了踝关节功能指数的信度和效度检验（表19.2）。治疗师输入在患者和测量时间之间是标准化的。

病例研究设计程序

2个个案的研究设计有所不同。传统上，个案研究设计包括许多不同的阶段，所有阶段都用字母表示。例如，A通常是基线或非治疗阶段；B通常是干预阶段，测试感兴趣的受试者；C通常是干预后的非治疗阶段。这里的2个个案研究设计使用的是ABAC和BABC。

表19.2　Kaikkonen[17]量表，包括标准和相关的数字评定量表	
问题	分数
1.在日常生活活动期间你是否有以下症状？疼痛、肿胀、僵硬、压痛或打软腿？	
无任何不适感	15
症状轻微（仅有其中一项症状）	10
中等程度的症状（有其中2项或者3项症状）	5
严重症状（有4项以上症状）	0
2.你能正常走路吗？	
能	15
不能	0
3.你能正常跑步吗？	
能	15
不能	0
4.下一层楼梯需要多长时间？	
13.5 s以下	10
13.5~15 s	5
大于15 s	0
5.患腿提踵	
超过40个	10
30~39个	5
小于30个	0
6.患腿足跟着地脚趾抬离地面	
超过40个	10
30~39个	5
小于30个	0
7.患腿单腿站立	
大于55 s	10
50~55 s	5
小于55 s	0
8.踝关节松弛（临床前抽屉征）	
稳定（≤5 mm）	10
不稳定（6~10 mm）	5
极度不稳定（10 mm）	0

续表

问题	分数
9.背屈活动度（非负重状态下用测角仪测量）	
≥10°	10
5~9°	5
<5°	0

注：
（1）把所有项的分值相加得出总分。Kaikkonen等[17]确定，对于试验人群，如果得分超过85，踝关节为优秀，得分为70~80踝关节为良好，得分为55~65之间踝关节较差，得分低于50踝关节极差
（2）Kaikkonen等[17]建议应该走下44级台阶，然后用秒表记录时间。Kaikkonen等[17]研究的每一个台阶都是18 cm高，22 cm深。一步一步地走下台阶，脚底与台阶完全接触。Kaikkonen等[17]发现踝关节功能良好的患者可以在18 s内走完楼梯；表现出平均功能的患者在18~20 s内完成了这项活动；踝关节功能不良的患者需要>20 s才能完成这项活动。本研究使用了具有33个台阶的楼梯，每个台阶高17 cm，深28 cm。因此，对于功能良好的患者，评定量表时间按比例修改为小于13.5 s，平均功能的患者为13.5~15 s，对于踝关节不良的患者则为15 s以上
（3）患腿使用节拍器以每分钟60次的速度足跟和足趾抬离地面上升。至少需要离开地面1 cm才能测量为上升
（4）患腿的单腿站立是平衡测试，在单腿姿势的方形格子上进行，前足负重，对侧膝关节屈曲，手置于身体后方

Rohan使用的是BABC程序，Cameron使用的是ABAC程序。Rohan的第一个治疗阶段B和Cameron的唯一的治疗阶段是在2周的时间内进行6次治疗。Rohan接受了2个B阶段，第二个B涉及3次治疗，超过1周。Rohan的非治疗阶段A涉及3次测量，超过1周，而Cameron的初始非治疗阶段A包括1周内的5次测量。这个为期1周的观察期用于提示未经治疗的Cameron损伤的自然进展；而对于Rohan，它反映了几次治疗后的病史。理想情况下，Cameron的2周无治疗观察期可能会与Rohan的第一个治疗阶段产生较好的比较。但这很难证明，因为Cameron正在诊所接受治疗。治疗后评估C期涉及超过1周的3次测量。该研究进行了5周。

每个阶段都开始于踝关节功能测试[17]，疼痛和功能VAS，以及内翻和背屈关节活动度的测量。在B阶段，动态关节松动术是在一组测试之后进行的。在动态关节松动术之前、期间和之后分别进行内翻角度的测量，并且在内翻测试期间在动态关节松动术应用之前和之后进行疼痛VAS评估。在负重位进行动态关节松动术之前和之后测量背屈角度。在研究期间，患者没有收到任何结果指标的反馈。手法治疗后用2条35 mm硬性贴布（BDF Australia）贴扎踝关节以模拟动态关节松动术的治疗（图19.3）。

治疗结果

在个体治疗期间（治疗前、治疗期间和治疗后）和研究过程（阶段A、B和C）的治疗效果的特征模式见图19.5~图19.8。

内翻角度和疼痛

在应用动态关节松动术期间改善了内翻的关节活动度（图19.5A），并且在应用后改善程度较小。使用后立即减轻了疼痛（图19.5B）。Rohan和Cameron就是这种情况。内翻角度的增加为2°~6°（分别为9%和17%），动态关节松动术后立即疼痛减轻的幅度在第一次治疗期间最大，分别为3 cm和2.4 cm或比治疗前减轻38%和60%。

功能

与A期和C期相比，2个患者的感知功能水平在治疗期（B）中以更高的速率增加（图19.6）。

背屈的角度

应用动态关节松动术后背屈得到改善（图19.7）。单见动态关节松动术治疗期的背屈指数最大约增加1 cm。

踝关节功能测试

2个患者的第一个治疗阶段B的测试分数在6个疗程中均显示出改善（图19.8）。代表Rohan（BABC设计）的第一个B阶段的线的斜率为7.4（$P=0.0006$；$R^2=0.95$），Cameron的B阶段斜率（ABAC设计）为5.3（$P=0.0003$；$R^2=0.97$）。Cameron的A阶段（预治疗阶段）的自然进展速度为1.5（$P=0.058$）。

测试结果之间的关系

踝关节功能测试存在较强的相关性：踝关节功能测试评分与功能（$r=0.92$）；踝关节功能测试评分与疼痛（-0.90）；踝关节功能测试评分和背屈（0.87），与背屈和功能（0.80）。疼痛和功能（-0.72）、内翻和背屈（0.60）、踝关节功能测试评分和内翻（0.59）、内翻和功能之间（0.52）、疼痛和内翻之间（-0.48），以上相关性在0.01水平均有显著性差异。

所有结果测量都使用Pearson相关系数相互关联，支持它们是评估踝关节损伤后踝关节功能改善的有效指标。有趣的是，内翻与踝关节功能测试得分没有那么强烈的相关性，但是背屈与踝关节功能测试得分和功能相关。这一发现与Kaikkonen等[17]的发现相似，并且是他们的测试方案中省略内翻角度的原因。

循证临床推理

1.这些病例支持踝关节扭伤后腓骨错位的观点吗？有哪些其他可能的假设可以解释所看到的改善？

治疗师的回答

这些个案研究并不直接支持腓骨错位的观点，原因有2个：①未检查错位；②可以在踝关节损伤的急性期检查错位。迄今为止，仅有亚急性和慢性踝关节损伤错位的研究，而非急性。对于这2个病例报告的结果，还有一些其他合理的解释，这些解释并不容易从这种研究方法中看出来。其他一些可能的解释已经在前面的章节中详细介绍过（第四至第七章）。

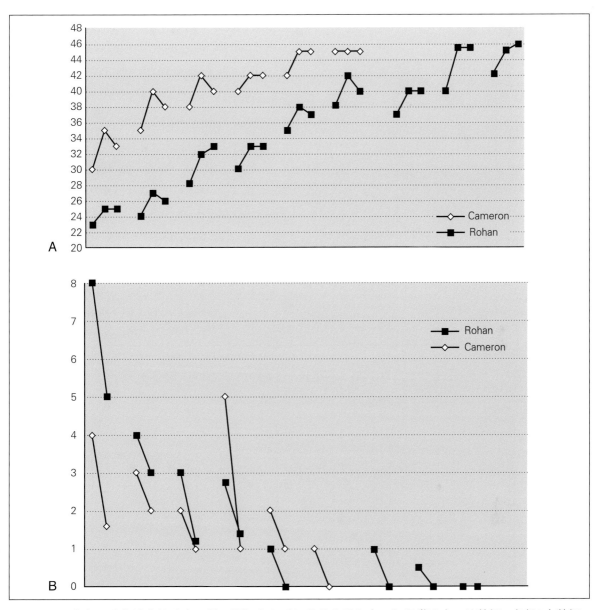

图19.5 A.在应用动态关节松动术之前、期间和之后记录的内翻角度。仅提供治疗日的数据。每组3个数据点由左到右分别表示应用前、应用期间和应用后数据。B.内翻状态下，施加动态关节松动术之前和之后，在施用日记录的疼痛VAS数据。请注意：Cameron只有一个治疗阶段

2.您如何确信动态关节松动术比自然进程更快地改善了症状？

治疗师的回答

众所周知，在创伤性损伤后的最初几天（如踝关节内翻扭伤），通常会快速解决患者的体征和症状。本研究中Cameron的A阶段是踝关节损伤的自然恢复期，对比Rohan的治疗，所有结果显示，当使用动态关节松动术时改善是明显的，表明动态关节松动术的效果优于自然恢复。

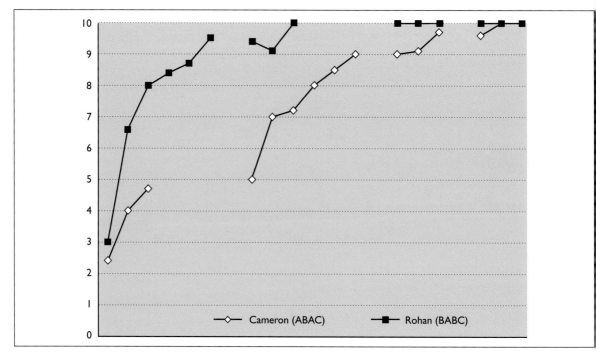

图19.6 在踝关节功能测试研究的所有阶段，2名患者在过去24小时内的感知功能水平

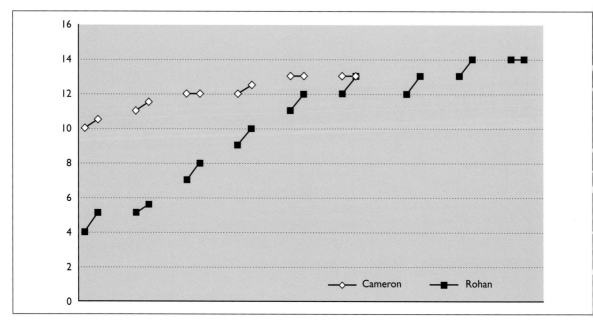

图19.7 2名患者在应用动态关节松动术之前和之后的背屈指数（cm）。每组2个数据分别为应用之前和之后的数据。请注意：仅提供了治疗阶段的数据

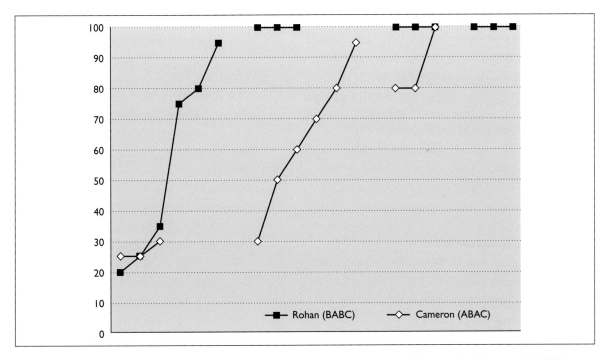

图19.8 2名患者踝关节功能测试结果。请注意：此处仅显示Cameron的A阶段5天的3个备用日中的措施

作者的 Mulligan 理念评论

这2个病例研究证明了应用Mulligan的动态关节松动术对急性外踝扭伤的直接影响，并证实了Mulligan声称的快速和显著的改善[10]。在内翻和背屈的关节活动度中有临床意义上的明显的快速改进，以及疼痛的立即减少，进而更多全局测量结果的改善，如Kaikkonen等[17]的踝关节功能测试评分和功能VAS。最重要的是，这2个急性期踝关节损伤病例证明在应用动态关节松动术后的第一周，疼痛、功能和损伤的改善远远优于自然恢复。

本研究中证明了应用动态关节松动术的作用有2个特点——疼痛和运动的直接和快速改善，并且在几天内逐渐累积改善。应用动态关节松动术的这些特性已在第四章中讨论过。

参考文献

［1］O'Brien T, Vicenzino B. A study of the effects of Mulligan's mobilization with movement treatment of lateral ankle pain using a case study design. Manual Therapy. 1998;3(2):78–84.

［2］Vicenzino B, Wright A.Effects of a novelmani pulative physiotherapy technique on tennis elbow:a single case study.Manual Therapy. 1995;1(1):30–35.

［3］Brukner P, Khan K. Clinical Sports Medicine (2nd edn). Sydney: McGraw-Hill 2001.

［4］Briner W, Carr D, Lavery K.Anterioinferior tibiofibular ligament injury:not just another ankle sprain. Physician and Sports Medicine. 1989;17(11): 63–69.

［5］Martin DE, Kaplan PA, Kahler DM, et al.Retrospective evaluation of graded stress examination of the ankle. Clinical Orthopaedics and Related Research. 1996; (328):165–170.

［6］Meislin R, Rose D, Parisien S, Springer S. Arthroscopic treatment of synovial impingement of the ankle. American Journal of Sports Medicine. 1983;21(2):186–189.

［7］Mulligan BR.Manual Therapy:'NAGS', 'SNAGS', 'MWMs' etc(5th edn). Wellington: Plane View Services 2004.

［8］ Moiler K，Hall T，Robinson K. The role of fibular tape in the prevention of ankle injury in basketball: A pilot study. Journal of Orthopaedic and Sports Physical Therapy. 2006;36(9):661–668.

［9］ Hetherington B.Lateral ligament strains of ankle，do they exist?Manual Therapy. 1996;1(5):274–275.

［10］ Mulligan BR. Manual Therapy.'NAGS'，'SNAGS'，and 'MWMs' etc. Wellington: Plane View Services 1995.

［11］ East MN，Blackburn JT，DiStefano LJ，et al. Effects of fibular repositioning tape on ankle kinematics and muscle activity. Athletic Training & Sports Health Care. 2010;2(3):113–122.

［12］ Stratford P，Gill C，Westaway M，et al. Assessing disability and change on individual patients:a patient specific measure. Physiotherapy Canada. 1995;47: 258–263.

［13］ Melzack R，Katz J. Pain measurement in persons in pain. In: Wall P，Melzack R (eds) Textbook of Pain. Edinburgh: Churchill Livingstone. 1994:337–351.

［14］ Tweedy R，Carson T，Vicenzino B. Leuko and Nessa Ankle braces: effectiveness before and after exercise. Australian Journal of Science and Medicine in Sport. 1994; 26(3-4):62–66.

［15］ Boyle J，Negus V.Joint position sense in the recurrently sprained ankle.Australian Journal of Physiotherapy. 1998;44(3):159–163.

［16］ Bennell KL，Talbot RC，Wajswelner H，et al. Intra-rater and inter-rater reliability of a weight-bearing lunge measure of ankle dorsiflexion.Australian Journal of Physiotherapy. 1998;44(3):175–180.

［17］ Kaikkonen A，Kannus P，Jarvinen M.A performance test protocol and scoring scale for the evaluation of ankle injuries. American Journal of Sports Medicine. 1994; 22(4):462–469.

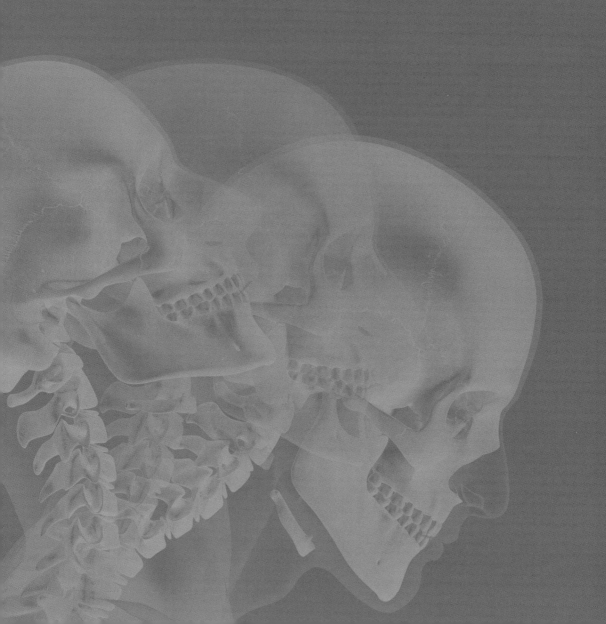

第五部分
疑难问题

第二十章 疑难问题的处理

Bill Vicenzino，Toby Hall，Wayne Hing，Darren Rivett

动态关节松动术的原理和实际应用似乎非常简单和直接，但要达到预期的结果，每种技术通常都需要进行微调。如果患者特定障碍评估（CSIM）没有立即改善或者技术本身很痛苦，则不应该继续使用动态关节松动术，首次使用动态关节松动术时尤应如此。也许治疗师手的位置或力的大小和方向并不是他们应该和需要调整的。手法治疗在临床应用中有很多技巧，如动态关节松动术。与很多手法治疗一样，有能力的治疗师需要不断练习，技术才能变得高超。经验丰富的治疗师不会因为第一次尝试没有完全成功就放弃，会尝试各种微调，以获得更好的效果。根据我们的经验，更准确地说，越是基础的，越有可能获得积极、持续的治疗效果。Brian Mulligan称之为"调整或稍微调整"，但技术故障排除可能是更精确的术语。 以下是使用动态关节松动术时经常出现的问题、争论的问题或困难。我们列出了这些问题的一些可能原因，以及如何解决这些问题。该清单并非详尽无遗，但旨在为读者提供一个思路，使读者能够自我识别一些常见问题和可能的解决策略（表20.1）。与表20.1相关的更多详细信息见第二章。

表 20.1 故障排除

问题	可能原因	可能的解决措施
你发现使用手法滑动不会改变患者的CSIM	手法滑动缺乏足够的力量	• 确保在施加力的情况下移动了关节面。如果你没有即时察觉到/收到这种反馈，请不要坚持重复动态关节松动术 • 试着增加力的大小，记住手法治疗师应该尽可能少地使用所需的力来大幅改善CSIM • 自我评估身体位置是否有效地调整以优化你的体重、杠杆和机制 • 使用治疗带可以有效地增加作用力
	滑动不是持续的	• 在动态关节松动术的总持续时间内保持滑动 • 重新评估你的身体力学，以及使用体重和杠杆 • 使用治疗带保持滑动并解放双手
	滑动的方向不恰当	• 重新考虑方向 • 通过稍微改变滑动的角度/方向或增加旋转来微调滑动方向
	滑动的位置不准确	• 微妙地调整手法接触点，通常尽可能靠近关节线 • 重新评估关节和微调（微调手法接触点） • 如果在所选择的关节或区域没有获得理想的改善，考虑将动态关节松动术应用于脊柱以改善周围关节疼痛，或应用于不同节段的脊柱以改善轴向疼痛

问题	可能原因	可能的解决措施
	没有加压	• 如果在最大范围时没有疼痛，可以使用加压。加压也必须是无痛的
患者主诉在技术应用过程中CSIM更差	滑动应用的实际接触点可能会很痛，通常在CSIM（或动态关节松动术中的运动）开始之前的情况	• 立即停止应用动态关节松动术 • 改变接触点（用你的手更光滑的部分）以确定接触是否疼痛，或在手和患者之间使用垫子（如泡沫垫） • 看看使用更少的力是否会减少接触点疼痛，但仍能有效改善CSIM
	接触点不会很痛苦，但是在原位滑动时，CSIM更糟	• 改变滑动的方向或微调现有的方向；考虑增加旋转或"快速旋转" • 如果4次试验性动态关节松动术不能改善CSIM，应放弃
应用动态关节松动术时（在操作期间），患者已经表现出好转，但结束操作后立即变得更糟	动态关节松动术之后没有进行最大范围运动。例如，在网球肘动态关节松动术之后可能会发生这种情况，其中CSIM是一种无痛的握力；如果患者在治疗师滑动之前移动，在原位滑动的情况下进行直距弯曲和伸展（运动）	• 确保你在治疗动态关节松动术完成后立即进行最大范围的运动（此时治疗师仍要保持滑动），也就是说，患者在没有医生的手的帮忙的情况下移动 • 这与Maitland系统是一致的。有点类似使用2级无痛（大幅度，而不是抵抗）被动生理运动，以帮助预防治疗后疼痛和隐痛
患者在治疗后立即有病情好转，但在几个小时至48小时内报告病情明显恶化（如剧烈疼痛）	患者在治疗后感觉很好，恢复了有一段时间没有进行的功能性活动（通常是长期没有进行的活动）	• 你必须经常警告患者，当他们感觉明显好转时，他们的身体需要一段时间来适应新的功能，并建议他们逐渐恢复到完全的活动状态 • 建议患者逐步恢复充分活动。要做到这一点，你将需要完成一次彻底的面谈和临床检查，以确定患者的目标是做什么
	治疗量太大（假定在动态关节松动术期间疼痛没有恶化，所有其他成功应用动态关节松动术的条件都得到了满足）	• 减少重复组数或次数
你采取你认为合理的方法来选择滑动的方向，并测试每个方向的滑动来评估患者对动态关节松动术的反应，看看哪一个最有效	临床观察表明，在找到最有效的滑动之前，应用动态关节松动术的尝试越不成功，该技术就可能越无效	• 由于没有基于研究的证据表明使用的最佳方向，因此在处理选择方向的问题时，遵循其他人的记录可能具有指导意义。通过运用临床推理技巧，结合Mulligan的一些临床观察，选择应用力的方向，可以运用一种有序的方法来选择方向 • Mulligan在他的书中说，最有效的动态关节松动术通常涉及在横向平面上将滑动或旋转（长轴旋转）应用于受损的运动/任务（CSIM）。在他的书中，Mulligan描述最多的是外侧滑动 • 请记住，最多只能尝试动态关节松动术4次，如果没有实质性的改进，改变治疗方法 • 要注意目前的文献，随着研究的增多可能会有更多的证据作为方向选择的基础
	滑动（松动）的一些方向实际上可能会增加疼痛	• 如果选择的方向使CSIM或疼痛更严重或不改变，请不要坚持

问题	可能原因	可能的解决措施
你发现CSIM在动态关节松动术之后没有什么不同（在应用动态关节松动术期间有明显的改善）	治疗量不足（重复次数和组数）	· 增加治疗量： 如果使用动态关节松动术实现了无痛范围，请确保已经持续加压
在随后的复诊（如48~72小时后）进行检查时，你发现CSIM的改进没有得到保持	治疗量不足（重复次数和组数）	· 在治疗期间增加治疗量，但最重要的是确保患者更频繁地进行自我治疗 · 除了自我治疗（假设它在应用过程中是有效的）外，你通常可以用贴扎固定患者以帮助维持动态关节松动术的效果
	自我治疗无效	· 确保患者在自我治疗中能够改善CSIM。如果患者的自我治疗无效，要想办法改善他们的技术 · 如果不能改善他们的技术，则可以尝试使用其他技术进行自我治疗（动态关节松动术或治疗带）；如果不起作用，你需要更频繁地治疗患者，或放弃使用动态关节松动术并使用其他方法 · 确保达到最大范围（可能在此处加压），但前提是最大范围是无痛的
患者对所选的动态关节松动术的反应良好，并且在你的治疗中以及随后的疗程中都得到了改善。但是，患者仍然不是100%好转	该问题是一个复杂的多区域问题	· 重新评估临床检查结果，以考虑其他部位的治疗。如果合适，则可以使用第二章中的指南在其他部位进行动态关节松动术
	患者的总体表现中适合动态关节松动术的部分已经解决，其他一些潜在的病程和/或病理学导致了其余症状	· 重新评估有关基础病程和病理，然后考虑是否仅通过使用动态关节松动术（手动疗法）就获得了尽可能多的改善。在某些情况下（不是大多数情况），需要其他物理方式（如运动、矫形器、电疗）及可能的药物治疗或其他干预措施才能获得完全解决

图片来源

除以下图片，其余图片均由 Elsevier Australia 提供

Benjamin Soon
图 2.4（已由 Benjamin Soon original 重画）
图 5.2（已由 Benjamin Soon original 重画）

AUT – Horizon Scanning
图 4.3

Hunter New England Health
图 9.2

Mark Oliver
图 10.4，图 10.5
图 10.6，图 10.7
图 16.3
图 16.4，图 16.5